公立医院财务工作指南

孙磊 邢颖 金小娟 ◎ 主编

GONGLI YIYUAN
CAIWU GONGZUO
ZHINAN

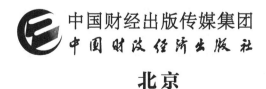

中国财经出版传媒集团

中国财政经济出版社

北京

图书在版编目（CIP）数据

公立医院财务工作指南／孙磊，邢颖，金小娟主编

. --北京：中国财政经济出版社，2024.4 （2024.12重印）

ISBN 978 - 7 - 5223 - 2902 - 4

Ⅰ.①公…　Ⅱ.①孙…②邢…③金…　Ⅲ.①医院 -
财务管理 - 指南　Ⅳ.①R197.322 - 62

中国国家版本馆CIP数据核字（2024）第048748号

责任编辑：温彦君　　　　　　　责任校对：张　凡
封面设计：智点创意　　　　　　责任印制：史大鹏

公立医院财务工作指南

GONGLI YIYUAN CAIWU GONGZUO ZHINAN

中国财政经济出版社 出版

URL：http://www.cfeph.cn

E - mail：cfeph@cfeph.cn

社址：北京市海淀区阜成路甲28号　邮政编码：100142

营销中心电话：010 - 88191522

天猫网店：中国财政经济出版社旗舰店

网址：https://zgczjjcbs.tmall.com

中煤（北京）印务有限公司印刷　各地新华书店经销

成品尺寸：185mm×260mm　16开　22.25印张　404 000字

2024年4月第1版　2024年12月北京第2次印刷

定价：78.00元

ISBN 978 - 7 - 5223 - 2902 - 4

（图书出现印装问题，本社负责调换，电话：010 - 88190548）

本社质量投诉电话：010 - 88190744

打击盗版举报热线：010 - 88191661　QQ：2242791300

《公立医院财务工作指南》
编写组

顾　　问：吴　曼　侯常敏

主　　编：孙　磊　邢　颖　金小娟

编写人员：贾　蕊　刘颖超　周　颖　李瑞新　黄　鑫
　　　　　吕国军　赵　裴　陶　陶　孙兴业　高　岚
　　　　　王　伟　杜荣杍　孙　钦

2021 年 9 月，国家卫生健康委和国家中医药管理局发布了《公立医院高质量发展促进行动（2021—2025 年)》，强调实施医院管理提升行动，坚持和加强党对公立医院的全面领导，健全现代医院管理制度，建立健全全面预算管理、成本管理、预算绩效管理和内部审计机制等。

随着新医改的持续深入和医疗市场竞争的日趋激烈，公立医院高质量发展已成为现代医院发展的主旋律，公立医院的发展由过去的规模扩张型向质量效益型转变，精细、高效、规范型的管理已成为公立医院内涵管理和高质量发展的必经之路。

从会计核算的角度，《政府会计制度》的实施改变了公立医院会计核算的方式，重设了会计核算要素，加强了会计管理职能，并对公立医院开展核算工作提出了更严格的要求；从财务管理的角度，公立医院应当完整、准确、全面贯彻医院新发展理念，服务构建新发展格局，推动医院财务管理理念和机制变革，统筹经济运行和财务管理，加快构建高质量财务管理体系，赋能公立医院高质量发展。

近年来，北京世纪坛医院高度重视财务管理工作，遵循"规范、精益、集约、稳健、高效、创新"的财务管理理念，构建"财务一体化""业财一体化"双驱动模式，形成了全面预算、合规风控、数智核算、成本管控、财务报告五位一体的财务运行机制，取得了良好的财务业绩。

《公立医院财务工作指南》凝聚了医院财务团队的思想与智慧，总结梳理了收入核算、费用核算、资产核算、负债核算、净资产核算、预算管理、决算管理等 10 个方面的实践经验，系统阐述了医院会计核算及财务管理的理论与方法，全面介绍了医院财务工作的重要环节和主要内容，为读者提供了一本具有实操性的工具书。

本书的出版对提升医院财务核算与管理的效率，推进医院财务工作改革具有一定的启发意义。希望本书能为医院的财务工作者所借鉴，引发读者深入探索，并结合本单位具体业务进行检验，不断提升管理水平，共同为践行现代医院管理制度，助力公立医院高质量发展贡献一份力量。

吴曼

北京市卫生经济学会会长

2024 年 3 月

公立医院作为社会医疗服务体系的重要组成部分，其会计核算的规范与高效率直接关系到医院的经济运行和整体发展。2021 年，财政部制定了《会计改革与发展"十四五"规划纲要》，同年，国务院办公厅印发了《关于推动公立医院高质量发展的意见》，这两份重要文件的发布，为我们指明了公立医院会计改革的方向和目标。

"十四五"期间，会计改革要服务于经济社会发展大局，推动会计工作实现更高质量的发展。会计基础工作作为会计改革与发展的重要基石，不仅需要遵循国家的宏观政策导向，更需紧密结合公立医院的实际情况，推动医院财务管理和会计核算走向现代化、规范化的道路。本书通过规范各项核算流程和提供翔实的案例，确保财务信息的准确和规范，充分发挥了会计基础工作在优化资源配置、支持合规管理、强化决策支持以及促进信息化建设等方面的关键作用，为医院高质量发展提供了坚实保障。

在公立医院高质量发展过程中，财务管理在提升医院高质量服务和管理效率方面发挥着关键作用。公立医院要实现高质量发展，离不开财务管理工作，如预算管理、内部控制、成本管理及财务监督等的保驾护航。通过实施精细化的预算管理，医院可以合理规划和配置资源，提高医院运营的效率和质量；通过对医院各项成本的监控和分析，可以优化成本结构，进而增强医院的财务稳健性和服务效率；通过强化内部控制，能有效防范风险，为提升服务质量和管理效率奠定坚实基础。本书在管理篇中阐述了预算管理、成本管理、内部控制等财务管理工作的具体操作指南，旨在指导医院开展财务管理工作，提升管理效率。

　　本书凝聚了作者多年的优秀理论研究成果和实践经验，框架明确、条理清晰，具备较强的操作性，对医院财务人员及医院管理人员有较好的指导和示范作用。希望本书的出版有助于进一步提升医院管理的精细化、规范化和科学化水平，推动公立医院高质量发展。

侯常敏

北京市医院管理中心财务与资产管理处处长

2024 年 3 月

　　党的十八大以来，以习近平同志为核心的党中央对坚持和完善党和国家监督体系作出重大制度安排，将财会监督作为党和国家监督体系的重要组成部分，为推进新时代财会监督工作高质量发展指明了方向，提供了根本遵循。2023年2月9日，中共中央办公厅、国务院办公厅印发《关于进一步加强财会监督工作的意见》，这是做好新时代财会监督工作的纲领性文件和行动指南。

　　2019年开始，公立医院正式执行《政府会计制度》，这次改革涉及面广、政策性强、技术难度大。然而，在实际工作中，公立医院类别多、数量多、财务人员多，各公立医院的财务管理水平参差不齐。为进一步夯实公立医院财务基础，加强财会监督，指导和帮助广大公立医院财务人员全面理解、准确掌握政府会计制度改革后的各项具体操作以及财务管理的相关要求，推动公立医院财务管理工作高质量发展，我们组织编写了《公立医院财务工作指南》。本书理论联系实际、案例翔实、操作具体，有助于公立医院财务人员透彻理解、熟练掌握政府会计制度要点和财务管理要求，有效开展实务操作。

　　本书聚焦公立医院的财务核算和财务管理，从理论和实践层面对其进行探讨。在核算篇中，依据《政府会计制度》《医院财务制度》等规定，结合公立医院实际情况，对公立医院的收入、费用、资产、负债以及净资产在执行政府会计制度中涉及的会计科目概念、会计科目设置、账务处理、凭证附件示例及凭证审核要求等方面给出了具体案例和业务指导，尤其对科目设置、平行记账、典型账务处理等以业务举例和表格形式呈现，增强指导性。在管理篇中，依据《公立医院全面预算管理制度实施办法》《公立医院内部控制管理办法》《公立医院成本核算规范》等对公立医院常见的预算业务、决算业务、成本管理、内部控制等给出具体的建设指南，从而促进公立医院强化管理，推进业财融合，推动公立医院高质量发展。本书理论与实务兼具，可供公立医院财务核算和财务管理的研究及学习，是一本不可多得的工具书。

作者

2024 年 1 月

核 算 篇

管理篇

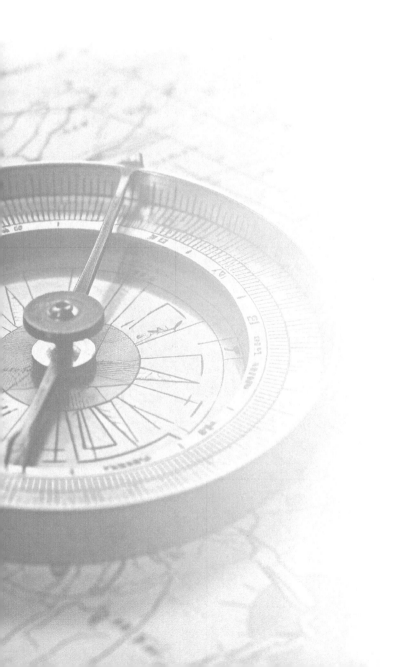

核算篇

第一章 收入核算

第一节 收入概述

一、收入的概念及特征

（一）收入的定义及分类

收入是指报告期内可导致医院净资产增加的、含有服务潜力或者经济利益的经济资源的流入。

医院收入是指医院开展医疗、科研、教学及其辅助活动依法取得的、导致本期净资产增加的经济利益或服务潜力的流入。

医院的收入按照来源可分为财政拨款收入、事业收入、上级补助收入、附属单位上缴收入、经营收入、非同级财政拨款收入、投资收益、捐赠收入、利息收入、租金收入和其他收入。

（二）收入的特征

收入具有以下四方面基本特征：

一是收入是在能带来经济资源流入的交易或事项中形成的。医院在开展医疗、科研、教学及其辅助活动过程中，会导致经济资源流入。其中，经济资源是指医院在开展上述活动中取得的、能够以货币计量的资源，包括货币资金、债权、房屋建筑物、医疗设备及其他非货币性资产。

二是收入是指具有服务潜力或经济利益的经济资源流入。根据经济资源流入和医院提供服务的先后顺序可分为两种情况。一种是经济资源先流入后提供服务，如医院获得财政拨款等收入；另一种是先提供服务后带来经济资源流入，如医疗服务带来的收入等。

三是收入在会计上表现为医院净资产的增加。具体表现为资产增加或负债减少（或两者兼有）。专用基金和无偿调入资产等净资产的增加不属于收入的范畴。

四是收入是指在一定期间内发生的。这一期间可以是月度、季度或年度。

二、收入核算的会计科目

医院应当按照《政府会计制度——行政事业单位会计科目和报表》（财会〔2017〕25 号）（以下简称《政府会计制度》）《财政部关于印发医院执行〈政府会计制度——行政事业单位会计科目和报表〉的补充规定和衔接规定的通知》（财会〔2018〕24 号）（以下简称《医院补充规定》）等的规定设置和使用会计科目。在不影响会计处理和编制报表的前提下，医院可以根据实际情况自行增设或减少明细会计科目。如表 1-1 所示，收入类科目的使用要注意核算范围、核算要求以及期末结转要求。

表 1-1　　　　　　　　　　　收入类科目表

科目编码	科目名称	科目编码	科目名称
4001	财政拨款收入	4101010206	手术收入
4101	事业收入	4101010207	护理收入
410101	医疗收入	4101010208	卫生材料收入
41010101	门急诊收入	4101010209	药品收入
4101010101	挂号收入	410101020901	西药收入
4101010102	诊察收入	410101020902	中成药收入
4101010103	检查收入	410101020903	中药饮片收入
4101010104	化验收入	4101010210	其他住院收入
4101010105	治疗收入	41010103	结算差额
4101010106	手术收入	410102	科教收入
4101010107	卫生材料收入	41010201	科研收入
4101010108	药品收入	41010202	教学收入
410101010801	西药收入	410103	非同级财政拨款
410101010802	中成药收入	4201	上级补助收入
410101010803	中药饮片收入	4301	附属单位上缴收入
4101010109	其他门急诊收入	4401	经营收入
41010102	住院收入	4601	非同级财政拨款收入
4101010201	床位收入	4602	投资收益
4101010202	诊察收入	4603	捐赠收入
4101010203	检查收入	4604	利息收入
4101010204	化验收入	4605	租金收入
4101010205	治疗收入	4609	其他收入

三、收入的管理要求

（一）医院的财务部门是收入管理的主体

财务部门是医院收入管理落实的责任主体，医院的一切收入都纳入财务部门统一核算、统一管理。财务部门应及时、准确地记录每一笔收入并有权对收入来源进行核查。其他部门应与财务部门通力配合，共同做好收入的组织工作。

（二）医院应确保收入的合法合规性

医院要依照相关法律法规的规定提供医疗服务、开展科教活动等业务。在取得收入的过程中，要强调收入的合法性和合规性，严格执行国家物价政策，不得随意调整收费项目和收费标准，不能自立项目乱收费。医院内部也要建立健全各项规章制度，保障收入的合法性。

（三）医院收入核算应遵照相关制度要求

医院收入全环节应严格遵照相关会计处理要求。如医疗收入原则上当日发生当日入账，并及时结算。严禁隐瞒、截留、挤占和挪用。现金收入不得坐支。医院门急诊、住院收费必须按照有关规定使用国务院或省（自治区、直辖市）财政部门统一监制的收费票据，并切实加强管理，严禁使用虚假票据等。

（四）医院进行收入管理应将各项风险点纳入管理范围

医院应结合各项收入类型，根据业务流程中可能发生的每一个具体的风险点进行细致全面的控制和管理，要严格落实各类型收入的风险控制措施，降低收入核算时可能发生的风险，提高收入核算的质量及效益。一是要加强退费管理。医院应当梳理退费管理流程，建立退费管理制度，确定退费管理牵头部门，明确临床、医技、医保、财务等部门在退费环节的责任，确保医院资金安全。二是要加强票据管理。医院要依法合规取得和使用医疗收费票据，建立票据统一管理制度，对票据申领、使用、核销等业务环节加强全流程管控，确保票据信息合法合规、真实准确、安全完整。

（五）医院进行收入管理应正确处理社会效益与经济效益的关系

经济效益与社会效益属于管理中两个至关重要的内容，二者相互促进统一，相互联系。经济效益是实现社会效益的基础，社会效益是经济效益的关键目标之一。公立医院作为公益性社会组织，在开展医疗活动过程中，更应将社会效益放在首位，合理有效地利用自身的卫生资源，主动承担更多的社会责任。同时，医院在组织收入活动中也应注重经济效益，加强管理，通过提高技术、服务质量、工作效率增加经济效益。

（六）推进业财融合

要深刻把握现行价格、医保政策下医疗服务活动的经济内涵，注重将预算、成本、绩效、内控等管理和风险防控要求融入医疗服务流程和质量控制各环节，科学合理配置人、财、物、技、耗等核心资源，建立健全以业财融合为核心的运营管理体系，以保障医疗服务质量安全、促进资源使用效能有效提升。

（七）完善信息化支撑

医院要加强信息化建设顶层设计，推进业务数据和经济管理数据同源共享，实现业务流、资金流、实物流、信息流的互通。要加强医疗收入的信息化辅助管理，努力做好医院收费管理系统与医疗业务系统（电子病历等）的数据共享和有效衔接，建立运营管理信息系统和数据中心，发挥信息技术支撑作用，实现资源全流程管理。

（八）加强新业态医疗收入管理

医院多院区医疗收入要统一管理、统一核算。医院开展的互联网诊疗、远程医疗服务等新业态医疗业务应当符合相关政策要求。以医联体、医共体等形式合作办医的医疗机构之间，要按照协议约定确认医疗收入，按照有关规定开具相应医疗收费票据。

第二节　财政拨款收入类核算指南

一、事项解释

财政拨款收入是指医院按部门预算隶属关系从同级财政部门取得的各类财政拨款收入。财政拨款收入包括财政基本拨款收入和财政项目拨款收入。财政基本拨款收入是指由同级财政部门拨入的符合国家规定的人员经费、公用经费、政策性亏损补贴等经常性拨款收入；财政项目拨款收入是指由同级财政部门拨入的主要用于基本建设和设备购置、重点学科发展、承担政府制定公共卫生任务等的专项拨款。

二、会计科目设置

1. 科目核算内容

"财政拨款收入"科目核算医院从同级政府财政部门取得的各类财政拨款。本科目下设置"财政基本拨款收入"和"财政项目拨款收入"明细科目，进行明细核算。

本科目属于收入类科目，借方登记财政拨款收入的缴回、冲销或转出数，贷方登记医院从同级政府财政部门取得的各类财政拨款数；期末结转后，本科目应无余额。

（1）"财政基本拨款收入"科目。核算医院由财政部门拨入的符合国家规定的人员经费、公用经费、政策性亏损补贴等经常性拨款。"财政基本拨款收入"科目下应按照《政府收支分类科目》中"支出功能分类科目"的相关科目进行辅助核算。期末将累计数结转入"本期盈余——医疗盈余"科目后，该明细科目无余额。

（2）"财政项目拨款收入"科目。核算医院由财政部门拨入的主要用于基本建设和设备购置、重点学科发展、承担政府指定公共卫生任务等的专项拨款。"财政项目拨款收入"科目下应按照《政府收支分类科目》中"支出功能分类科目"的相关科目以及具体项目进行辅助核算。期末将累计数结转入"本期盈余——财政项目盈余"科目后，该明细科目无余额。

2. 科目构成

财政拨款收入核算科目构成如表 1 - 2 所示。

表 1 - 2　　　　　　　　　　财政拨款收入核算科目构成表

科目		
一级	二级	三级
财政应返还额度	—	—
财政拨款收入	财政基本拨款收入 财政项目拨款收入	一般项目支出 基本建设支出

三、账务处理

1. 财政资金支付的账务处理

中央预算单位应当根据收到的国库集中支付凭证及相关原始凭证，按照凭证上的国库集中支付入账金额，在财务会计下，借记"库存物品""固定资产""业务活动费用""单位管理费用""应付职工薪酬"等科目，贷记"财政拨款收入"科目（使用本年度预算指标）或"财政应返还额度"科目（使用以前年度预算指标）；在预算会计下，借记"事业支出"等科目，贷记"财政拨款预算收入"科目（使用本年度预算指标）或"资金结存——财政应返还额度"科目（使用以前年度预算指标）。

示例：付购置××设备款。

财务部门根据有关凭证，作会计分录如下：

财务会计	预算会计
借：固定资产	借：事业支出
贷：财政拨款收入——财政项目拨款收入	贷：财政拨款预算收入——项目支出
财政应返还额度	资金结存——财政应返还额度

2. 按规定向本单位实有资金账户划转财政资金的账务处理

中央预算单位在某些特定情况下按规定从本单位零余额账户向本单位实有资金账户划转资金用于后续相关支出的，可在"银行存款"或"资金结存——货币资金"科目下设置"财政拨款资金"科目或采用辅助核算等形式，核算反映按规定从本单位零余额账户转入实有资金账户的资金金额，并应当按照以下规定进行账务处理：

（1）从本单位零余额账户向实有资金账户划转资金时，应当根据收到的国库集中支付凭证及实有资金账户入账凭证，按照凭证入账金额，在财务会计下，借记"银行存款"科目，贷记"财政拨款收入"科目（使用本年度预算指标）或"财政应返还额度"科目（使用以前年度预算指标）；在预算会计下，借记"资金结存——货币资金"科目，贷记"财政拨款预算收入"科目（使用本年度预算指标）或"资金结存——财政应返还额度"科目（使用以前年度预算指标）。

（2）将本单位实有资金账户中从零余额账户划转的资金用于相关支出时，按照实际支付的金额，在财务会计下，借记"应付职工薪酬""其他应交税费"等科目，贷记"银行存款"科目；在预算会计下，借记"事业支出"等支出科目下的"财政拨款支出"科目，贷记"资金结存——货币资金"科目。

示例：付2023年12月职工工资。

财务部门根据有关凭证，作会计分录如下：

财务会计	预算会计
划转资金时： 借：银行存款 　　贷：财政拨款收入 资金支出时： 借：应付职工薪酬 　　贷：银行存款	划转资金时： 借：资金结存——货币资金 　　贷：财政拨款预算收入 资金支出时： 借：事业支出——财政拨款支出 　　贷：资金结存——货币资金

3. 已支付的财政资金退回的账务处理

发生当年资金退回时，中央预算单位应当根据收到的财政资金退回通知书及相关原始凭证，按照通知书上的退回金额，在财务会计下，借记"财政拨款收入"科目（支付时使用本年度预算指标）或"财政应返还额度"科目（支付时使用以前年度预算指标），贷记"业务活动费用""库存物品"等科目；在预算会计下，借记"财政拨款预算收入"科目（支付时使用本年度预算指标）或"资金结存——财政应返还额度"科目（支付时使用以前年度预算指标），贷记"事业支出"等科目。

发生项目未结束的跨年资金退回时，中央预算单位应当根据收到的财政资金退回通知书及相关原始凭证，按照通知书上的退回金额，在财务会计下，借记"财政应返还额度"科目，贷记"以前年度盈余调整""库存物品"等科目；在预算会计下，借记"资金结存——财政应返还额度"科目，贷记"财政拨款结转——年初余额调整"等科目。

示例：退回××项目财政资金。

财务部门根据有关凭证，作会计分录如下：

财务会计	预算会计
当年资金退回时： 借：财政拨款收入 　　财政应返还额度 　　贷：业务活动费用 　　　　库存物品 跨年资金退回时： 借：财政应返还额度 　　贷：以前年度盈余调整 　　　　库存物品	当年资金退回时： 借：财政拨款预算收入 　　资金结存——财政应返还额度 　　贷：事业支出 跨年资金退回时： 借：资金结存——财政应返还额度 　　贷：财政拨款结转——年初余额调整

4. 结余资金上缴国库的账务处理

因项目结束或收回结余资金，中央预算单位按照规定通过实有资金账户汇总相关资金统一上缴国库的，应当根据一般缴款书或银行汇款单上的上缴财政金额，在财务会计下，借记"累计盈余"科目，贷记"银行存款"科目；在预算会计下，借记"财政拨款结余——归集上缴"科目，贷记"资金结存——货币资金"科目。中央预算单位按照规定注销财政拨款结转结余资金额度的，应当按照《政府会计制度》相关规定进行账务处理。

示例：上缴××项目财政结余资金。

财务部门根据有关凭证，作会计分录如下：

财务会计	预算会计
借：累计盈余	借：财政拨款结余——归集上缴
贷：银行存款	贷：资金结存——货币资金

5. 年末的账务处理

年末，中央预算单位根据财政部批准的本年度预算指标数大于当年实际支付数的差额中允许结转使用的金额，在财务会计下，借记"财政应返还额度"科目，贷记"财政拨款收入"科目；在预算会计下，借记"资金结存——财政应返还额度"科目，贷记"财政拨款预算收入"科目。

示例：确认财政拨款收入差额。

财务部门根据有关凭证，作会计分录如下：

财务会计	预算会计
借：财政应返还额度	借：资金结存——财政应返还额度
贷：财政拨款收入	贷：财政拨款预算收入

上述会计处理中涉及增值税业务的，相关账务处理参见《政府会计制度》中"应交增值税"等科目的相关规定。

6. 期末/年末结转

期末，将"财政拨款收入"科目本期发生额转入本期盈余，在财务会计下，借记"财政拨款收入"科目，贷记"本期盈余"科目；在预算会计下，借记"财政拨款预算收入"科目，贷记"财政拨款结转——本年收支结转"科目。

示例：结转财政拨款收入。

财务部门根据有关凭证，作会计分录如下：

财务会计	预算会计
借：财政拨款收入 　　贷：本期盈余——医疗盈余 　　　　本期盈余——财政项目盈余	借：财政拨款预算收入 　　贷：财政拨款结转——本年收支结转

四、凭证附件示例

财政拨款收入核算凭证附件涉及的附件内容、审核部门、审核要点如表1-3所示。

表1-3　　　　　　　　　　财政拨款收入凭证附件表

序号	附件内容	审核部门	审核要点
1	银行回单（国库集中支付业务）	财务部门	金额、账户信息
2	银行回单（财政一般支付业务）	财务部门	金额、账户信息

五、审核要求

财政拨款收入核算应按照如下要求进行审核，如表1-4所示。

表1-4　　　　　　　　　　财政拨款收入核算审核要求

序号	审核要求
1	审核财政项目、用途使用正确
2	审核银行回单金额、付款方信息正确
3	审核会计科目、项目、支出经济分类等辅助核算使用正确

第三节　事业收入类核算指南

事业收入是指医院开展医疗服务活动及其辅助活动、科研教学活动实现的收入，不包括从同级政府财政部门取得的各类财政拨款。事业收入包括医疗收入和科教收入。

医疗收入是指医院开展医疗服务活动及其辅助活动实现的收入。医疗服务是医院开展的主要业务活动，医疗收入是医院收入的主要来源。在开展业务活动中，医护人员借助各种诊疗手段和专业技术为病人进行各种检查、诊断、治疗等。医疗收入可分为门急诊收入和住院收入。

科教收入是指医院开展科研教学活动取得的收入，包括科研收入和教学收入。

一、门急诊收入核算指南

（一）事项解释

门急诊收入是指医院为门急诊病人提供医疗服务所取得的收入。包括挂号收入、诊察收入、检查收入、化验收入、治疗收入、手术收入、卫生材料收入、药品收入、其他门急诊收入。

（二）会计科目设置

1. 科目核算内容

"医疗收入"科目核算医院开展医疗服务活动及其辅助活动实现的收入。该科目下应当设置"门急诊收入""住院收入""结算差额"明细科目，进行明细核算。

（1）"门急诊收入"科目。核算医院为门急诊病人提供医疗服务所取得的收入。该科目下应当设置"挂号收入""诊察收入""检查收入""化验收入""治疗收入""手术收入""卫生材料收入""药品收入""其他门急诊收入"等明细科目，进行明细核算。其中："药品收入"明细科目下，应设置"西药""中成药""中药饮片"等明细科目。

执行医事服务费的医院应当通过"事业收入——医疗收入——门急诊收入——诊察收入"科目核算医事服务收入。

（2）"结算差额"科目。核算医院同医疗保险机构结算时，因医院按照医疗服务项目收费标准计算确认的应收医疗款金额与医疗保险机构实际支付金额不同而产生的需要调整医院医疗收入的差额（不包括医院因违规治疗等管理不善原因被医疗保险机构拒付所产生的差额）。医院因违规治疗等管理不善原因被医疗保险机构拒付而不能收回的应收医疗款，应按规定确认为坏账损失，不通过本明细科目核算。

2. 科目构成

门急诊收入核算科目构成如表 1 – 5 所示。

表 1-5 门急诊收入核算科目构成表

科目		
一级	二级	三级
应收账款	应收医疗款	—
	其他应收款	
坏账准备	应收账款坏账准备	—
预收账款	预收医疗款	预收医保款
		门急诊预收款
事业收入	医疗收入	门急诊收入
		结算差额

（三）账务处理

1. 确认门急诊医疗收入

医院应当在提供医疗服务（包括发出药品）并收讫价款或取得收款权利时，以权责发生制为基础，按照规定的医疗服务项目收费标准计算确定的金额确认医疗收入。

在财务会计下，借记"库存现金""银行存款""应收账款"等科目，贷记"事业收入——医疗收入——门急诊收入"科目；在预算会计下，根据收取现金、银行存款金额，借记"资金结存——货币资金"科目，贷记"事业预算收入"科目。

示例：确认 2023 年 12 月 31 日门诊医疗收入。

财务部门根据有关凭证，作会计分录如下：

财务会计	预算会计
借：库存现金 银行存款 其他货币资金 应收账款——应收医疗款 贷：事业收入——医疗收入——门急诊收入——诊察收入 事业收入——医疗收入——门急诊收入——检查收入 事业收入——医疗收入——门急诊收入——化验收入 事业收入——医疗收入——门急诊收入——治疗收入 事业收入——医疗收入——门急诊收入——手术收入 事业收入——医疗收入——门急诊收入——卫生材料收入 事业收入——医疗收入——门急诊收入——药品收入 事业收入——医疗收入——门急诊收入——其他门急诊收入	借：资金结存——货币资金 贷：事业预算收入——医疗预算收入 ——门急诊预算收入

2. 收到拨付医保基金款项

医院与医疗保险机构结算医疗款时，按实际收到的金额，在财务会计下，借记"银行存款"科目，按照被医疗保险机构拒付的金额，借记"坏账准备"科目，按照应收医疗保险机构金额，贷记"应收账款——应收医疗款"科目；按照借贷方之间的差额，借记或贷记"事业收入——医疗收入——结算差额"科目。在预算会计下，借记"资金结存——货币资金"科目，贷记"事业预算收入"科目。

示例：收到 2023 年 12 月医保基金结算款，有医保拒付款。

财务部门根据有关凭证，作会计分录如下：

财务会计	预算会计
借：银行存款 坏账准备——应收账款坏账准备 贷：应收账款——应收医疗款	借：资金结存——货币资金 贷：事业预算收入——医疗预算收入——门急诊 预算收入

（四）凭证附件及审核要点

门急诊收入核算凭证附件涉及的附件内容、审核部门、审核要点如表 1-6 所示。

表 1-6   门急诊收入凭证附件表

序号	附件内容	审核部门	审核要点
1	门诊收费日报表	收费处、财务部门	门诊收费日报表与各项收入及 HIS 系统核对，日报表与各明细报表数据一致
2	门诊医保基金明细表	收费处、财务部门	基金明细与回款金额核对
3	银行进账单	收费处、财务部门	银行进账单与门诊收费日报表核对
4	银行回单	财务部门	银行回单与门诊收费日报表、收款类型核对

附件内容如表 1-7 和表 1-8 所示。

表 1-7   门诊收费日报表

开始时间：

结束时间：   有效发票数量：

收费类别	金额	收费类别	金额	收费类别	金额
诊察费		手术费		中成药费	
检查费		卫生材料费		床位费	
化验费		西药费		护理费	
治疗费		中草药费		其他门诊收入	
合计					

续表

收费总计					
项目	收费		退费		应交款
	金额	业务量	金额	业务量	
现金					
支票					
汇票					
银行卡					
第三方支付——微信					
第三方支付——支付宝					
医保基金					
医保个人账户					
合计					

制表人：　　　　　　　　　　　　　审核人：

表1-8　　　　　　　　　　门诊医保基金明细表

开始时间：

结束时间：

医保类别		借方	贷方	余额
本地医保	城镇职工			
	公疗医照			
	工伤保险			
	离休统筹			
	生育保险			
	征地超转			
	军休医疗			
	城乡居民			
异地医保	异地医保			
合计				

制表人：　　　　　　　　　　　　　审核人：

（五）审核要求

门急诊收入核算应按照如下要求进行审核，如表1-9所示。

表1-9　　　　　　　　　门急诊收入核算审核要求

序号	审核要求
1	审核日报表完整，金额正确
2	审核医疗退费，手续、签字、金额齐全合规
3	审核报表附件如POS单、银行对账单、发票、日报等相关单据金额无误，生成门诊收入日报表，签字确认交财务部门复核
4	审核会计科目、项目及功能分类等辅助核算使用正确

二、住院收入核算指南

（一）事项解释

住院收入是指医院为住院病人提供医疗服务所取得的收入。包括床位收入、诊察收入、检查收入、化验收入、治疗收入、手术收入、护理收入、卫生材料收入、药品收入、其他住院收入。

（二）会计科目设置

1. 科目核算内容

"医疗收入"科目核算医院开展医疗服务活动及其辅助活动实现的收入。该科目下应当设置"门急诊收入""住院收入""结算差额"明细科目，进行明细核算。

（1）"住院收入"科目。核算医院为住院病人提供医疗服务所取得的收入。该科目下应当设置"床位收入""诊察收入""检查收入""化验收入""治疗收入""手术收入""护理收入""卫生材料收入""药品收入""其他住院收入"等明细科目，进行明细核算。其中："药品收入"明细科目下，应设置"西药""中成药""中药饮片"等明细科目。

执行医事服务费的医院应当通过"事业收入——医疗收入——住院收入——诊察收入"科目核算医事服务收入。

（2）"结算差额"科目。核算医院同医疗保险机构结算时，因医院按照医疗服务项目收费标准计算确认的应收医疗款金额与医疗保险机构实际支付金额不同而产生的需要调整医院医疗收入的差额（不包括医院因违规治疗等管理不善原因被医疗保险机构拒付所产生的差额）。医院因违规治疗等管理不善原因被医疗保险机构拒付而不能收回的应收医疗款，应按规定确认为坏账损失，不通过本明细科目核算。

2. 科目构成

住院收入核算科目构成如表 1-10 所示。

表 1-10　　　　　　　　　　住院收入核算科目构成表

科目		
一级	二级	三级
应收账款	应收在院病人医疗款 应收医疗款	应收医保款
坏账准备	应收账款坏账准备	—

续表

科目		
一级	二级	三级
预收账款	预收医疗款	住院预收款
事业收入	医疗收入	住院收入 结算差额

（三）账务处理

1. 确认住院医疗收入

医院应当在提供医疗服务（包括发出药品）并收讫价款或取得收款权利时，以权责发生制为基础，按照规定的医疗服务项目收费标准计算确定的金额确认医疗收入。

在财务会计下，借记"库存现金""银行存款""其他货币资金""应收账款"等科目，贷记"事业收入——医疗收入——住院收入"科目；在预算会计下，根据收取现金、银行存款金额，借记"资金结存——货币资金"科目，贷记"事业预算收入"科目。

示例1：确认2023年12月31日住院结算款。

财务部门根据有关凭证，作会计分录如下：

财务会计	预算会计
借：库存现金 　　银行存款 　　其他货币资金 　　应收账款——应收医疗款 　　预收账款——预收医疗款——住院预收款 　　贷：应收账款——应收在院病人医疗款 　　　　事业收入——医疗收入——结算差额——住院结算差额 　　　　预收账款——预收医疗款——住院预收款	借：资金结存——货币资金 　　贷：事业预算收入——医疗预算收入——住院预算收入

示例2：结转2023年12月31日住院病人医疗收入。

财务部门根据有关凭证，作会计分录如下：

财务会计	预算会计

借：应收账款——应收在院病人医疗款
  贷：事业收入——医疗收入——住院收入——床位收入
    事业收入——医疗收入——住院收入——诊察收入
    事业收入——医疗收入——住院收入——检查收入
    事业收入——医疗收入——住院收入——化验收入
    事业收入——医疗收入——住院收入——治疗收入
    事业收入——医疗收入——住院收入——手术收入
    事业收入——医疗收入——住院收入——护理收入
    事业收入——医疗收入——住院收入——卫生材料收入
    事业收入——医疗收入——住院收入——药品收入
    事业收入——医疗收入——住院收入——其他住院收入
	—

2. 收到拨付医保基金款项

医院与医疗保险机构结算医疗款时，按实际收到的金额，在财务会计下，借记"银行存款"科目，按照被医疗保险机构拒付的金额，借记"坏账准备"科目，按照应收医疗保险机构金额，贷记"应收账款——应收医疗款"科目；按照借贷方之间的差额，借记或贷记"事业收入——医疗收入——结算差额"科目。在预算会计下，借记"资金结存——货币资金"科目，贷记"事业预算收入"科目。

示例：收到2023年12月医保基金结算款，有医保拒付款。

财务部门根据有关凭证，作会计分录如下：

财务会计	预算会计

借：银行存款
  坏账准备——应收账款坏账准备
  贷：应收账款——应收医疗款
	借：资金结存——货币资金
	  贷：事业预算收入——医疗预算收入——住院
	    预算收入

（四）凭证附件及审核要点

住院收入凭证附件涉及的附件内容、审核部门、审核要点如表1-11所示。

表 1 – 11 住院收入凭证附件表

序号	附件内容	审核部门	审核要点
1	住院收费日报表 住院结算表	收费处、财务部门	住院收费日报表与各项收入及 HIS 系统核对，日报表与各明细报表数据一致
2	银行进账单	收费处、财务部门	银行进账单与住院收费日报表核对
3	银行回单	财务部门	银行回单与住院收费日报表、收款类型核对
4	住院医保基金明细表	收费处、财务部门	基金明细与回款金额核对

附件内容如表 1 – 12、表 1 – 13 和表 1 – 14 所示。

表 1 – 12 住院收费日报表

开始时间：

结束时间： 有效发票数量：

收费类别	金额	收费类别	金额	收费类别	金额
床位费		手术费		中草药费	
检查费		护理费		中成药费	
化验费		卫生材料费		诊察费	
治疗费		西药费		其他住院收费	
合计					

制表人： 审核人：

表 1 – 13 住院结算表

开始时间：

结束时间： 有效发票数量：

项目	借方	贷方	余额
现金			
支票			
汇票			
银行卡			
第三方支付——微信			
第三方支付——支付宝			
医保基金合计			
医保个人账户			
医疗预收款			
住院结算医疗费			
结算差额			
合计			

制表人： 审核人：

表 1 – 14　　　　　　　　　　　　住院医保基金明细表

开始时间：

结束时间：

医保类别		借方	贷方	余额
本地医保	城镇职工			
	公疗医照			
	工伤保险			
	离休统筹			
	生育保险			
	征地超转			
	军休医疗			
	城乡居民			
异地医保	异地医保			
合计				

制表人：　　　　　　　　　　　　审核人：

（五）审核要求

住院收入核算应按照如下要求进行审核，如表 1 – 15 所示。

表 1 – 15　　　　　　　　　　　　住院收入核算审核要求

序号	审核要求
1	审核日报表完整，金额正确
2	审核报表附件如 POS 单、银行对账单、发票、日报等相关单据金额无误，生成住院收费日报表，签字确认交财务部门复核
3	审核会计科目、项目及功能分类等辅助核算使用正确

三、科教收入核算指南

（一）事项解释

科教收入是指医院开展科研教学活动取得的收入，包括科研收入和教学收入。

（二）会计科目设置

1. 科目核算内容

"科教收入"科目核算医院开展科研教学活动实现的收入。该科目下应当设置"科研收入""教学收入"明细科目，并按具体项目进行辅助核算。

2. 科目构成

科教收入核算科目构成如表 1 – 16 所示。

表 1 – 16　　　　　　　　　　科教收入核算科目构成表

科目		
一级	二级	三级
预收账款	其他预收账款	—
事业收入	科教收入	科研收入 教学收入

（三）账务处理

1. 取得科研、教学资金

在财务会计下，按照实际收到的金额，借记"银行存款"等科目，贷记"预收账款"科目；在预算会计下，借记"资金结存——货币资金"科目，贷记"事业预算收入"科目。

医院以合同完成进度确认科教收入，应当根据业务实质，可以选择累计实际发生的合同成本占合同预计总成本的比例、已经完成的合同工作量占合同预计总工作量的比例、已经完成的时间占合同期限的比例、实际测定的完工进度等方法，合理确定合同完成进度。确认收入时，按确认的完成进度比例，在财务会计下，借记"预收账款"科目，贷记"事业收入——科教收入"科目；预算会计不做账务处理。

示例：收到××汇入××项目课题经费。

财务部门根据有关凭证，作会计分录如下：

财务会计	预算会计
收到拨付经费时： 借：银行存款 　　贷：预收账款——其他预收账款 确认部分收入时： 借：预收账款——其他预收账款 　　贷：事业收入——科教收入	收到拨付经费时： 借：资金结存——货币资金 　　贷：事业预算收入——科教预算收入

2. 期末结转

期末，将"事业收入——科教收入"科目本期发生额转入本期盈余，在财务会计下，借记"事业收入——科教收入"科目，贷记"本期盈余——科教盈余"科目；在预算会计下，借记"事业预算收入"科目，贷记"非财政拨款结转——本年收支结转""其他结余"科目。

示例：结转科教收入。

财务部门根据有关凭证，作会计分录如下：

财务会计	预算会计
借：事业收入——科教收入 　　贷：本期盈余——科教盈余	借：事业预算收入 　　贷：非财政拨款结转——本年收支结转（专项资金） 　　　　其他结余（非专项资金）

（四）凭证附件及审核要点

科教收入核算凭证附件涉及的附件内容、审核部门、审核要点如表1-17所示。

表1-17　　　　　　　　　　　科教收入凭证附件表

序号	附件内容	审核部门	审核要点
1	科研项目入账单	财务部门、归口部门	入账金额、课题名称编号、拨款单位

（五）审核要求

科教收入核算应按照如下要求进行审核，如表1-18所示。

表1-18　　　　　　　　　　　科教收入核算审核要求

序号	审核要求
1	审核科研项目入账信息正确
2	审核银行回单金额、付款方信息正确
3	审核会计科目、项目等辅助核算使用正确

第四节　其他收入类核算指南

一、上级补助收入核算指南

（一）事项解释

上级补助收入是指医院从主管部门和上级单位取得的非财政拨款收入。"主管部门"是指医院按照行政隶属关系归属的部门或单位;"上级单位"是指与医院无行政隶属关系但发生经费领拨关系的部门或单位。上级补助收入是医院主管部门和上级单位用于弥补医院因完成特定任务或达到特定目标所需的资金不足所拨付的补助资金。

（二）会计科目设置

1. 科目核算内容

"上级补助收入"科目核算医院从主管部门和上级单位取得的非财政拨款收入。本科目下按照发放补助单位、补助项目等进行辅助核算。

本科目属于收入类科目,借方登记上级补助收入的转出数,贷方登记医院取得的上级补助收入数;期末结转后,本科目应无余额。

2. 科目构成

"上级补助收入"科目构成如表 1 – 19 所示。

表 1 – 19　　　　　　　　　"上级补助收入"科目构成表

科目		
一级	二级	三级
上级补助收入	—	—

（三）账务处理

1. 日常核算

确认上级补助收入时,在财务会计下,按照应收或实际收到的金额,借记"其他应收款""银行存款"等科目,贷记"上级补助收入"科目;在预算会计下,按照实际收到的金额,借记"资金结存——货币资金"科目,贷记"上级补助预算收入"科目。

示例:收到上级主管部门拨款。

财务部门根据有关凭证,作会计分录如下:

财务会计	预算会计
借:银行存款	借:资金结存——货币资金
贷:上级补助收入	贷:上级补助预算收入

2. 期末结转

期末,将"上级补助收入"科目本期发生额转入本期盈余,在财务会计下,借记"上级补助收入"科目,贷记"本期盈余——医疗盈余"科目;在预算会计下,借记"上级补助预算收入"科目,贷记"非财政拨款结转——本年收支结转""其他结余"科目。

示例:结转上级补助收入。

财务部门根据有关凭证,作会计分录如下:

财务会计	预算会计
借:上级补助收入	借:上级补助预算收入
贷:本期盈余——医疗盈余	贷:非财政拨款结转——本年收支结转(专项资金)
	其他结余(非专项资金)

二、附属单位上缴收入核算指南

(一)事项解释

附属单位上缴收入是指医院取得的附属独立核算单位按照有关规定上缴的收入。附属单位是指医院附属的独立核算的单位,一般为法人单位。

附属单位上缴收入主要是指以协议或合同等形式,按规定标准和比例缴纳给医院的各项收入。医院因投资关系取得的被投资企业上缴的利润,通过"投资收益"科目核算。附属单位归还医院垫付的工资、水电费等不通过"附属单位上缴收入"科目核算。

(二)会计科目设置

1. 科目核算内容

"附属单位上缴收入"科目核算医院取得的附属独立核算单位按照有关规定上缴的收入。本科目下按照附属单位、缴款项目等进行辅助核算。

本科目属于收入类科目,借方登记附属单位上缴收入的转出数,贷方登记医院取得的附属单位上缴收入数;期末结转后,本科目应无余额。

2. 科目构成

"附属单位上缴收入"科目构成如表1-20所示。

表1-20   "附属单位上缴收入"科目构成表

科目		
一级	二级	三级
附属单位上缴收入	—	—

（三）账务处理

1. 日常核算

确认附属单位上缴收入时，在财务会计下，按照应收或实际收到的金额，借记"其他应收款""银行存款"等科目，贷记"附属单位上缴收入"科目；在预算会计下，按照实际收到的金额，借记"资金结存——货币资金"科目，贷记"附属单位上缴预算收入"科目。

示例：收到医院附属单位上缴管理费。

财务部门根据有关凭证，作会计分录如下：

财务会计	预算会计
借：银行存款 　　贷：附属单位上缴收入	借：资金结存——货币资金 　　贷：附属单位上缴预算收入

2. 期末结转

期末，将"附属单位上缴收入"科目本期发生额转入本期盈余，在财务会计下，借记"附属单位上缴收入"科目，贷记"本期盈余——医疗盈余"科目；在预算会计下，借记"附属单位上缴预算收入"科目，贷记"非财政拨款结转——本年收支结转""其他结余"科目。

示例：结转附属单位上缴收入。

财务部门根据有关凭证，作会计分录如下：

财务会计	预算会计
借：附属单位上缴收入 　　贷：本期盈余——医疗盈余	借：附属单位上缴预算收入 　　贷：非财政拨款结转——本年收支结转（专项资金） 　　　　其他结余（非专项资金）

三、经营收入核算指南

（一）事项解释

经营收入是指医院在专业业务活动及其辅助活动之外开展非独立核算经营活动取得的收入。"非独立核算经营活动"是指医院不便或无法独立核算的，消耗物资或款项金额较小的经营活动。

（二）会计科目设置

1. 科目核算内容

"经营收入"科目核算医院在医疗服务活动及其辅助活动之外开展非独立核算经营活动取得的收入。本科目下按照经营活动类别、项目和收入来源等进行辅助核算。

本科目属于收入类科目，借方登记经营收入的转出数，贷方登记医院取得的经营收入数；期末结转后，本科目应无余额。

2. 科目构成

"经营收入"科目构成如表1-21所示。

表1-21   "经营收入"科目构成表

科目		
一级	二级	三级
经营收入	—	—

（三）账务处理

1. 确认经营收入

经营收入应当在提供服务或发出存货，同时收讫价款或者取得索取价款的凭证时，按照应收或实际收到的金额予以确认。在财务会计下，按照应收或实际收到的金额，借记"银行存款""应收账款""应收票据"等科目，贷记"经营收入"科目；在预算会计下，按照实际收到的金额，借记"资金结存——货币资金"科目，贷记"经营预算收入"科目。

示例：医院取得经营收入。

财务部门根据有关凭证，作会计分录如下：

财务会计	预算会计
借：银行存款	借：资金结存——货币资金
贷：经营收入	贷：经营预算收入

2. 期末结转

期末，将"经营收入"科目本期发生额转入本期盈余，在财务会计下，借记"经营收入"科目，贷记"本期盈余——医疗盈余"科目；在预算会计下，借记"经营预算收入"科目，贷记"经营结余"科目。

示例：结转经营收入。

财务部门根据有关凭证，作会计分录如下：

财务会计	预算会计
借：经营收入	借：经营预算收入
贷：本期盈余——医疗盈余	贷：经营结余

四、非同级财政拨款收入核算指南

（一）事项解释

非同级财政拨款收入是指医院从非同级政府财政部门取得的经费拨款，包括从同级政府其他部门取得的横向转拨财政款和从上级或下级政府财政部门取得的经费拨款等。

医院取得的非同级财政拨款收入包括两大类，一类是从同级财政以外的同级政府部门取得的横向转拨财政款，另一类是从上级或下级政府（包括政府财政和政府部门）取得的各类财政款。

（二）会计科目设置

1. 科目核算内容

"非同级财政拨款收入"科目核算医院从非同级政府财政部门取得的经费拨款。本科目应当按照本级横向转拨财政款和非本级财政拨款进行明细核算。

医院对于因开展专业业务活动及其辅助活动取得的非同级财政拨款收入，应当通过"事业收入——非同级财政拨款"科目核算；对于其他非同级财政拨款收入，应当通过"非同级财政拨款收入"科目核算。

本科目下按照拨款单位、拨款项目等进行辅助核算。

本科目属于收入类科目，借方登记非同级财政拨款收入的缴回、冲销或转出数，贷方登记医院取得的非同级财政拨款收入数；期末结转后，本科目应无余额。

2. 科目构成

"非同级财政拨款收入"科目构成如表1－22所示。

表1－22　　　　　　　　"非同级财政拨款收入"科目构成表

科目		
一级	二级	三级
非同级财政拨款收入	本级横向转拨财政款 非本级财政拨款	—

（三）账务处理

1. 确认收入时

确认非同级财政拨款收入时，在财务会计下，按照应收或实际收到的金额，借记"其他应收款""银行存款"等科目，贷记"非同级财政拨款收入"科目；在预算会计下，按照实际收到的金额，借记"资金结存——货币资金"科目，贷记"非同级财政拨款预算收入"科目。

示例：收到非同级政府财政部门拨付公共卫生经费。

财务部门根据有关凭证，作会计分录如下：

财务会计	预算会计
借：银行存款	借：资金结存——货币资金
贷：非同级财政拨款收入	贷：非同级财政拨款预算收入

2. 期末结转

期末，将"非同级财政拨款收入"科目本期发生额转入本期盈余，在财务会计下，借记"非同级财政拨款收入"科目，贷记"本期盈余——医疗盈余"科目；在预算会计下，借记"非同级财政拨款预算收入"科目，贷记"非财政拨款结转——本年收支结转""其他结余"科目。

示例：结转非同级财政拨款收入。

财务部门根据有关凭证，作会计分录如下：

财务会计	预算会计
借：非同级财政拨款收入	借：非同级财政拨款预算收入
贷：本期盈余——医疗盈余	贷：非财政拨款结转——本年收支结转（专项资金）
	其他结余（非专项资金）

五、投资收益核算指南

（一）事项解释

投资收益是指医院股权投资和债券投资所实现的收益或发生的损失。医院在投资持有期间取得的利息、股利或利润，以及按照权益法核算长期股权投资时被投资单位实现的净损益，出售或到期收回的长、短期债券投资确认的投资收益或投资损失，按照规定报经批准出售（转让）长期股权投资时将处置时取得的投资收益纳入医院预算管理的投资收益，均通过"投资收益"科目核算。

（二）会计科目设置

1. 科目核算内容

"投资收益"科目核算医院股权投资和债券投资所实现的收益或发生的损失。本科目下按照投资的种类等进行明细核算。

本科目属于收入类科目，借方登记投资收益的损失和转出数，贷方登记医院取得的投资收益数；期末结转后，本科目应无余额。

2. 科目构成

"投资收益"科目构成如表 1 – 23 所示。

表 1 – 23   **"投资收益"科目构成表**

科目		
一级	二级	三级
投资收益	—	—

（三）账务处理

1. 收到短期投资持有期间的利息

按照实际收到的金额，在财务会计下，借记"银行存款"科目，贷记"投资收益"科目；在预算会计下，借记"资金结存——货币资金"科目，贷记"投资预算收益"科目。

示例：收到短期投资持有期间的利息。

财务部门根据有关凭证，作会计分录如下：

财务会计	预算会计
借：银行存款	借：资金结存——货币资金
贷：投资收益	贷：投资预算收益

2. 出售或到期收回短期债券本息

按照实际收到的金额，在财务会计下，借记"银行存款"科目，按照出售或收回短期投资的成本，贷记"短期投资"科目，按照其差额，贷记或借记"投资收益"科目；在预算会计下，借记"资金结存——货币资金"科目，按照出售或收回短期投资的成本，贷记"投资支出"科目，按照其差额，贷记或借记"投资预算收益"科目。

示例：出售或到期收回短期债券本息。

财务部门根据有关凭证，作会计分录如下：

财务会计	预算会计
借：银行存款 　　投资收益（借差） 　贷：短期投资（成本） 　　　投资收益（贷差）	借：资金结存——货币资金 　　投资预算收益（借差） 　贷：投资支出（成本） 　　　投资预算收益（贷差）

3. 持有的分期付息、一次还本的长期债券投资

按期确认利息收入时，按照计算确定的应收未收利息，在财务会计下，借记"应收利息"科目，贷记"投资收益"科目；预算会计不做账务处理。持有的到期一次还本付息的债券投资，按期确认利息收入时，按照计算确定的应收未收利息，在财务会计下，借记"长期债券投资——应计利息"科目，贷记"投资收益"科目；预算会计不做账务处理。

实际收到利息时，在财务会计下，借记"银行存款"科目，贷记"应收利息"科目；在预算会计下，借记"资金结存——货币资金"科目，贷记"投资预算收益"科目。

示例：分期付息确认投资收益。

财务部门根据有关凭证，作会计分录如下：

财务会计	预算会计
确认应收未收利息时： 借：应收利息 　贷：投资收益 实际收到利息时： 借：银行存款 　贷：应收利息	确认应收未收利息时： 　　　　　— 实际收到利息时： 借：资金结存——货币资金 　贷：投资预算收益

示例：一次还本付息确认应收未收利息。

财务部门根据有关凭证，作会计分录如下：

财务会计	预算会计
借：长期债券投资——应计利息 　贷：投资收益	—

4. 出售长期债券投资或到期收回长期债券投资本息

按照实际收到的金额，在财务会计下，借记"银行存款"等科目，按照债券初始投资成本和已计未收利息金额，贷记"长期债券投资——成本、应计利息"科目（到期一次还本付息债券）或"长期债券投资""应收利息"科目（分期付息债券），按照其差额，贷记或借记"投资收益"科目；在预算会计下，借记"资金结存——货币资金"科目，按照债券初始投资成本和已计未收利息金额，贷记"投资支出""其他结余"科目，按照其差额，贷记或借记"投资预算收益"科目。

示例：出售长期债券投资或到期收回长期债券投资本息。

财务部门根据有关凭证，作会计分录如下：

财务会计	预算会计
借：银行存款	借：资金结存——货币资金
投资收益（借差）	投资预算收益（借差）
贷：长期债券投资	贷：投资支出/其他结余
应收利息（分期付息）	投资预算收益（贷差）
投资收益（贷差）	

5. 成本法核算的长期股权投资持有期间，被投资单位宣告分派现金股利或利润时

按照宣告分派的现金股利或利润中属于医院应享有的份额，在财务会计下，借记"应收股利"科目，贷记"投资收益"科目；预算会计不做账务处理。

实际取得分派的利润或股利时，按照实际收到的金额，在财务会计下，借记"银行存款"科目，贷记"应收股利"科目；在预算会计下，借记"资金结存——货币资金"科目，贷记"投资预算收益"科目。

示例：取得分配股利。

财务部门根据有关凭证，作会计分录如下：

财务会计	预算会计
宣告分派股利时：	宣告分派股利时：
借：应收股利	——
贷：投资收益	
取得分派股利时：	取得分派股利时：
借：银行存款	借：资金结存——货币资金
贷：应收股利	贷：投资预算收益

6. 权益法核算的长期股权投资持有期间

按照应享有或应分担的被投资单位实现的净损益的份额，在财务会计下，借记或贷记"长期股权投资——损益调整"科目，贷记或借记"投资收益"科目；预算会计不做账务处理。

实际收到被投资单位发放的现金股利时，按照实际收到的金额，在财务会计下，借记"银行存款"科目，贷记"应收股利"科目；在预算会计下，借记"资金结存——货币资金"科目，贷记"投资预算收益"科目。

被投资单位发生净亏损，但以后年度又实现净利润的，医院在其收益分享额弥补未确认的亏损分担额后，按规定恢复确认投资收益，在财务会计下，借记"长期股权投资——损益调整"科目，贷记"投资收益"科目；预算会计不做账务处理。

示例：确认投资收益。

财务部门根据有关凭证，作会计分录如下：

财务会计	预算会计
确认投资收益时：	确认投资收益时：
借：长期股权投资——损益调整	
贷：投资收益（被投资单位实现净利润）	—
借：投资收益（被投资单位发生净亏损）	
贷：长期股权投资——损益调整	
收到发放现金股利时：	收到发放现金股利时：
借：银行存款	借：资金结存——货币资金
贷：应收股利	贷：投资预算收益

7. 期末结转

期末，将"投资收益"科目本期发生额转入本期盈余，在财务会计下，借记或贷记"投资收益"科目，贷记或借记"本期盈余——医疗盈余"科目；在预算会计下，借记或贷记"投资预算收益"科目，贷记或借记"其他结余"科目。

示例：结转投资收益。

财务部门根据有关凭证，作会计分录如下：

财务会计	预算会计
借：投资收益（投资收益为贷方余额时）	借：投资预算收益（投资收益为贷方余额时）
贷：本期盈余——医疗盈余	贷：其他结余

六、捐赠收入核算指南

(一) 事项解释

捐赠收入是指医院接受其他单位或者个人捐赠取得的收入。

(二) 会计科目设置

1. 科目核算内容

"捐赠收入"科目核算医院接受其他单位或者个人捐赠取得的收入。

本科目下按照捐赠资产的用途和捐赠单位等进行辅助核算。

本科目属于收入类科目,借方登记医院捐赠收入的转出数,贷方登记医院取得的捐赠收入数;期末结转后,本科目应无余额。

2. 科目构成

"捐赠收入"科目构成如表 1 – 24 所示。

表 1 – 24   "捐赠收入"科目构成表

科目		
一级	二级	三级
捐赠收入	—	—

(三) 账务处理

1. 接受捐赠的货币资金

按照实际收到的金额,在财务会计下,借记"银行存款""库存现金"等科目,贷记"捐赠收入"科目;在预算会计下,借记"资金结存——货币资金"科目,贷记"其他预算收入——捐赠收入"科目。

示例:医院收到××单位捐赠款。

财务部门根据有关凭证,作会计分录如下:

财务会计	预算会计
借:银行存款/库存现金 　　贷:捐赠收入	借:资金结存——货币资金 　　贷:其他预算收入——捐赠收入

2. 接受捐赠的存货

在财务会计下,按照确定的成本,借记"库存物品"科目,贷记"捐赠收入"

科目；预算会计不做账务处理。按照发生的相关税费、运输费等，能够直接计入业务成本的，计入业务活动费用，不能直接计入业务成本的，计入单位管理费用，按照实际支出的金额，在财务会计下，借记"业务活动费用""单位管理费用"科目，贷记"银行存款"；在预算会计下，借记"其他支出"科目，贷记"资金结存——货币资金"科目。

示例：接受××单位捐赠药品。

财务部门根据有关凭证，作会计分录如下：

财务会计	预算会计
借：库存物品——药品 　　单位管理费用（税费等） 　　贷：捐赠收入 　　　　银行存款（相关支出）	借：其他支出（相关支出） 　　贷：资金结存——货币资金

接受捐赠的固定资产，在财务会计下，按照确定的成本，借记"固定资产"科目，按照发生的相关税费、运输费等，贷记"银行存款"等科目，按照其差额，贷记"捐赠收入"科目；在预算会计下，按照实际支付的相关税费、运输费的金额，借记"其他支出"科目，贷记"资金结存——货币资金"科目。

示例：接受××单位捐赠××固定资产。

财务部门根据有关凭证，作会计分录如下：

财务会计	预算会计
借：固定资产（含运杂费） 　　贷：捐赠收入 　　　　银行存款（相关支出）	借：其他支出（相关支出） 　　贷：资金结存——货币资金

3. 接受捐赠的资产

按照名义金额入账的，在财务会计下，按照名义金额，借记"库存物品""固定资产"等科目，贷记"捐赠收入"科目，同时，按照发生的相关税费、运输费等，借记"其他费用"科目，贷记"银行存款"等科目；在预算会计下，按照实际支付的相关税费、运输费等的金额，借记"其他支出"科目，贷记"资金结存——货币资金"科目。

示例：接受××单位捐赠××固定资产（按名义价值入账）。

财务部门根据有关凭证，作会计分录如下：

财务会计	预算会计
借：固定资产（名义金额） 　　其他费用（相关运费等） 　贷：捐赠收入 　　　银行存款（相关运费等）	借：其他支出（相关运费等） 　贷：资金结存——货币资金

4. 期末结转

期末，将"捐赠收入"科目本期发生额转入本期盈余，在财务会计下，借记"捐赠收入"科目，贷记"本期盈余——医疗盈余"科目；在预算会计下，借记"其他预算收入——捐赠收入"科目，贷记"非财政拨款结转——本年收支结转""其他结余"科目。

示例：结转捐赠收入。

财务部门根据有关凭证，作会计分录如下：

财务会计	预算会计
借：捐赠收入 　贷：本期盈余——医疗盈余	借：其他预算收入——捐赠收入 　贷：非财政拨款结转——本年收支结转（专项 　　　资金） 　　　其他结余（非专项资金）

七、利息收入核算指南

（一）事项解释

利息收入是指医院取得的银行存款利息收入，包括活期存款利息和定期存款利息。

（二）会计科目设置

1. 科目核算内容

"利息收入"科目核算医院取得的银行存款利息收入。

本科目属于收入类科目，借方登记医院利息收入的转出数，贷方登记医院取得的利息收入数；期末结转后，本科目应无余额。

2. 科目构成

"利息收入"科目构成如表1-25所示。

表 1 – 25   "利息收入"科目构成表

科目		
一级	二级	三级
利息收入	—	—

（三）账务处理

1. 确认银行存款利息收入

取得银行存款利息时，按照实际收到的金额，在财务会计下，借记"银行存款"科目，贷记"利息收入"科目；在预算会计下，借记"资金结存——货币资金"科目，贷记"其他预算收入——利息收入"科目。

示例：收到季度活期存款利息。

财务部门根据有关凭证，作会计分录如下：

财务会计	预算会计

借：银行存款
    贷：利息收入
	借：资金结存——货币资金
	    贷：其他预算收入——利息收入

2. 期末结转

期末，将"利息收入"科目本期发生额转入本期盈余，在财务会计下，借记"利息收入"科目，贷记"本期盈余——医疗盈余"科目；在预算会计下，借记"其他预算收入——利息收入"科目，贷记"其他结余"科目。

示例：月末结转利息收入。

财务部门根据有关凭证，作会计分录如下：

财务会计	预算会计

借：利息收入
    贷：本期盈余——医疗盈余
	借：其他预算收入——利息收入
	    贷：其他结余

八、租金收入核算指南

（一）事项解释

租金收入是指医院经批准利用国有资产出租取得并按照规定纳入本医院预算管理的租金收入。

（二）会计科目设置

1. 科目核算内容

"租金收入"科目核算医院经批准利用国有资产出租取得并按照规定纳入本医院预算管理的租金收入。本科目下按照出租国有资产类别和收入来源等进行辅助核算。

本科目属于收入类科目，借方登记租金收入的转出数，贷方登记医院取得的租金收入数；期末结转后，本科目应无余额。

2. 科目构成

"租金收入"科目构成如表1－26所示。

表1－26 "租金收入"科目构成表

科目		
一级	二级	三级
租金收入	—	—

（三）账务处理

1. 取得租金收入

国有资产出租收入，应当在租赁期内各个期间按照直线法予以确认。

（1）采用预收租金方式的，预收租金时，按照实际收到的金额，在财务会计下，借记"银行存款"等科目，贷记"预收账款"科目；在预算会计下，借记"资金结存——货币资金"科目，贷记"其他预算收入——租金收入"科目。

分期确认租金收入时，按照各期租金金额，在财务会计下，借记"预收账款"科目，贷记"租金收入"科目；预算会计不做账务处理。

示例：收到××租金收入（预收租金）。

财务部门根据有关凭证，作会计分录如下：

财务会计	预算会计
收到租金时：	收到租金时：
借：银行存款	借：资金结存——货币资金
贷：预收账款——其他预收账款	贷：其他预算收入——租金收入
每月末确认收入时：	每月末确认收入时：
借：预收账款——其他预收账款	—
贷：租金收入	

（2）采用后付租金方式的，每期确认租金收入时，按照各期租金金额，在财务会计下，借记"应收账款"科目，贷记"租金收入"科目；预算会计不做账务处理。

收到租金时，按照实际收到的金额，在财务会计下，借记"银行存款"等科目，贷记"应收账款"科目；在预算会计下，借记"资金结存——货币资金"科目，贷记"其他预算收入——租金收入"科目。

示例：收到××租金收入（后付租金）。

财务部门根据有关凭证，作会计分录如下：

财务会计	预算会计
每月末确认收入时：	每月末确认收入时：
借：应收账款——其他应收账款	——
贷：租金收入	
收到租金时：	收到租金时：
借：银行存款	借：资金结存——货币资金
贷：应收账款——其他应收账款	贷：其他预算收入——租金收入

（3）采用分期收取租金方式的，每期收取租金时，按照实际收到的金额，在财务会计下，借记"银行存款"等科目，贷记"租金收入"科目；在预算会计下，借记"资金结存——货币资金"科目，贷记"其他预算收入——租金收入"科目。

示例：收到××租金收入（分期收取租金）。

财务部门根据有关凭证，作会计分录如下：

财务会计	预算会计
借：银行存款	借：资金结存——货币资金
贷：租金收入	贷：其他预算收入——租金收入

2. 期末结转

期末，将"租金收入"科目本期发生额转入本期盈余，在财务会计下，借记"租金收入"科目，贷记"本期盈余——医疗盈余"科目；在预算会计下，借记"其他预算收入——租金收入"科目，贷记"其他结余"科目。

示例：结转租金收入。

财务部门根据有关凭证，作会计分录如下：

财务会计	预算会计
借：租金收入	借：其他预算收入——租金收入
贷：本期盈余——医疗盈余	贷：其他结余

九、其他收入核算指南

(一)事项解释

其他收入是指医院取得的除财政拨款收入、事业收入、上级拨款收入、附属单位上缴收入、经营收入、非同级财政拨款收入、投资收益、捐赠收入、利息收入、租金收入以外的各项收入,包括现金盘盈收入、按照规定纳入医院预算管理的科技成果转化收入、收回已核销的其他应付款、无法偿付的应付及预收款项、置换换出资产评估增值等。

(二)会计科目设置

"其他收入"科目,核算医院取得的除财政拨款收入、事业收入、上级拨款收入、附属单位上缴收入、经营收入、非同级财政拨款收入、投资收益、捐赠收入、利息收入、租金收入以外的各项收入。本科目下按照其他收入的类别、来源等进行辅助核算。

本科目属于收入类科目,借方登记其他收入的转出数,贷方登记医院取得的其他收入数;期末结转后,本科目应无余额。

(三)账务处理

1. 取得其他收入

(1)培训收入。在财务会计下,借记"库存现金""银行存款"科目,贷记"其他收入"科目;在预算会计下,借记"资金结存——货币资金"科目,贷记"其他预算收入"科目。

示例:收到××汇入培训收入。

财务部门根据有关凭证,作会计分录如下:

财务会计	预算会计
借:银行存款	借:资金结存——货币资金
贷:其他收入	贷:其他预算收入

(2)科技成果转化收入。医院科技成果转化所取得的收入,根据规定留归本单位的,即所取得收入扣除相关费用之后的净收益,即实际收到的金额,在财务会计下,借记"银行存款"等科目,贷记"其他收入"科目;在预算会计下,借记"资金结存——货币资金"科目,贷记"其他预算收入"科目。

示例:收到××项目科技成果转化收入。

财务部门根据有关凭证，作会计分录如下：

财务会计	预算会计
借：银行存款 　贷：其他收入	借：资金结存——货币资金 　贷：其他预算收入

（3）无法偿付的应付及预收款项。无法偿付或债权人豁免的应付账款、预收账款、其他应付款及长期应付款，在财务会计下，借记"应付账款""预收账款""其他应付款""长期应付款"等科目，贷记"其他收入"科目；预算会计不做账务处理。

示例：清理"其他应付款"科目××注销公司的保证金。经批准后，做账务处理。

财务部门根据有关凭证，作会计分录如下：

财务会计	预算会计
借：其他应付款 　贷：其他收入	—

确认上述以外的其他收入时，按照应收或实际收到的金额，在财务会计下，借记"其他应收款""银行存款""库存现金"等科目，贷记"其他收入"科目；在预算会计下，按照实际收到的金额，借记"资金结存——货币资金"科目，贷记"其他预算收入"科目。涉及增值税业务的，相关账务处理参见"应交增值税"科目。

2. 期末结转

期末，将"其他收入"科目本期发生额转入本期盈余，在财务会计下，借记"其他收入"科目，贷记"本期盈余——医疗盈余"科目；在预算会计下，借记"其他预算收入"科目，贷记"非财政拨款结转——本年收支结转""其他结余"科目。

示例：结转其他收入。

财务部门根据有关凭证，作会计分录如下：

财务会计	预算会计
借：其他收入 　贷：本期盈余——医疗盈余	借：其他预算收入 　贷：非财政拨款结转——本年收支结转（专项资金） 　　　其他结余（非专项资金）

第二章 费用核算

第一节 费用概述

一、费用的概念及特征

（一）费用的定义及分类

费用是指报告期内导致医院净资产减少的、含有服务潜力或者经济利益的经济资源的流出。

根据《政府会计制度》规定，按照资金耗费或损失的方向即费用的功能分类，医院的费用分为业务活动费用、单位管理费用、经营费用、资产处置费用、上缴上级费用、对附属单位补助费用、所得税费用和其他费用八大类。

在此基础上，为加强内部管理，满足成本核算需要，医院同时也按照成本项目对"业务活动费用"和"单位管理费用"进行分类核算。"业务活动费用"按照"工资福利费用""商品和服务费用""对个人和家庭的补助费用""固定资产折旧费""无形资产摊销费""计提专用基金"等进行明细核算；"单位管理费用"按照"工资福利费用""商品和服务费用""对个人和家庭的补助费用""固定资产折旧费""无形资产摊销费"等进行明细核算。

（二）费用的特征

从费用的定义可以看出，费用具有以下四方面基本特征：

一是费用是在能带来经济资源流出的交易或事项中形成的。医院在开展医疗、科研、教学及其辅助活动过程中，耗费经济资源，导致经济资源流出。其中，经济资源是指医院在开展上述活动中流失的，能够以货币计量的资源，包括货币资金、债权、房屋建筑物、医疗设备及其他非货币性资产。

二是费用是指具有服务潜力或经济利益的经济资源流出。能为医院提供专业服务能力或产生经济利益的经济资源的流出才能计入医院费用。凡未能提供服务或不产生经济利益的经济资源的流出不属于费用。

三是费用会引起资产减少或负债增加（或两者兼有），最终表现为医院净资产的减少。例如，医院在提供医疗服务过程中使用的卫生材料消耗、医疗设备的折旧等都构成费用，这些事项都会导致存货或资产的价值减少。

四是费用是指在一定期间内发生的。这一期间可以是月度、季度或年度。

二、费用核算的会计科目

医院应当按照《政府会计制度》和《医院补充规定》设置和使用会计科目。在不影响会计处理和编制报表的前提下，医院可以根据实际情况自行增设或减少明细会计科目。费用类科目的使用要注意核算范围、核算要求以及期末结转要求。

按照《政府会计制度》和《医院补充规定》，医院费用类共设置八个一级会计科目及相关明细科目。其中：按照《医院补充规定》，医院应当在"业务活动费用""单位管理费用"科目下按照经费性质（财政基本拨款经费、财政项目拨款经费、科教经费、其他经费）进行明细核算，并对政府指令性任务进行明细核算。此外，医院除遵循制度规定外，还可根据管理要求，参照《政府收支分类科目》中"部门预算支出经济分类"对业务活动费用和单位管理费用进行明细核算，在该科目下设"工资福利费用""商品和服务费用""对个人和家庭的补助费用""固定资产折旧费""无形资产摊销费""计提专用基金"等明细科目。在"商品和服务费用"明细科目下设置"专用材料费"明细科目，并按照"卫生材料费""药品费"进行明细核算。按照《政府会计制度》，该科目应当按照项目、服务或者业务类别、支付对象等进行明细核算，如表2-1所示。

表 2-1　　　　　　　　　　　费用类科目表

科目编码	科目名称	科目编码	科目名称
5001	业务活动费用	5401	上缴上级费用
5101	单位管理费用	5501	对附属单位补助费用
5201	经营费用	5801	所得税费用
5301	资产处置费用	5901	其他费用

三、费用的管理要求

（一）厉行节约，严格执行规定的开支范围及开支标准

医院各项费用支出应当厉行节约，严格执行国家有关财务规章制度规定的开支范围及开支标准；国家有关财务规章制度没有统一规定的，可由医院规定。但医院的规定应符合法律和国家政策，如有违反的，主管部门和财政部门应当责令改正。

基本支出按人员经费和日常公用经费分别核算管理。人员经费严格按照国家相关政策安排；日常公用经费应与部门占有的资产情况相衔接，未按相关规定报批或超过配置标准购置的实物资产，一律不安排日常维护经费。基本支出中按照规定属于政府采购的支出，应严格按照国家有关政府采购的规定执行。

（二）勤俭节约，提高医院资金使用效益

医院在开展医疗服务过程中的一切开支，应精打细算、合理安排，提倡勤俭节约，反对铺张浪费，少花钱，多办事，提高资金使用效益。在资金使用过程中，要科学合理地做好资金的预测和决策。

（三）项目资金专款专用、单独核算

医院从财政部门和主管部门取得的有指定项目和用途的专项资金，应当专款专用、单独核算，并按照规定报送专项资金使用情况报告，接受财政部门或者主管部门的检查、验收。

项目支出是医院为完成特定工作任务或事业发展目标，在基本支出以外的年度支出活动，包括基本建设、有关事业发展专项计划、大型购置等项目支出。项目支出具有专项性和独立性，项目资金应当专款专用，单独核算，每个项目支出应有其明确的支出范围，项目之间支出不能交叉，项目支出与基本支出之间也不能交叉。医院对于不同来源的科教项目资金，应当按照国家有关规定或者合同要求进行管理，不得截留、挤占、挪用和违反规定转拨资金。

（四）严格执行国库集中支付及政府采购制度

医院应当严格执行国库集中支付制度和政府采购制度。涉及政府采购的支出，医院应严格遵守政府采购需求管理制度。采购需求是指采购人为实现项目目标，拟采购的标的及其需要满足的技术、商务要求。采购需求管理是指采购人组织确定采购需求和编制采购实施计划，并实施相关风险控制管理的活动。

（五）风险点纳入管理范围

医院应结合各项费用类型，根据业务流程中可能发生的每一项具体的风险点进

行细致全面控制和管理，要严格落实各类型费用的风险控制措施，降低费用核算时可能发生的风险，提高费用核算的质量及效益。

第二节 人员经费类核算指南

一、事项解释

工资福利费用是指医院根据法律规定对职工劳动所支付的报酬，比如基本工资、津贴补贴、绩效工资、社会保障缴费、住房公积金、其他工资福利支出、离休费、退休费、其他对个人和家庭的补助等。其中：

基本工资：反映医院按规定发放的基本工资，包括岗位工资、薪级工资；各类学校毕业生试用期（见习期）工资、新参加工作工人学徒期、熟练期工资等。

津贴补贴：反映医院按规定发放的津贴、补贴，包括医院提租补贴、购房补贴、采暖补贴、物业服务补贴等。

绩效工资：反映医院工作人员的绩效工资。

社会保障缴费：反映医院为职工缴纳的基本养老保险、职业年金、基本医疗保险、其他社会保险缴费等。

住房公积金：反映医院按规定为职工缴纳的住房公积金。

其他工资福利支出：反映上述项目未包括的工资福利支出，如编制外长期聘用人员（不包括劳务派遣人员）劳务报酬及社保缴费。

离休费：反映医院离休人员的离休费、护理费和提租补贴、采暖补贴、物业服务补贴等。

退休费：反映医院退休人员的退休费和提租补贴、采暖补贴、物业服务补贴等。

其他对个人和家庭的补助：反映未包括上述项目的对个人和家庭的补助支出，如婴幼儿补贴、退职人员及随行家属路费等。

二、报销标准及制度依据

（一）报销标准

根据国家有关规定及单位内部规定确定。

（二）制度依据

1.《单位全面预算管理制度》。

2.《单位经费支出审批制度》。

3. 国家有关规定及单位内部规定等。

三、会计科目设置

（一）科目核算内容

1. 业务活动费用

本科目核算医院为实现其职能目标，依法履职或开展医疗、科研、教学及其辅助活动所发生的各项费用。

本科目下设置"工资福利费用""对个人和家庭的补助费用"等明细科目。

本科目下按照经费性质、支出经济分类、支付对象等进行辅助核算。

本科目属于费用类科目，借方登记业务活动费用的增加数，贷方登记业务活动费用的冲销及转出数；期末结转后，本科目应无余额。

2. 单位管理费用

本科目核算医院行政及后勤管理部门开展管理活动发生的各项费用。

本科目下设置"工资福利费用""对个人和家庭的补助费用"等明细科目。

本科目下按照经费性质、支出经济分类、支付对象等进行辅助核算。

本科目属于费用类科目，借方登记单位管理费用的增加数，贷方登记单位管理费用的冲销及转出数；期末结转后，本科目应无余额。

3. 应付职工薪酬

本科目核算单位按照有关规定应付给职工（含长期聘用人员）及为职工支付的各种薪酬，包括基本工资、国家统一规定的津贴补贴、规范津贴补贴（绩效工资）、改革性补贴、社会保险费（如基本养老保险费、职业年金、基本医疗保险费等）、住房公积金等。

本科目下设置"职工薪酬""社会保险费""住房公积金""其他"明细科目进行明细核算。

本科目为负债科目，贷方反映应付职工薪酬数额，借方反映实际支付给职工的薪酬数额。期末贷方余额，反映医院应付未付的职工薪酬。

（二）科目构成（含支出经济分类）

人员经费类核算科目构成如表 2－2 所示。

表 2 - 2 人员经费类核算科目构成表

科目		
一级	二级	三级
业务活动费用 单位管理费用	工资福利费用 对个人和家庭的补助费用 ……	—
应付职工薪酬	职工薪酬 社会保险费 住房公积金 ……	基本养老保险费 失业保险费 基本医疗保险费 职业年金 工伤保险费 生育保险费
支出经济分类		
一级	二级	三级
工资福利支出 对个人和家庭的补助	基本工资 津贴补贴 绩效工资 机关事业单位基本养老保险缴费 职业年金缴费 职工基本医疗保险缴费 其他社会保障缴费 住房公积金 其他工资福利支出 离休费 退休费 抚恤金 生活补助 其他对个人和家庭的补助	略

四、账务处理

(一) 确认当期应付职工薪酬

计提从事专业及辅助活动人员的职工薪酬,在财务会计下,借记"业务活动费用""单位管理费用"科目,贷记"应付职工薪酬"科目;预算会计不做账务处理。

计提应由在建工程、加工物品、自行研发无形资产负担的职工薪酬，在财务会计下，借记"在建工程""加工物品"等科目，贷记"应付职工薪酬"科目；预算会计不做账务处理。

因解除与职工的劳动关系而给予的补偿，在财务会计下，借记"单位管理费用"等科目，贷记"应付职工薪酬"科目；预算会计不做账务处理。

（二）向职工支付工资、津贴补贴等薪酬

向职工支付工资、津贴补贴等薪酬时，按照实际支付的金额，借记"应付职工薪酬"科目，贷记"财政拨款收入""银行存款"等科目；在预算会计下，借记"事业支出"科目，贷记"财政拨款预算收入""资金结存"科目。

（三）代扣代缴

按照税法规定代扣职工个人所得税时，在财务会计下，借记"应付职工薪酬"科目，贷记"其他应交税费——应交个人所得税"科目；预算会计不做账务处理。

从应付职工薪酬中代扣为职工垫付的水电费、房租等费用时，按照实际扣除的金额，借记"应付职工薪酬"科目，贷记"其他应收款"等科目；预算会计不做账务处理。

从应付职工薪酬中代扣社会保险费和住房公积金时，按照代扣的金额，借记"应付职工薪酬——职工薪酬"科目，贷记"应付职工薪酬——社会保险费""应付职工薪酬——住房公积金"科目；预算会计不做账务处理。

（四）缴纳职工社会保险费和住房公积金

按照国家有关规定缴纳职工社会保险费和住房公积金时，按照实际支付的金额，借记"应付职工薪酬——社会保险费""应付职工薪酬——住房公积金"等科目，贷记"财政拨款收入""银行存款"等科目；在预算会计下，借记"事业支出"科目，贷记"资金结存"科目。

示例1：发放离退休人员费用。

（1）计提2023年12月离休人员离休费。

财务部门根据有关凭证，作会计分录如下：

财务会计	预算会计
借：单位管理费用——对个人和家庭的补助费用 　　贷：应付职工薪酬—职工薪酬	—

（2）使用财政资金支付 2023 年 12 月离退休人员费用。

财务部门根据有关凭证，作会计分录如下：

财务会计	预算会计
借：应付职工薪酬——职工薪酬 　　贷：财政拨款收入——财政基本拨款收入——人员经费	借：事业支出——财政拨款支出——基本支出 　　贷：财政拨款预算收入——基本支出

示例 2：发放职工人员经费。

（1）计提 2023 年 12 月职工工资、单位保险、住房公积金。

财务部门根据有关凭证，作会计分录如下：

财务会计	预算会计
借：业务活动费用——医疗费用——工资福利费用 　　业务活动费用——医疗费用——对个人和家庭的补助费用 　　单位管理费用——工资福利费用 　　单位管理费用——对个人和家庭的补助费用 　　贷：应付职工薪酬——职工薪酬 　　　　应付职工薪酬——社会保险费 　　　　应付职工薪酬——住房公积金	—

（2）付 2023 年 12 月职工工资、单位保险、住房公积金。

财务部门根据有关凭证，作会计分录如下：

财务会计	预算会计
借：应付职工薪酬——职工薪酬 　　应付职工薪酬——社会保险费 　　应付职工薪酬——住房公积金 　　贷：银行存款 　　　　财政拨款收入——财政基本拨款收入——人员经费	借：事业支出——其他货币资金支出 　　事业支出——财政拨款支出——基本支出 　　贷：资金结存——货币资金 　　　　财政拨款预算收入——基本支出——人员经费

五、凭证附件及审核要点

凭证附件及审核要点如表 2-3 所示。

表2-3   人员经费凭证附件表

序号	附件内容	审核部门	审核要点
1	人员工资、社会保险等明细表、增减变动情况表等	人事部门	人员工资项目、发放金额、考勤等数据正确
2	报销审批单	人事部门、财务部门等	医院审批意见完整，预算额度充足
3	银行回单	财务部门	发放金额正确

六、审核要求

人员经费核算应按照如下要求进行审核，如表2-4所示。

表2-4   人员经费核算审核要求

序号	审核要求
1	审批流程完整
2	在年度预算额度内
3	相关附件齐全，审核人员变动信息的准确性、审核工资变动单的准确性等
4	审核会计科目、项目及支出经济分类使用正确
5	审核工资汇总单与转账金额一致

七、相关部门职责

（一）内控点

收支管理、预算管理、工资总额控制等。

（二）所涉及的科室部门及职责

1. 归口部门：

（1）按照国家及有关工资政策、规定核定职工工资、社会保险、公积金、住房补贴等。

（2）确保工资性经费支出不超出预算额度。

（3）在当年下达的工资总额核定总量内，合理制定绩效工资分配方案，确保年度工资总额不超出核定总额。

2. 财务部门：

（1）负责对工资类支出事项报销审批程序的完整性进行审核。

（2）负责对工资类支出事项的金额进行复核。

（3）按照审批结果向职工支付薪酬。

第三节　三公经费类核算指南

在本节中，重点对三公经费，即公务接待费、因公出国费、公务用车费的核算进行阐述。

一、公务接待费用核算指南

（一）事项解释

公务接待费反映医院按规定开支的各类公务接待（含外宾接待）费用。

（二）报销标准及制度依据

1. 报销标准

（1）国内公务接待

接待住宿、用餐：接待住宿、用餐应当严格执行差旅、会议管理的有关规定，在定点饭店或者机关内部接待场所安排，执行协议价格。

接待住宿：住宿用房以标准间为主，接待省部级干部可以安排普通套间，厅局级及以下干部安排单间或标准间，接待单位不得超标准安排接待住房，不得额外配发洗漱用品。

接待用餐：接待对象应当按照规定标准自行用餐。接待用餐原则上不安排陪餐人员。如因工作需要，陪餐人员不得超过规定人数。

接待用车：国内公务接待的出行活动应当安排集中用车，合理使用车型，严格控制随行车辆。严格执行党政机关公务用车使用管理有关规定。

（2）外宾接待

无互惠对等原则及外事交流协议的，招待天数不得超过 5 天（含抵、离境当天），招待人数可由各单位按内部规定执行，超出规定天数和人数的，一律由外宾自理。

外宾接待经费开支范围主要包括：住宿费、日常伙食费、宴请费、交通费、参观游览费、赠礼等。外宾接待经费原则上不得列支外宾来华国际旅费。

住宿费：副部长级及以上人员率领的外宾代表团，可安排在五星级、四星级宾馆，可安排套间；司局级及以下人员率领的代表团以及其他一般外宾代表团，安排的宾馆最高不超过四星级，副部长级及以上人员可安排套间，其他人员安排标准间。

日常伙食费（含酒水、饮料）：国家元首、政府首脑级每人每天600元；副总统、副总理、正、副议长级每人每天550元；正、副部长级每人每天500元；其他人员每人每天300元。

外宾宴请费（含酒水、饮料）：正、副部长级人员出面举办的宴会，每人每次400元；厅局级及以下人员出面举办的宴会，每人每次300元。冷餐、酒会、茶会分别为每人每次150元、100元和60元。外宾在华期间，宴请不得超过两次，包括赴区县访问时，由区县接待单位或有关单位联合安排的一次宴请。

交通费：外宾用车应当根据实际情况安排，除少数重要外宾乘坐小轿车外，其他外宾可视人数多少安排小轿车、中巴士或大巴士。在符合礼宾要求的前提下，外宾出行应当集中乘车，减少随行车辆。接待外宾确需租用车辆的，各单位应当与资质合格、运营规范的汽车租赁公司签订租赁合同。

对外赠礼：赠礼对象仅限于外方团长夫妇，必要时可包括主要陪同人员，原则上由接待单位赠礼一次，其他单位不得重复赠礼。如外方赠礼，可按对等原则回礼。对外赠礼以赠礼方或受礼方级别较高一方的级别确定赠礼标准。赠礼方或受礼方为正、副部长级人员的，每人次礼品不得超过400元；赠礼方或受礼方为司局级及以下人员的，每人次礼品不得超过200元；其他人员，可视情况赠送小纪念品。对访问我国的著名友好人士、社会名流、专家学者，确有必要赠礼的，按照正、副部长级人员标准执行。

外宾在华期间的医药、邮电通讯、洗衣、理发等费用，除国家元首、政府首脑外，均由外宾自理。

陪同人员：对于接待国家元首、政府首脑级外宾的重大外交外事活动，我方参加宴请人数应当根据礼宾要求安排。其他宴请，外宾5人（含）以内的，中外人数在1:1以内安排；外宾超过5人的，超过部分中外人数原则上在1:2以内安排。陪同外宾赴外地访问期间，陪同人员的伙食费、住宿费、交通费、公杂费等开支标准执行当地党政机关和事业单位差旅费的有关管理规定，并由所在单位分别负担。确需与外宾同餐、同住、同行的，经所在单位领导批准，可按对应的外宾接待标准实报实销。各单位的接待工作人员在接待活动期间确因工作需要不能按时用餐者，经批准，可以领取误餐补助，标准为每人每次50元。

2．制度依据

（1）中共中央办公厅、国务院办公厅关于印发《党政机关国内公务接待管理规定》的通知（中办发〔2013〕22 号）。

（2）中共北京市委办公厅、北京市人民政府办公厅关于印发《北京市党政机关国内公务接待管理办法》的通知（京办发〔2014〕8 号）。

（3）北京市财政局关于印发《北京市党政机关外宾接待经费管理办法》的通知（京财党政群〔2014〕175 号）。

（4）《单位全面预算管理制度》。

（5）《单位经费支出审批制度》等。

（三）会计科目设置

1．科目核算内容

"单位管理费用"科目核算医院行政及后勤管理部门开展管理活动发生的各项费用。

本科目下设置"商品和服务费用"等明细科目，核算管理部门发生的公务接待费用等支出。

本科目下按照经费性质、支出经济分类、支付对象等进行辅助核算。

本科目属于费用类科目，借方登记单位管理费用的增加数，贷方登记单位管理费用的冲销及转出数；期末结转后，本科目应无余额。

2．科目构成（含支出经济分类）

公务接待费用核算科目构成如表 2 - 5 所示。

表 2 - 5　　　　　　　　　　公务接待费用核算科目构成表

科目		
一级	二级	三级
单位管理费用	商品和服务费用	—
支出经济分类		
一级	二级	三级
商品和服务支出	公务接待费	—

（四）账务处理

示例：××科室支付××业务招待费。

财务部门根据有关凭证，作会计分录如下：

财务会计	预算会计
借：单位管理费用——商品和服务费用 　　支出经济分类（公务接待费） 　贷：银行存款	借：事业支出 　　支出经济分类（公务接待费） 　贷：资金结存——货币资金

（五）凭证附件及审核要点

凭证附件及审核要点如表2-6所示。

表2-6　　　　　　　　　　　公务接待费用凭证附件表

序号	附件内容	审核部门	审核要点
1	报销审批单	归口部门、财务部门	医院审批意见完整，预算额度充足
2	公务接待申请单	归口部门、财务部门	接待对象的单位、姓名、职务和公务活动项目、时间、场所、费用等
3	派出单位公函	归口部门、财务部门	公务内容、行程和人员
4	经查验真伪后的发票	财务部门	发票抬头、税号、金额正确

（六）审核要求

公务接待费用核算应按照如下要求进行审核，如表2-7所示。

表2-7　　　　　　　　　　　公务接待费用核算审核要求

序号	审核要求
1	审批流程完整
2	在年度预算额度内
3	相关附件齐全，发票内容显示无误，如发票抬头、税号、金额正确
4	审核会计科目、项目及支出经济分类使用正确
5	对费用报销的合规性进行审核：接待单位不得超标准接待，不得组织旅游和与公务活动无关的参观，不得组织到营业性娱乐、健身场所活动，不得安排专场文艺演出，不得以任何名义赠送礼金、有价证券、纪念品和土特产品等
6	对费用报销的合规性进行审核：不得以任何名义新建、改建、扩建内部接待场所，不得对内部接待场所进行超标准装修或者装饰、超标准配置家具和电器。有效利用社会资源为国内公务接待提供住宿、用餐、用车等服务等

（七）相关部门职责

1. 内控点：收支管理、预算管理等。

2. 所涉及的科室部门及职责。

（1）申请部门：

①根据公务接待管理办法，严格执行有关规定和开支标准。

②按要求提供真实有效的票据。

（2）归口部门：

①对公务接待事项的合规性进行审核。

②确保支出不超出预算额度。

（3）财务部门：

①负责对公务接待费报销审批程序的完整性进行审核。

②负责对公务接待费报销单据的合规性进行审核。

③按照审批结果办理公务接待费报销等手续。

二、因公出国费用核算指南

（一）事项解释

因公临时出国经费是指因公组派临时代表团组的出国人员所发生的出国经费。包括国际旅费、国外城市间交通费、住宿费、伙食费、公杂费和其他费用。

因公短期出国培训指各单位选派各类专业技术人员和管理人员到国外进行 90 天以内（不含 90 天）的业务培训。包括：培训费、国际旅费、国外城市间交通费、住宿费、伙食费、公杂费和其他费用。其中：

国际旅费：是指出境口岸至入境口岸旅费。

国外城市间交通费：是指为完成工作任务所必须发生的，在出访国家的城市与城市之间的交通费用。

住宿费：是指出国人员在国外期间发生的住宿费用。

伙食费：是指出国人员在国外期间的日常伙食费用。

公杂费：是指出国人员在国外期间的市内交通、邮电、办公用品、必要的小费等费用。

其他费用：主要是指出国签证费用、必需的保险费用、防疫费用、国际会议注册费用等。

（二）报销标准及制度依据

1. 报销标准

（1）国际旅费

①选择经济合理的路线。出国人员应当优先选择由我国航空公司运营的国际航

线，由于航班衔接等原因确需选择外国航空公司航线的，应当事先报经单位外事和财务部门审批同意。不得以任何理由绕道旅行，或以过境名义变相增加出访国家和时间。

②按照经济适用的原则，通过政府采购等方式，选择优惠票价，并尽可能购买往返机票。

③购买机票时，经本单位外事和财务部门审批同意。机票款通过公务卡、银行转账方式支付，不得以现金支付。根据航空运输电子客票行程单等有效票据注明的金额予以报销。

④出国人员应当严格按照规定安排交通工具，不得乘坐民航包机或私人、企业和外国航空公司包机。

⑤省部级人员可以乘坐飞机头等舱、轮船一等舱、火车高级软卧或全列软席列车的商务座；司局级人员可以乘坐飞机公务舱、轮船二等舱、火车软卧或全列软席列车的一等座；其他人员均乘坐飞机经济舱、轮船三等舱、火车硬卧或全列软席列车的二等座。所乘交通工具舱位等级划分与以上不一致的，可乘坐同等水平的舱位。所乘交通工具未设置上述规定中本级别人员可乘坐舱位等级的，应乘坐低一等级舱位。上述人员发生的国际旅费据实报销。

出国人员乘坐国际列车，国内段按国内差旅费的有关规定执行；国外段超过6小时以上的按自然（日历）天数计算，每人每天补助12美元。出国人员的旅程必须按照批准的计划执行，其城市间交通费凭有效原始票据据实报销。

（2）住宿费

出国人员应当严格按照规定安排住宿，参加国际会议等的出国人员原则上应当按照住宿费标准执行。如对方组织单位指定或推荐酒店，应当严格把关，通过询价方式从紧安排，超出费用标准的，须事先报经本单位外事和财务部门批准。经批准，住宿费可据实报销。

（3）伙食费和公杂费

①出国人员伙食费、公杂费可以按规定的标准发给个人包干使用。包干天数按离、抵我国国境之日计算。

②根据工作需要和特点，不宜个人包干的出访团组，其伙食费和公杂费由出访团组统一掌握，包干使用。

③外方以现金或实物形式提供伙食费和公杂费接待我代表团组的，出国人员不再领取伙食费和公杂费。

④出访团组对外原则上不搞宴请，确需宴请的，应当连同出国计划一并报批，

宴请标准按照所在国家一人一天的伙食费标准掌握。

⑤出国签证费用、防疫费用、国际会议注册费用等凭有效原始票据据实报销。根据到访国要求，出国人员必须购买保险的，应当事先报经本单位外事和财务部门批准后，按照到访国驻华使领馆要求购买，凭有效原始票据据实报销。

2. 制度依据

（1）财政部、外交部关于印发《因公临时出国经费管理办法》的通知（财行〔2013〕516号）。

（2）财政部、国家外国专家局关于印发《因公短期出国培训费用管理办法》的通知（财行〔2014〕4号）。

（3）国家外国专家局、财政部关于调整中长期出国（境）培训人员费用开支标准的通知（外专发〔2012〕126号）。

（4）《单位全面预算管理制度》。

（5）《单位经费支出审批制度》等。

（三）会计科目设置

1. 科目核算内容

（1）业务活动费用。本科目核算医院为实现其职能目标，依法履职或开展医疗、科研、教学及其辅助活动所发生的各项费用。

本科目下设置"商品和服务费用"等明细科目，核算医疗、医技、医辅部门发生的因公出国费用等支出。

本科目下按照经费性质、支出经济分类、支付对象等进行辅助核算。

本科目属于费用类科目，借方登记业务活动费用的增加数，贷方登记业务活动费用的冲销及转出数；期末结转后，本科目应无余额。

（2）单位管理费用。本科目核算医院行政及后勤管理部门开展管理活动发生的各项费用。

本科目下设置"商品和服务费用"等明细科目，核算管理部门发生的因公出国费用等支出。

本科目下按照经费性质、支出经济分类、支付对象等进行辅助核算。

本科目属于费用类科目，借方登记单位管理费用的增加数，贷方登记单位管理费用的冲销及转出数；期末结转后，本科目应无余额。

2. 科目构成（含支出经济分类）

因公出国费用核算科目构成如表2-8所示。

表 2 - 8　　　　　　　　　　　因公出国费用核算科目构成表

科目		
一级	二级	三级
业务活动费用	医疗费用	商品和服务费用
	科研费用	
	教学费用	
单位管理费用	商品和服务费用	—

支出经济分类		
一级	二级	三级
商品和服务支出	因公出国（境）费用	用于培训的因公出国（境）费用
		其他因公出国（境）费用
		科研类出国（境）费用
		赴港澳台教育交流费用等

（四）账务处理

示例1：出国前，A办理换汇及出国机票预支业务。

财务部门根据有关凭证，作会计分录如下：

财务会计	预算会计
借：其他应收款 　贷：银行存款	—

示例2：回国后，A办理出国期间费用结算业务。

财务部门根据有关凭证，作会计分录如下：

财务会计	预算会计
借：业务活动费用——医疗费用——商品和服务费用 　　业务活动费用——科研费用——商品和服务费用 　　业务活动费用——教学费用——商品和服务费用 　　单位管理费用——商品和服务费用 　　支出经济分类（因公出国（境）费用/科研类出国（境）费用/赴港澳台教育交流费用/其他因公出国（境）费用）） 　贷：其他应收款 　　　银行存款	借：事业支出 　　支出经济分类（因公出国（境）费用/科研类出国（境）费用/赴港澳台教育交流费用/其他因公出国（境）费用） 　贷：资金结存——货币资金

注：费用中如涉及包干外用汇结算，以报销当日汇率为准。

（五）凭证附件及审核要点

凭证附件及审核要点如表 2-9 和表 2-10 所示。

表 2-9 因公出国费用凭证附件表

序号	附件内容	审核部门	审核要点
1	因公临时出国任务和预算审批意见表原件	归口部门、财务部门	院内预算、根据《因公临时出国经费管理办法》审核预算经费
2	出国任务批件	归口部门	相关政府职能部门盖章批准
3	因公临时出国（境）审批表	归口部门	医院审批意见完整、出国天数及经费来源，预算额度充足
4	护照首页及签证页	财务部门	出入境日期、护照类别
5	临时出国组团外汇开支预算、用汇核销表	财务部门、上级单位等	用汇标准及审批意见完整
6	出国机票、登机牌	财务部门	政府采购机票、对应等级舱位
7	邀请函、日程（翻译件）	财务部门、上级单位等	出国天数
8	住宿发票或合同（翻译件）	财务部门、上级单位等	住宿日期、发票金额正确
9	其他相关发票（如签证费等）	财务部门	发票抬头、税号、金额正确

表 2-10 因公临时出国任务和预算审批意见表

团组名称					
组团单位		团长（级别）		团组人数	
出访国别（经停）				出访天数	
出国任务审核意见					
审核单位			审核日期		
审核依据					
审核内容	是否列入出国计划：				
	出访目标和必要性：				
	时间和国别是否符合规定：				
	路线是否符合规定：				
	团组人数是否符合规定：				
	其他事项：				
审核意见	（填写审核意见并加盖审核处室印章）				
预算财务审核意见					
审核单位			审核日期		
审核依据					

续表

审核内容	是否列入年度预算					
	合计	国际旅费	住宿费	伙食费	公杂费	其他费用

	须事先报批的支出事项：
审核意见	其他事项： （填写审核意见并加盖审核处室印章）

（六）审核要求

因公出国费用核算应按照如下要求进行审核，如表2-11所示。

表2-11 因公出国费用审核要求

序号	审核要求
1	审批流程完整
2	上级单位任务批件
3	在年度预算额度内
4	相关附件齐全，发票内容显示无误，如发票抬头、税号、金额正确；审核经费来源，审核出入日期及护照类别、政府采购机票、对应等级舱位、出国天数等
5	审核会计科目、项目及支出经济分类使用正确
6	报销金额符合因公出国（境）费用报销标准

（七）相关部门职责

1. 内控点：收支管理、预算管理等。

2. 所涉及的科室部门及职责。

（1）申请部门：

①根据工作计划办理出国事项的执行，对出国事项的真实性和执行结果负责。

②据实提出出国相关费用支出事项申请，按规定履行出国相应的审批程序。

③按照出国相关规定办理费用报销程序，按要求提供真实有效的票据。

（2）归口部门：

①对出国事项的合规性进行审核。

②确保出国经费支出不超出预算额度。

③负责进行各项出国任务批件的办理和审批。

（3）财务部门：

①负责对因公出国预算进行复核。

②负责对因公出国换汇业务进行核算。

③负责对因公出国费用报销审批程序的完整性进行审核。

④负责对因公出国费用报销单据的合规性进行审核。

⑤按照审批结果办理因公出国费用报销等手续。

三、公务用车费用核算指南

（一）事项解释

公务用车是指由政府财政为各级党政机关及事业单位工作人员执行公务需要所配备的车辆，公务用车经费包括车辆燃料、维修、保险、杂项费和车船税等。

燃料费支出范围：公务用车燃料购置费用。

维修费支出范围：除新购车辆保修期内的正常保养、维护和纳入车辆统一保险的故障维修范围以外的车辆保养、维修费用。

统一保险险种：交强险、车辆损失险、商业第三者责任险、全车盗抢险、车上人员责任险、车身划痕损失险、自燃损失险、玻璃单独破碎险等。

杂项费支出范围：主要包括公务用车过桥过路费、行车安全奖励、行车公里补贴、年度检测费等。其中：

车辆加油：车辆定点加油采用加油主卡和副卡的管理方式，主卡由使用单位车辆管理人员或财务人员管理，只用于使用单位存入资金和内部燃料费的分配，不能直接用于车辆加油；副卡用于车辆加油，实行"一车一卡"，按照车辆牌照号码对号加油。

车辆维修：车辆定点维修须通过车辆维修系统进行管理，定点维修单位的服务承诺以及各种车辆的维修项目、价格在车辆维修系统中予以公布。使用单位可根据维修单位的车辆维修价格、服务承诺、地理位置等情况，从中标的维修单位中选择一家或多家作为本单位的定点维修单位。

车辆保险：保险公司由各单位根据实际情况代表所属单位在中标的定点保险公司中自行选择，但每个单位只能选择其中一家保险公司作为本系统（单位）的定点保险公司。保险公司一经选定，合同有效期内不得进行更换。

（二）报销标准及制度依据

1. 报销标准

公务用车经费实行定额管理，在预算范围内，实报实销。

2. 制度依据

（1）《党政机关厉行节约反对浪费条例》（中发〔2013〕13 号）。

（2）北京市财政局关于印发《北京市市级行政事业单位公务用车经费管理办法》的通知（京财预〔2009〕3007 号）。

（3）《单位全面预算管理制度》。

（4）《单位经费支出审批制度》等。

（三）会计科目设置

1. 科目核算内容

单位管理费用：本科目核算医院行政及后勤管理部门开展管理活动发生的各项费用。

本科目下设置"商品和服务费用"等明细科目，核算管理部门发生的车辆燃料、维修、保险、杂项费和车船税费等的支出。

本科目下按照经费性质、支出经济分类、支付对象等进行辅助核算。

本科目属于费用类科目，借方登记单位管理费用的增加数，贷方登记单位管理费用的冲销及转出数；期末结转后，本科目应无余额。

2. 科目构成（含支出经济分类）

公务用车费用核算科目构成如表 2 – 12 所示。

表 2 – 12　　　　　　　　　　　公务用车费用核算科目构成表

科目		
一级	二级	三级
单位管理费用	商品和服务费用	—
支出经济分类		
一级	二级	三级
商品和服务支出	公务用车运行维护费	燃料费、维修费、保险费、其他

（四）账务处理

示例：付公务用车车辆燃油费、保险费、维修费、停车过桥费等。

财务部门根据有关凭证，作会计分录如下：

财务会计	预算会计
借：单位管理费用——商品和服务费用 　　支出经济分类（燃料费、维修费、保险费、其他） 　贷：银行存款	借：事业支出 　　支出经济分类（燃料费、维修费、保险费、其他） 　贷：资金结存——货币资金

（五）凭证附件及审核要点

凭证附件及审核要点如表 2 - 13 所示。

表 2 - 13　　　　　　　　　公务用车费用凭证附件表

序号	附件内容	审核部门	审核要点
1	报销审批单	后勤管理部门、财务部门	医院审批意见完整，预算额度充足
2	经查验真伪后的发票	财务部门	发票抬头、税号、金额正确
3	燃料费、维修结算单、保险单、政采结算单	财务部门	公务用车保险、维修、加油政采结算

（六）审核要求

公务用车费用核算应按照如下要求进行审核，如表 2 - 14 所示。

表 2 - 14　　　　　　　　　公务用车费用核算审核要求

序号	审核要求
1	审批流程完整
2	在年度预算额度内
3	相关附件齐全，发票内容显示无误，如发票内容、抬头、税号、金额正确；公务用车保险、维修、加油政采结算
4	审核会计科目、项目及支出经济分类使用正确

（七）相关部门职责

1. 内控点：收支管理、预算管理等。

2. 所涉及的科室部门及职责。

（1）申请部门：

①根据预算申请车辆运维的相关资金支付。

②按照车辆运维相关规定办理费用报销程序，按要求提供真实有效的票据。

（2）归口部门：

①对车辆运维费用的合规性进行审核。

②确保车辆运维费用支出不超出预算额度。

③强化公务用车经费管理。车辆加油实行"一车一卡"，按照车辆号牌对号加油；车辆维修和保险对照车辆号牌进行"对号"服务。公务用车使用中产生的过路过桥费、停车费等杂项费按照车辆号牌据实报销。

（3）财务部门：

①负责对公务用车费用报销审批程序的完整性进行审核。

②负责对公务用车费用报销单据的合规性进行审核。

③审核公务用车保险、维修、加油履行政府采购结算手续。

④按照审批结果办理公务用车费用报销等手续。

第四节　其他费用类核算指南

在本节中，重点对会议费、培训费、差旅费、医疗赔偿、能源类费用、维修维护类费用、基础运行类费用及日常报销的核算进行阐述。

一、会议费核算指南

（一）事项解释

会议费：会议活动开支范围包括与会议相关的住宿费、伙食费、文件资料印刷费、会议场地租用费、专用设备租赁费、劳务费、交通费等。其中，交通费是指用于会议代表接送站，以及会议统一组织的代表考察、调研等发生的交通支出。

会议代表参加会议发生的城市间交通费，按照差旅费管理办法相关规定回单位报销。

线上会议及费用：线上会议是指采取电视电话、网络视频等方式召开的会议，含线上与线下相结合的会议。线上费用包括能够明确对应具体会议的设备租赁费、线路费、电视电话会议通话费、技术服务费、软件应用费、音视频制作费等。

各单位召开的会议实行分类管理、分级审批。会议费纳入部门预算并单独列示，执行中不得突破。

（二）报销标准及制度依据

1. 报销标准

会议费实行总额控制，医院应在支出标准总额内据实报销。以《北京市市级党政机关事业单位会议费管理办法》为例，会议费支出标准如表 2 – 15 所示。

表 2 – 15 会议费报销标准表（元/人天）

会议类别	住宿费	伙食费	其他费用	合计
一类、二类会议	400	150	100	650
三类会议	340	130	80	550

各项明细费用之间可调剂使用。对于不发生的事项，报销额度上限应按明细标准进行相应扣减。特别是不安排住宿的会议不能列支住宿费，额度上也不能超过无住宿费的支出标准。其中：

一类会议：市党代会，市委全会，市纪委全会，以市委、市政府名义召开的全市性会议。

二类会议：市委、市政府各部、委、办、局召开的全市性会议，按照有关要求承办的全国性工作会议，以及面向全市公众或提供公共服务的其他专业性会议。各主管部门召开的系统工作会议也可按此类会议申报，但原则上每年不超过一次。

三类会议：单位内部会议以及为完成本单位工作任务召开的除上述一、二类会议外的各类小规模会议，包括小型研讨会、座谈会、评审会等。

一类、二类会议由单位按照《北京市市级项目支出预算管理办法》的有关规定和上述规定的会议费开支标准编报项目预算。项目预算中可以包括与会议相关的其他经费，但要在申报理由中分别列明，作为审核依据。市财政局依据项目支出预算管理相关规定审核后，列入相关单位年度项目预算。

三类会议的会议费纳入公用经费实行定额管理，由各单位在公用经费内调剂使用，超支不补。

会议费由会议召开单位承担，不得向参会人员收取，不得以任何方式向下属机构、企事业单位、各区转嫁或者摊派。

线上费用不纳入规定的综合定额标准内核算，凭合法票据原则上在单位年度会议费预算内据实列支。

2. 制度依据

（1）《北京市市级党政机关事业单位会议费管理办法》（京财预〔2017〕1号）。

（2）《中央和国家机关会议费管理办法》（财行〔2016〕214号）。

（3）《财政部 国管局 中直管理局关于〈中央和国家机关会议费管理办法〉的补充通知》（财行〔2023〕86号）。

（4）《单位全面预算管理制度》。

（5）《单位经费支出审批制度》等。

（三）会计科目设置

1. 科目核算内容

（1）业务活动费用。本科目核算医院为实现其职能目标，依法履职或开展医疗、科研、教学及其辅助活动所发生的各项费用。

本科目下设置"商品和服务费用"等明细科目，核算医疗、医技、医辅部门发生的会议费支出。

本科目下按照经费性质、支出经济分类、支付对象等进行辅助核算。

本科目属于费用类科目，借方登记业务活动费用的增加数，贷方登记业务活动费用的冲销及转出数；期末结转后，本科目应无余额。

（2）单位管理费用。本科目核算医院行政及后勤管理部门开展管理活动发生的各项费用。

本科目下设置"商品和服务费用"等明细科目，核算管理部门发生的会议费支出。

本科目下按照经费性质、支出经济分类、支付对象等进行辅助核算。

本科目属于费用类科目，借方登记单位管理费用的增加数，贷方登记单位管理费用的冲销及转出数；期末结转后，本科目应无余额。

2. 科目构成（支出含经济分类）

会议费核算科目构成如表2-16所示。

表2-16　　　　　　　　　　会议费核算科目构成表

科目		
一级	二级	三级
业务活动费用	医疗费用 科研费用 教学费用	商品和服务费用
单位管理费用	商品和服务费用	—
支出经济分类		
一级	二级	三级
商品和服务支出	会议费	—

（四）账务处理

示例：付××科室××（会议名称）会议费。

财务部门根据有关凭证，作会计分录如下：

财务会计	预算会计
借：业务活动费用——医疗费用——商品和服务费用 业务活动费用——科研费用——商品和服务费用 业务活动费用——教学费用——商品和服务费用 单位管理费用——商品和服务费用 支出经济分类（会议费） 贷：银行存款	借：事业支出 支出经济分类（会议费） 贷：资金结存——货币资金

（五）凭证附件及审核要点

凭证附件及审核要点如表2-17所示。

表2-17　　　　　　　　　　　会议费凭证附件表

序号	附件内容	审核部门	审核要点
1	报销审批单	归口部门、财务部门	医院审批意见完整，预算额度充足
2	经查验真伪后的发票	财务部门	发票抬头、税号、金额正确
3	政府采购会议费结算明细单	归口部门、财务部门	支出标准合规
4	会议日程	归口部门、财务部门	会议日程安排与结算明细相符
5	参会人员（包括工作人员）名单或签到表	归口部门、财务部门	签到表人数不得少于会议政府采购结算单人数

（六）审核要求

会议费核算应按照如下要求进行审核，如表2-18所示。

表2-18　　　　　　　　　　　会议费核算审核要求

序号	审核要求
1	审批流程完整
2	在年度预算额度内
3	相关附件齐全，发票内容显示无误，如发票抬头、税号、金额正确；政府采购协议、政采结算单等
4	审核会计科目、项目及支出经济分类使用正确
5	报销金额符合会议支出标准

（七）相关部门职责

1. 内控点：收支管理、预算管理、合同管理等。

2. 所涉及的科室部门及职责。

（1）申请部门：

①根据工作计划办理会议事项，对会议的真实性和执行结果负责。

②应优先在本单位的会议室、礼堂等具备会议条件的单位内部场所组织会议；需到政府采购会议定点场所举办的会议，应执行政府采购会议定点的采购程序。

③严禁借会议名义安排公款旅游；严禁借会议名义组织会餐或安排宴请；严禁组织高消费娱乐、健身活动；严禁使用会议费购置电脑、复印机、打印机、传真机等固定资产以及开支与会议无关的其他费用；严禁在会议费中列支公务接待费等；严禁套取会议费设立"小金库"。

④据实提出会议费相关费用支出事项申请，按规定履行会议费相应的审批程序。

⑤按照会议费相关规定办理费用报销程序，按要求提供真实有效的票据。

（2）归口部门：

①制定医院年度会议计划。

②对外出会议的合规性进行审核。

③确保会议支出不超出预算额度。

（3）财务部门：

①负责对会议费报销审批程序的完整性进行审核。

②负责对会议费报销单据的合规性进行审核。

③按照审批结果办理会议费报销等手续。

④严格按规定审核报销会议费的开支，对未列入年度会议计划，以及超范围、超标准开支的经费不予报销，切实控制和降低会议费开支。

二、培训费核算指南

（一）事项解释

培训费是指各单位开展培训直接发生的各项费用支出，包括师资费、住宿费、伙食费、培训场地费、培训资料费、交通费、其他费用。其中：

师资费是指聘请师资授课发生的费用，包括授课老师讲课费、住宿费、伙食费、城市间交通费等。

住宿费是指参训人员及工作人员培训期间发生的租住房间的费用。

伙食费是指参训人员及工作人员培训期间发生的用餐费用。

培训场地费是指用于培训的会议室或教室租金。

培训资料费是指培训期间必要的资料及办公用品费。

交通费是指用于培训所需的人员接送以及统一组织的与培训有关的考察、调研等发生的交通支出。

其他费用是指现场教学费、设备租赁费、文体活动费、医药费等与培训有关的其他支出。

（二）报销标准及制度依据

1. 报销标准

（1）培训费报销标准。除师资费外，培训费实行分类综合定额标准，分项核定、总额控制，各项费用之间可以调剂使用。以《北京市市级党政机关事业单位培训费管理办法》为例，综合定额标准如表 2-19 所示。

表 2-19　　　　　　　　　培训费报销标准表（元/人天）

培训类别	住宿费	伙食费	场地、资料、交通费	其他费用	合计
一类培训	400	150	70	30	650
二类培训	340	130	50	30	550

一类培训是指参训人员主要为厅局级人员的培训项目。

二类培训是指参训人员主要为处级及以下人员的培训项目。以其他人员为主的培训项目参照上述标准分类执行。

综合定额标准是相关费用开支的上限。各医院应在综合定额标准以内结算报销。对于未发生的事项，报销额度上限应按明细标准进行相应扣减。特别是，不安排住宿的培训不能列支住宿费，额度上也不能超过无住宿费的支出标准。

30 天以内的培训按照综合定额标准控制；超过 30 天的培训，超过天数按照综合定额标准的 70% 控制。上述天数含报到和撤离时间，报到和撤离时间分别不得超过一天。

（2）师资费报销标准。师资费在综合定额标准外单独核算。

①讲课费（税后）执行以下标准：副高级技术职称专业人员每学时最高不超过 500 元；正高级技术职称专业人员每学时最高不超过 1000 元；院士、全国知名专家每学时一般不超过 1500 元。

讲课费按实际发生的学时计算，每半天最多按4学时计算。

其他人员讲课，经单位主要负责同志书面批准后，参照上述标准执行。会议等其他活动中聘请专业人员或专家学者讲课可参照该标准。

同时为多班次一并授课的，不重复计算讲课费。

②授课老师的城市间交通费按照北京市党政机关差旅费有关规定和标准执行，住宿费、伙食费按照上述标准执行，原则上由培训举办单位承担。

③培训工作确有需要从异地（含境外）邀请授课老师，路途时间较长的，经单位主要负责同志书面批准，讲课费可以适当增加。

2. 制度依据

（1）《北京市市级党政机关事业单位培训费管理办法》（京财预〔2017〕1389号）。

（2）《单位全面预算管理制度》。

（3）《单位经费支出审批制度》等。

（三）会计科目设置

1. 科目核算内容

（1）业务活动费用。本科目核算医院为实现其职能目标，依法履职或开展医疗、科研、教学及其辅助活动所发生的各项费用。

本科目下设置"商品和服务费用"等明细科目，核算医疗、医技、医辅部门发生的培训费支出。

本科目下按照经费性质、支出经济分类、支付对象等进行辅助核算。

本科目属于费用类科目，借方登记业务活动费用的增加数，贷方登记业务活动费用的冲销及转出数；期末结转后，本科目应无余额。

（2）单位管理费用。本科目核算医院行政及后勤管理部门开展管理活动发生的各项费用。

本科目下设置"商品和服务费用"等明细科目，核算管理部门发生的培训费支出。

本科目下按照经费性质、支出经济分类、支付对象等进行辅助核算。

本科目属于费用类科目，借方登记单位管理费用的增加数，贷方登记单位管理费用的冲销及转出数；期末结转后，本科目应无余额。

2. 科目构成（含支出经济分类）

培训费核算科目构成如表2-20所示。

表 2 – 20　　　　　　　　　　培训费核算科目构成表

科目		
一级	二级	三级
业务活动费用	医疗费用	商品和服务费用
	科研费用	
	教学费用	
单位管理费用	商品和服务费用	—
支出经济分类		
一级	二级	三级
商品和服务支出	培训费	—

（四）账务处理

示例：付××科室××（培训名称）培训费。

财务部门根据有关凭证，作会计分录如下：

财务会计	预算会计
借：业务活动费用——医疗费用——商品和服务费用 　　业务活动费用——科研费用——商品和服务费用 　　业务活动费用——教学费用——商品和服务费用 　　单位管理费用——商品和服务费用 　　支出经济分类（培训费） 　贷：银行存款	借：事业支出 　　支出经济分类（培训费） 　贷：资金结存——货币资金

（五）凭证附件及审核要点

凭证附件及审核要点如表 2 – 21 所示。

表 2 – 21　　　　　　　　　　培训费凭证附件表

序号	附件内容	审核部门	审核要点
1	报销审批单	归口部门、财务部门	医院审批意见完整，预算额度充足
2	政府采购结算明细单	归口部门、财务部门	支出标准合规
3	经查验真伪后的发票	财务部门	发票抬头、税号、金额正确
4	培训日程	归口部门、财务部门	培训日程安排与结算明细相符
5	实际参训人员签到表	归口部门、财务部门	培训签到表人数与政采结算单 人数相符
6	讲课费签收单	归口部门、财务部门	个人劳务信息填写完整、内容涵盖 姓名、身份证号、职称、银行账号、 开户行名称、手机号、金额等

（六）审核要求

培训费核算应按照如下要求进行审核，如表2-22所示。

表2-22　培训费核算审核要求

序号	审核要求
1	审批流程完整
2	在年度预算额度内
3	相关附件齐全，发票内容显示无误，如发票抬头、税号、金额正确；政府采购协议、政采结算单等
4	审核会计科目、项目及支出经济分类使用正确
5	报销金额符合培训支出标准

（七）相关部门职责

1. 内控点：收支管理、预算管理、合同管理等。

2. 所涉及的科室部门及职责。

（1）申请部门：

①根据工作计划办理培训事项，对培训的真实性和执行结果负责。

②应优先在本单位的会议室、礼堂等具备培训条件的单位内部场所组织培训；需到政府采购会议定点场所举办的培训，应执行政府采购会议定点的采购程序。

③组织培训的工作人员控制在参训人员数量的10%以内，最多不超过10人。

④严禁借培训名义安排公款旅游；严禁借培训名义组织会餐或安排宴请；严禁组织高消费娱乐、健身活动；严禁使用培训费购置电脑、复印机、打印机、传真机等固定资产以及开支与培训无关的其他费用；严禁在培训费中列支公务接待费、会议费；严禁套取培训费设立"小金库"。

⑤据实提出培训费支出事项申请，按规定履行相应的审批程序。

⑥按照培训费相关规定办理报销程序，按要求提供真实有效的票据。

（2）归口部门：

①制定医院年度培训计划。

②对外出培训的合规性进行审核。

③确保培训支出不超出预算额度。

④年度培训计划一经批准，原则上不得调整。因工作需要确需临时增加培训及调整预算的，履行相关审批手续。

（3）财务部门：

①负责对培训费报销审批程序的完整性进行审核。

②负责对培训费报销单据的合规性进行审核。

③按照审批结果办理培训费报销等手续。

④严格按规定审核报销培训费的开支，对未列入年度培训计划，以及超范围、超标准开支的经费不予报销，切实控制和降低培训费开支。

三、差旅费核算指南

（一）事项解释

差旅费是指工作人员临时到常驻地以外地区公务出差所发生的城市间交通费、住宿费、伙食补助费和市内交通费。其中：

城市间交通费是指工作人员因公到常驻地以外的地区出差乘坐火车、轮船、飞机等交通工具所发生的费用。

住宿费是指工作人员因公出差期间入住宾馆（包括饭店、招待所等）发生的房租费用。

伙食补助费是指对工作人员在因公出差期间给予的伙食补助费用。

（二）报销标准及制度依据

1. 报销标准

（1）城市间交通费。出差人员应当按规定等级乘坐交通工具。以《北京市党政机关差旅费管理办法》为例，乘坐交通工具的等级如表 2－23 所示。

表 2－23　　　　　　　　差旅费报销标准表（元/人天）

级别＼交通工具	火车（含高铁、动车、全列软席列车）	轮船（不包括旅游船）	飞机	其他交通工具（不包括出租小汽车）
部级及相当职务人员	软席（软座、软卧），高铁/动车商务座、全列软席列车一等软座	一等舱	头等舱	凭据报销
司局级及相当职务人员	软席（软座、软卧），高铁/动车一等座、全列软席列车一等软座	二等舱	经济舱	凭据报销
其余人员	硬席（硬座、硬卧），高铁/动车二等座、全列软席列车二等软座	三等舱	经济舱	凭据报销

部级及相当职务的人员出差，因工作需要，随行一人可乘坐同等级交通工具。

未按规定等级乘坐交通工具的，超支部分由个人自理。

到出差目的地有多种交通工具可选择时，出差人员在不影响公务、确保安全的前提下，应当选乘经济便捷的交通工具。

乘坐飞机的，民航发展基金、燃油附加费可以凭据报销。

乘坐飞机、火车、轮船等交通工具的，每人次可以购买交通意外保险一份。所在单位统一购买交通意外保险的，不再重复购买。

（2）住宿费。出差住宿费限额标准依照《中央和国家机关差旅费管理办法》（财行〔2013〕531号）规定的标准执行。

（3）伙食补助费。出差伙食补助费限额标准依照《中央和国家机关差旅费管理办法》（财行〔2013〕531号）规定的标准执行。

伙食补助费按出差自然（日历）天数计算，按规定标准包干使用。

出差人员应当自行用餐，凡由接待单位统一安排用餐的，原则上应当向接待单位交纳伙食费。

（4）市内交通费。按出差自然（日历）天数计算，每人每天80元包干使用。

出差人员由接待单位或其他单位提供交通工具的，应当向接待单位或其他单位交纳相关费用。

2. 制度依据

（1）《北京市党政机关差旅费管理办法》（京财党政群〔2014〕176号）。

（2）《北京市党政机关差旅费管理办法有关问题的解答》（京财党政群〔2014〕2630号）。

（3）《关于调整北京市党政机关差旅住宿标准等有关问题的通知》（京财党政群〔2015〕2317号）。

（4）《单位全面预算管理制度》。

（5）《单位经费支出审批制度》等。

（三）会计科目设置

1. 科目核算内容

（1）业务活动费用。本科目核算医院为实现其职能目标，依法履职或开展医疗、科研、教学及其辅助活动所发生的各项费用。

本科目下设置"商品和服务费用"等明细科目，核算医疗、医技、医辅部门发生的差旅费支出。

本科目下按照经费性质、支出经济分类、支付对象等进行辅助核算。

本科目属于费用类科目，借方登记业务活动费用的增加数，贷方登记业务活动费用的冲销及转出数；期末结转后，本科目应无余额。

（2）单位管理费用。本科目核算医院行政及后勤管理部门开展管理活动发生的各项费用。

本科目下设置"商品和服务费用"等明细科目，核算管理部门发生的差旅费支出。

本科目下按照经费性质、支出经济分类、支付对象等进行辅助核算。

本科目属于费用类科目，借方登记单位管理费用的增加数，贷方登记单位管理费用的冲销及转出数；期末结转后，本科目应无余额。

2. 科目构成（含支出经济分类）

差旅费核算科目构成如表 2-24 所示。

表 2-24　　　　　　　　　　　差旅费核算科目构成表

科目		
一级	二级	三级
业务活动费用	医疗费用	商品和服务费用
	科研费用	
	教学费用	
单位管理费用	商品和服务费用	—
支出经济分类		
一级	二级	三级
商品和服务支出	差旅费	—

（四）账务处理

示例：付××科室差旅费。

财务部门根据有关凭证，作会计分录如下：

财务会计	预算会计
借：业务活动费用——医疗费用——商品和服务费用 　　业务活动费用——科研费用——商品和服务费用 　　业务活动费用——教学费用——商品和服务费用 　　单位管理费用——商品和服务费用 　　支出经济分类（差旅费） 　贷：银行存款	借：事业支出 　　支出经济分类（差旅费） 　贷：资金结存——货币资金

（五）凭证附件及审核要点

凭证附件及审核要点如表2-25所示。

表2-25　　　　　　　　　　差旅费凭证附件表

序号	附件内容	审核部门	审核要点
1	报销审批单	归口部门、财务部门	医院审批意见完整，预算额度充足
2	机票或火车票	财务部门	政府采购机票、对应等级舱位，火车票；往返车票日期与出差活动
3	住宿、伙食发票等	财务部门	发票抬头、税目、金额正确；报销标准合规

（六）审核要求

差旅费核算应按照如下要求进行审核，如表2-26所示。

表2-26　　　　　　　　　　差旅费核算审核要求

序号	审核要求
1	审批流程完整
2	在年度预算额度内
3	相关附件齐全，发票内容显示无误，如发票抬头、税号、金额正确
4	出差活动与住宿天数、往返交通日期相符
5	审核会计科目、项目及支出经济分类使用正确
6	报销金额符合差旅费报销标准

（七）相关部门职责

1. 内控点：收支管理、预算管理等。

2. 所涉及的科室部门及职责。

（1）申请部门：

①根据工作计划办理出差事项，对出差事项的真实性和执行结果负责。

②据实提出出差事项申请，按规定履行差旅费相应的审批程序（不得虚报冒领）。

③按照差旅费相关规定办理费用报销程序，按要求提供真实有效的票据。

④严禁未经批准出差、超范围超标准报销。

（2）归口部门：

①对差旅活动的合规性进行审核。

②确保差旅费不超出预算额度。

（3）财务部门：

①负责对差旅费报销审批程序的完整性进行审核。

②负责对差旅费报销单据的合规性进行审核。

③按照审批结果办理差旅费报销等手续。

④不得擅自扩大差旅费开支范围提高开支标准。

四、医疗赔偿核算指南

（一）事项解释

医疗纠纷是指医患双方当事人之间因医疗机构及其医务人员在医疗过程中实施的医疗、预防、保健等执业行为而引发的争议。

医疗赔偿是指因医疗纠纷等产生的相关费用。

（二）报销标准及制度依据

1. 报销标准

（1）计提医疗风险基金标准：按照医院财务制度，医院累计提取的医疗风险基金比例不应超过当年医疗收入的1‰~3‰。具体比例可由各省（自治区、直辖市）财政部门会同主管部门（或举办单位）根据当地实际情况制定。

（2）医疗赔偿支出：按照法院判决书或医疗纠纷调解协议金额，实报实销。

2. 制度依据

（1）《单位全面预算管理制度》。

（2）《单位经费支出审批制度》。

（3）《单位医疗纠纷管理办法》等。

（三）会计科目设置

1. 科目核算内容

（1）专用基金。本科目核算医院按照规定提取或设置的具有专门用途的净资产，主要包括职工福利基金、医疗风险基金和国家规定的其他专用基金。

专用基金要专款专用，不得擅自改变用途。

"医疗风险基金"科目核算医院根据有关规定按照财务会计下相关数据计算提取并列入费用的医疗风险基金。

本科目属于净资产类科目，借方登记专用基金的使用、减少数，贷方登记专用基金的提取、增加数；期末余额，反映医院累计提取或设置的尚未使用的专用基金金额。

（2）业务活动费用。本科目核算医院为实现其职能目标，依法履职或开展医疗、科研、教学及其辅助活动所发生的各项费用。

本科目下设置"商品和服务费用"等明细科目，核算医疗、医技、医辅部门发生的医疗赔偿支出。

本科目下按照支出经济分类、支付对象等进行辅助核算。

本科目属于费用类科目，借方登记业务活动费用的增加数，贷方登记业务活动费用的冲销及转出数；期末结转后，本科目应无余额。

2. 科目构成（含支出经济分类）

医疗赔偿核算科目构成如表 2 - 27 所示。

表 2 - 27　　　　　　　　　医疗赔偿核算科目构成表

科目		
一级	二级	三级
专用基金	医疗风险基金	—
业务活动费用	医疗费用	商品和服务费用
支出经济分类		
一级	二级	三级
商品和服务支出	其他商品和服务支出	其他费用

（四）账务处理

示例1：医院按照制度要求，提取医疗风险基金。

财务部门根据有关凭证，作会计分录如下：

财务会计	预算会计
借：业务活动费用——医疗费用 支出经济分类（其他费用） 　贷：专用基金——医疗风险基金	—

示例2：付××科××患者医疗纠纷赔偿款。

财务部门根据有关凭证，作会计分录如下：

财务会计	预算会计
借：专用基金——医疗风险基金 　贷：银行存款	借：事业支出 支出经济分类（其他费用） 　贷：资金结存——货币资金

（五）凭证附件及审核要点

1. 计提医疗风险基金

凭证附件及审核要点如表 2 - 28 所示。

表 2 - 28　　　　　　　　　　计提医疗风险基金凭证附件表

序号	附件内容	审核部门	审核要点
1	医疗风险基金提取明细表	财务部门	提取公式、比例正确

2. 医疗赔偿支出

凭证附件及审核要点如表 2 - 29 所示。

表 2 - 29　　　　　　　　　　医疗赔偿支出凭证附件表

序号	附件内容	审核部门	审核要点
1	报销审批单	归口部门、财务部门	医院审批意见完整，预算额度充足
2	民事调解书/民事裁定书/调解协议书等	归口部门、财务部门	有关部门签章完整
3	委托书（如有）	归口部门、财务部门	委托事项清晰、签章真实有效

（六）审核要求

医疗赔偿核算应按照如下要求进行审核，如表 2 - 30 所示。

表 2 - 30　　　　　　　　　　医疗赔偿核算审核要求

序号	审核要求
1	审批流程完整
2	在年度预算额度内
3	相关附件齐全，民事调解书/民事裁定书/调解协议书等齐全
4	审核会计科目、项目及支出经济分类使用正确
5	报销金额与判决金额一致

（七）相关部门职责

1. 内控点：收支管理、预算管理等。

2. 所涉及的科室部门及职责。

（1）申请部门：

①根据医疗纠纷管理办法，严格执行有关规定。

②按要求提供真实有效的医疗赔偿资料、票据等。

（2）归口部门：

①对医疗赔偿的合规性进行审核。

②按照医院审批权限及议事规则逐级上报审批。

（3）财务部门：

①负责对医疗赔偿报销审批程序的完整性进行审核。

②负责对医疗赔偿报销单据的合规性进行审核。

③按照审批结果办理相应的借款、医疗赔偿报销等手续。

五、能源类费用核算指南

（一）事项解释

能源类费用指医院发生的水费、电费、取暖费和燃气费等费用。其中：

水费：指医院支付的水费（包括饮用水、卫生用水、绿化用水、中央空调用水等）和污水处理费等支出。

电费：指医院支付的电费。

取暖费：指医院取暖用燃料费、热力费、炉具购置费、锅炉临时工的工资、节煤奖以及由单位支付的未实行职工住房采暖补贴改革的在职职工和离退休人员宿舍取暖费。

燃气费：指医院支付食堂、开水锅炉等用燃气的费用支出。

（二）报销标准及制度依据

1. 报销标准

在预算范围内，实报实销。

2. 制度依据

（1）《单位全面预算管理制度》。

（2）《单位经费支出审批制度》等。

（三）会计科目设置

1. 科目核算内容

（1）业务活动费用。本科目核算医院为实现其职能目标，依法履职或开展医疗、科研、教学及其辅助活动所发生的各项费用。

本科目下设置"商品和服务费用"等明细科目,核算医疗、医技、医辅部门发生的水费、电费、取暖费、燃气费支出。

本科目下按照经费性质、支出经济分类、支付对象等进行辅助核算。

本科目属于费用类科目,借方登记业务活动费用的增加数,贷方登记业务活动费用的冲销及转出数;期末结转后,本科目应无余额。

(2) 单位管理费用。本科目核算医院行政及后勤管理部门开展管理活动发生的各项费用。

本科目下设置"商品和服务费用"等明细科目,核算管理部门发生的水费、电费、取暖费、燃气费支出。

本科目下按照经费性质、支出经济分类、支付对象等进行辅助核算。

本科目属于费用类科目,借方登记单位管理费用的增加数,贷方登记单位管理费用的冲销及转出数;期末结转后,本科目应无余额。

2. 科目构成(含支出经济分类)

能源类费用核算科目构成如表 2-31 所示。

表 2-31 　　　　　　　　　　能源类费用核算科目构成表

科目		
一级	二级	三级
业务活动费用	医疗费用	商品和服务费用
	科研费用	
	教学费用	
单位管理费用	商品和服务费用	—
支出经济分类		
一级	二级	三级
商品和服务支出	水费	
	电费	机关办公取暖费
	取暖费	职工宿舍取暖费
	燃气费	

(四)账务处理

1. 水费、电费、取暖费报销

示例:付 2023 年 12 月水费、电费、取暖费。

财务部门根据有关凭证,作会计分录如下:

财务会计	预算会计
借：业务活动费用——医疗费用——商品和服务费用 　　业务活动费用——科研费用——商品和服务费用 　　业务活动费用——教学费用——商品和服务费用 　　单位管理费用——商品和服务费用 　　支出经济分类（水费、电费、取暖费） 　　贷：银行存款	借：事业支出 　　支出经济分类（水费、电费、取暖费） 　　贷：资金结存——货币资金

2. 购买天然气

示例：购天然气款。

财务部门根据有关凭证，作会计分录如下：

财务会计	预算会计
借：库存物品——其他材料 　　贷：银行存款	借：事业支出——其他资金支出 　　支出经济分类（燃气费） 　　贷：资金结存——货币资金

3. 结转当月耗用天然气

示例：结转 2023 年 12 月耗用天然气。

财务部门根据有关凭证，作会计分录如下：

财务会计	预算会计
借：业务活动费用——医疗费用——商品和服务费用 　　业务活动费用——科研费用——商品和服务费用 　　业务活动费用——教学费用——商品和服务费用 　　单位管理费用——商品和服务费用 　　支出经济分类（燃气费） 　　贷：库存物品——其他材料	—

（五）凭证附件及审核要点

凭证附件及审核要点如表 2 - 32 所示。

表 2 - 32　　　　　　　　　　能源类费用凭证附件表

序号	附件内容	审核部门	审核要点
1	报销审批单	归口部门、财务部门	医院审批意见完整，预算额度充足
2	经查验真伪后的发票	归口部门、财务部门	发票抬头、税号、金额正确
3	缴费通知单	财务部门	信息完整、数据准确，与申请金额相符
4	天然气变动情况表	归口部门、财务部门	天然气本期耗用、库存余额

（六）审核要求

能源类费用核算应按照如下要求进行审核，如表 2 – 33 所示。

表 2 – 33　　　　　　　　　　　　能源类费用核算审核要求

序号	审核要求
1	审批流程完整
2	在年度预算额度内
3	相关附件齐全，发票内容显示无误，如发票抬头、税号、金额正确
4	审核会计科目、项目及支出经济分类使用正确
5	发票与缴费通知单金额相符

（七）相关部门职责

1. 内控点：收支管理、预算管理等。

2. 所涉及的科室部门及职责。

（1）归口部门：

①按照报销相关规定办理能源类费用报销程序，按要求提供真实有效的原始凭证。

②对能源类费用事项申请的真实性、合理性进行审核。

③加强能源成本控制，确保经费支出不超出预算额度。

④天然气的存量管理。

（2）财务部门：

①负责对能源类费用报销审批程序的完整性进行审核。

②负责对能源类费用报销单据的合规性进行审核。

③按照审批结果办理能源类费用报销等手续。

六、维修维护类费用核算指南

（一）事项解释

维修维护费是指医院日常开支的固定资产（不包括车船等交通工具）修理和维护费用、网络信息系统运行与维护费用。

（二）报销标准及制度依据

1. 报销标准

维修费：在预算范围内，实报实销。

维保费：在预算范围内，实报实销。

2. 制度依据

（1）《单位全面预算管理制度》。

（2）《单位经费支出审批制度》等。

（三）会计科目设置

1. 科目核算内容

（1）业务活动费用。本科目核算医院为实现其职能目标，依法履职或开展医疗、科研、教学及其辅助活动所发生的各项费用。

本科目下设置"商品和服务费用"等明细科目，核算医疗、医技、医辅部门发生的维修维护费用支出。

本科目下按照经费性质、支出经济分类、支付对象等进行辅助核算。

本科目属于费用类科目，借方登记业务活动费用的增加数，贷方登记业务活动费用的冲销及转出数；期末结转后，本科目应无余额。

（2）单位管理费用。本科目核算医院行政及后勤管理部门开展管理活动发生的各项费用。

本科目下设置"商品和服务费用"等明细科目，核算管理部门发生的维修维护费支出。

本科目下按照经费性质、支出经济分类、支付对象等进行辅助核算。

本科目属于费用类科目，借方登记单位管理费用的增加数，贷方登记单位管理费用的冲销及转出数；期末结转后，本科目应无余额。

2. 科目构成（含支出经济分类）

维修维护类费用核算科目构成如表 2 - 34 所示。

表 2 - 34　　　　　　　　维修维护类费用核算科目构成表

科目		
一级	二级	三级
业务活动费用	医疗费用	商品和服务费用
单位管理费用	商品和服务费用	—
支出经济分类		
一级	二级	三级
商品和服务支出	维修（护）费	设备维修费
		房屋维修费
		电梯维修维护费
		信息化运维费
		其他维修（护）费

（四）账务处理

示例：付××科室2023年12月维修维保费。

财务部门根据有关凭证，作会计分录如下：

财务会计	预算会计
借：业务活动费用——医疗费用——商品和服务费用 单位管理费用——商品和服务费用 支出经济分类（设备维修费/房屋维修费/电梯维修维护费/信息化运维费/其他维修（护）费） 贷：银行存款	借：事业支出 支出经济分类（设备维修费/房屋维修费/电梯维修维护费/信息化运维费/其他维修（护）费） 贷：资金结存——货币资金

（五）凭证附件及审核要点

凭证附件及审核要点如表2-35所示。

表2-35　　　　　　　　　　维修维护类费用凭证附件表

序号	附件内容	审核部门	审核要点
1	报销审批单	归口部门、财务部门	医院审批意见完整，预算额度充足
2	经查验真伪后的发票	财务部门	发票抬头、税号、金额正确
3	维修维保合同（符合医院相关管理制度）	归口部门、财务部门	合同依法合规签订，合同内容完整、正确、真实有效
4	维修明细	归口部门	明细内容完整、正确
5	维修配件出入库单	归口部门	出入库单内容清晰完整、金额正确，相关归口部门签章齐全

（六）审核要求

维修维护类费用核算应按照如下要求进行审核，如表2-36所示。

表2-36　　　　　　　　　　维修维护类费用核算审核要求

序号	审核要求
1	审批流程完整
2	在年度预算额度内
3	相关附件齐全，发票内容显示无误，如发票抬头、税号、金额正确
4	审核会计科目、项目及支出经济分类使用正确
5	发票与维修明细/维保合同金额相符

（七）相关部门职责

1. 内控点：收支管理、预算管理等。

2. 所涉及的科室部门及职责。

（1）申报科室：

办理维修维保申请，对维修事项的真实性和执行结果负责。

（2）归口部门：

①负责对维修维保事项的合理性、真实性进行审核。

②确保维修维保费支出不超出预算额度。

③依法合规签订维修维保合同。

④负责对维修配件办理出入库手续。

⑤按照报销相关规定办理费用报销程序，按要求提供真实有效的原始凭证。

（3）财务部门：

①负责对维修维保费用支出事项审批程序的完整性进行审核。

②负责对维修维保费用报销单据的合规性进行审核。

③负责对维保费合同执行期限进行审核。

④按照审批结果办理维修维保费用报销手续。

七、基础运行类费用核算指南

（一）事项解释

基础运行类费用指医院日常开支的基础运行类费用，包括物业管理费、洗涤费、垃圾清运费等。其中：

物业管理费指医院聘请社会机构进行办公用房的保安、公用区域卫生保洁、基础设施的日常养护和小修费用开支；本单位职工住宅小区中由单位支付的绿化费、维修费、管理费等。

洗涤费指全院范围内医护患及公共区域使用的被服类物品的洗涤服务费用。

垃圾清运费指医院及其管辖区内医疗垃圾、厨余垃圾及其他垃圾的分类、收集、储存和交通运输费用。

其他运维费除上述费用之外的各项基础运行类支出。

（二）报销标准及制度依据

1. 报销标准

在预算范围内，实报实销。

2. 制度依据

（1）《单位全面预算管理制度》。

（2）《单位经费支出审批制度》等。

（三）会计科目设置

1. 科目核算内容

（1）业务活动费用。本科目核算医院为实现其职能目标，依法履职或开展医疗、科研、教学及其辅助活动所发生的各项费用。

本科目下设置"商品和服务费用"等明细科目，核算医疗、医技、医辅部门的基础运行类费用支出。

本科目下按照经费性质、支出经济分类、支付对象等进行辅助核算。

本科目属于费用类科目，借方登记业务活动费用的增加数，贷方登记业务活动费用的冲销及转出数；期末结转后，本科目应无余额。

（2）单位管理费用。本科目核算医院行政及后勤管理部门开展管理活动发生的各项费用。

本科目下设置"商品和服务费用"等明细科目，核算管理部门的基础运行类费用支出。

本科目下按照经费性质、支出经济分类、支付对象等进行辅助核算。

本科目属于费用类科目，借方登记单位管理费用的增加数，贷方登记单位管理费用的冲销及转出数；期末结转后，本科目应无余额。

（3）待摊费用。本科目核算医院已经支付，但应当由本期和以后各期分别负担的分摊期在一年以内（含一年）的各项费用。摊销期限在一年以上的租入固定资产改良支出和其他费用，应当通过"长期待摊费用"科目核算。

（4）预提费用。本科目核算医院预先提取的已经发生但尚未支付的费用，如预提租金费用等。

2. 科目构成（含支出经济分类）

基础运行类费用核算科目构成如表2－37所示。

表2－37 基础运行类费用核算科目构成表

科目		
一级	二级	三级
业务活动费用	医疗费用	商品和服务费用
单位管理费用	商品和服务费用	—
待摊费用	—	—
预提费用	—	—

续表

支出经济分类		
一级	二级	三级
商品和服务支出	物业管理费 租赁费 其他商品和服务支出	其他费用

（四）账务处理

1. 日常基础运行费用报销

示例：付 2023 年 12 月物业费等。

财务部门根据有关凭证，作会计分录如下：

财务会计	预算会计
借：业务活动费用——医疗费用——商品和服务费用 　　单位管理费用——商品和服务费用 　　支出经济分类（物业管理费） 　贷：银行存款	借：事业支出 　　支出经济分类（物业管理费） 　贷：资金结存——货币资金

2. 租赁费用报销

（1）支付租赁费

示例：付××（期间）××租赁费。

财务部门根据有关凭证，作会计分录如下：

财务会计	预算会计
借：待摊费用 　贷：银行存款	借：事业支出 　　支出经济分类（租赁费） 　贷：资金结存——货币资金

（2）按合同期间摊销

示例：摊销××（期间）××租赁费。

财务部门根据有关凭证，作会计分录如下：

财务会计	预算会计
借：业务活动费用——医疗费用——商品和服务费用 　　单位管理费用——商品和服务费用 　　支出经济分类（租赁费） 　贷：待摊费用	—

（五）凭证附件及审核要点

凭证附件及审核要点如表 2 - 38 所示。

表 2 - 38   基础运行类费用凭证附件表

序号	附件内容	审核部门	审核要点
1	报销审批单	归口部门、财务部门	医院审批意见完整，预算额度充足
2	经查验真伪后的发票	归口部门、财务部门	发票抬头、税号、金额正确
3	基础运行合同	归口部门	合同依法合规签订，合同内容完整、正确、真实有效
4	待摊、预提费用表	财务部门	合同签订金额及服务期间

（六）审核要求

基础运行类费用核算应按照如下要求进行审核，如表 2 - 39 所示。

表 2 - 39   基础运行类费用核算审核要求

序号	审核要求
1	审批流程完整
2	在年度预算额度内
3	相关附件齐全，发票内容显示无误，如发票抬头、税号、金额正确
4	审核会计科目、项目及支出经济分类使用正确
5	审核摊销、预提金额的正确

（七）相关部门职责

1. 内控点：收支管理、预算管理等。

2. 所涉及的科室部门及职责。

（1）归口部门：

①按照报销相关规定办理费用报销程序，按要求提供真实有效的原始凭证。

②负责对基础运行类费用的合规性进行审核。

③确保经费支出不超出预算额度。

④依法合规签订基础运行合同。

（2）财务部门：

①负责对基础运行类支出事项审批程序的完整性进行审核。

②负责对基础运行类报销单据的合规性进行审核。

③按照审批结果办理基础运行类报销等手续，通过对公转账支出。

④负责定期待摊、预提费用。

八、日常报销核算指南

（一）事项解释

办公费：反映医院购买日常办公用品、书报杂志等支出。

邮寄费：反映医院开支的信函、包裹、货物等物品的邮寄费。

手续费：反映医院的各类手续费支出。如办理银行业务时产生的工本费及合同制人员每月代发服务费等。

印刷费：指医院日常办公所发生的印刷费用。

职业暴露：指医疗卫生人员在工作中因接触有毒、有害因素可能引起疾病、危及生命或其他人身损害的情形产生的费用，包括感染性职业暴露、化学性职业暴露、放射性职业暴露及其他职业暴露。通常来讲，包括感染性指标检测、免疫干预（包括免疫球蛋白注射、疫苗注射、免疫阻断）的检查费用等。

其他费用：未在报销规范中单独列示的其他报销事项。

（二）报销标准及制度依据

1. 报销标准

在预算范围内，实报实销。

2. 制度依据

（1）《单位全面预算管理制度》。

（2）《单位经费支出审批制度》等。

（三）会计科目设置

1. 科目核算内容

（1）业务活动费用。本科目核算医院为实现其职能目标，依法履职或开展医疗、科研、教学及其辅助活动所发生的各项费用。

本科目下设置"商品和服务费用"等明细科目，核算医疗、医技、医辅部门办公费、邮寄费、手续费、印刷费等费用。

本科目下按照经费性质、支出经济分类、支付对象等进行辅助核算。

本科目属于费用类科目，借方登记业务活动费用的增加数，贷方登记业务活动费用的冲销及转出数；期末结转后，本科目应无余额。

（2）单位管理费用。本科目核算医院行政及后勤管理部门开展管理活动发生的各项费用。

本科目下设置"商品和服务费用"等明细科目，核算管理部门发生的办公费、邮寄费、手续费、印刷费等费用。

本科目下按照经费性质、支出经济分类、支付对象等进行辅助核算。

本科目属于费用类科目，借方登记单位管理费用的增加数，贷方登记单位管理费用的冲销及转出数；期末结转后，本科目应无余额。

2. 科目构成（含支出经济分类）

日常报销核算科目构成如表2－40所示。

表2－40　　　　　　　　　　日常报销核算科目构成表

科目		
一级	二级	三级
业务活动费用	医疗费用	商品和服务费用
	科研费用	
	教学费用	
单位管理费用	商品和服务费用	—
支出经济分类		
一级	二级	三级
商品和服务支出	办公费	邮寄费
	印刷费	电话通讯费
	手续费	其他费用等
	邮电费	
	其他商品和服务支出	

（四）账务处理

示例：付××科室××（业务活动内容）款。

财务部门根据有关凭证，作会计分录如下：

财务会计	预算会计
借：业务活动费用——医疗费用——商品和服务费用 　　业务活动费用——科研费用——商品和服务费用 　　业务活动费用——教学费用——商品和服务费用 　　单位管理费用——商品和服务费用 　　支出经济分类（办公费/印刷费/手续费/邮寄费/电话通讯费/其他费用) 　　贷：银行存款	借：事业支出 　　支出经济分类（办公费/印刷费/手续费/邮寄费/电话通讯费/其他费用) 　　贷：资金结存——货币资金

（五）凭证附件及审核要点

凭证附件及审核要点如表 2 - 41 所示。

表 2 - 41　　　　　　　　　　日常报销凭证附件表

序号	附件内容	审核部门	审核要点
1	报销审批单	归口部门、财务部门	医院审批意见完整，预算额度充足
2	经查验真伪后的发票	财务部门	发票抬头、税号、金额正确
3	政采合同、政采结算单（适用于办公费、印刷费业务）	归口部门、财务部门	合同要素完整，政采结算单与政采合同金额相符
4	快递费、邮寄费明细单（适用于快递邮寄业务）	财务部门	明细单内容完整、正确
5	医疗门诊收费票据（适用于职业暴露业务）	财务部门	费用明细内容完整、正确
6	银行回单（适用于手续费业务）	财务部门	银行回单金额

（六）审核要求

日常报销核算应按照如下要求进行审核，如表 2 - 42 所示。

表 2 - 42　　　　　　　　　　日常报销核算审核要求

序号	审核要求
1	审批流程完整
2	在年度预算额度内
3	相关附件齐全，发票内容显示无误，如发票抬头、税号、金额正确
4	审核会计科目、项目及支出经济分类使用正确
5	报销金额与发票一致

（七）相关部门职责

1. 内控点：收支管理、预算管理等。

2. 所涉及的科室部门及职责。

（1）申请部门：

①对申请事项的真实性和执行结果负责。

②按照报销相关规定办理费用报销程序，按要求提供真实有效信息及票据。

（2）归口部门：

①对事项的合规性进行审核，如政采目录内物品履行政府采购程序等。

②对办公费支出合理性进行审核，及时报账，避免费用支出进度滞后。

③确保支出不超出预算额度。

（3）财务部门：

①负责对费用报销审批程序的完整性进行审核。

②负责对费用报销单据的合规性进行审核。

③按照审批结果办理相应的费用报销等手续。

第三章 资产核算

第一节 资产概述

一、资产的概念及特征

（一）资产的定义及分类

资产是指医院过去的经济业务或者事项形成的，由医院控制的，预期能够产生服务潜力或者带来经济利益流入的经济资源。

医院的资产按照流动性，分为流动资产和非流动资产。

流动资产指预计在一年内（含一年）耗用或者可变现资产，包括货币资金、短期投资、应收及预付款项、存货（含药品、材料）等。

非流动资产指流动资产以外的资产，包括固定资产、在建工程、无形资产、长期投资等。

（二）资产的特征

从资产的概念可以看出，资产具有以下三方面基本特征：

一是资产由医院过去的经济业务或事项形成。只有医院过去的经济业务或事项形成的才能是医院的现时资产。预期、计划的资产，如计划中的医疗服务，因没有以实际发生的经济交易事项为依据，不能体现医院真实的财务状况而不能划分为医院的资产。

二是资产的拥有或控制主体必须是医院。医院拥有或能控制此项资产，资产的主要风险和报酬已转移为医院所有，此项资产才属于医院的资产，纳入会计核算范围。如融资租入固定资产，根据实质重于形式的原则医院拥有此项资产的控制权，在租赁期内，应视同自有固定资产进行管理。

三是资产预期会给医院带来经济利益的流入或具有服务潜力。预期会给医院带来经济利益流入表现为现金及现金等价物的流入，或者现金及现金等价物流出的减少。具有服务潜力是指此项资产具有能让医院用于履行自身职能去提供公共产品和服务的潜力。这是资产的本质特征。

二、资产的确认和计量

（一）资产的确认

经济资源在符合资产定义的基础上，还需同时满足以下两个条件，才能被确认为医院的资产：一是与该经济资源相关的经济利益很可能流入医院或服务潜力很可能实现；二是该经济资源的成本或价值能够可靠地计量。

（二）资产的计量

资产的计量属性主要包括历史成本、重置成本、现值、公允价值和名义金额。各计量属性的具体概念如下：

1. 在历史成本计量下，资产按取得时支付的现金金额或支付对价的公允价值计量。

2. 在重置成本计量下，资产按现在购买相同或相似资产所需支付的现金金额计量。

3. 在现值计量下，资产按预计从其持续使用和最终处置中所产生的未来净现金流入量的折现金额计量。

4. 在公允价值计量下，资产按市场参与者在计量日发生的有序交易中，出售资产所能收到的价格计量。无法采用上述计量属性的，采用名义金额计量，名义金额为人民币1元。

医院在对资产进行计量时，一般应当采用历史成本。采用重置成本、现值、公允价值计量的，应保证所确定资产金额能持续、可靠计量。

三、资产类会计科目的设置

医院应按《政府会计制度》和《医院补充规定》设置和使用会计科目，在不影响会计处理和编制报表的前提下，可根据实际情况自行增设明细会计科目。资产类科目的使用要注意核算范围、核算要求。

按照《政府会计制度》和《医院补充规定》，医院应设置如下资产类会计科目，如表3-1所示。

表3-1 资产类科目表

科目编码	科目名称	科目编码	科目名称
1001	库存现金	1301	在途物品
1002	银行存款	1302	库存物品
1011	零余额账户用款额度	1303	加工物品
1021	其他货币资金	1502	长期债券投资
1101	短期投资	1601	固定资产
1201	财政应返还额度	1602	固定资产累计折旧
1211	应收票据	1611	工程物资
1212	应收账款	1613	在建工程
1214	预付账款	1701	无形资产
1215	应收股利	1702	无形资产累计摊销
1216	应收利息	1703	研发支出
1218	其他应收款	1891	受托代理资产
1219	坏账准备	1901	长期待摊费用

四、资产管理要求

（一）医院应当建立健全资产管理制度

明确资产使用人和管理人的岗位责任，资产使用人、管理人应当履行岗位责任，按照规程合理使用、管理资产，充分发挥资产效能。资产需要维修、保养、调剂、更新、报废的，资产使用人、管理人应当及时提出。资产使用人、管理人发生变化的，应当及时办理资产交接手续。

（二）医院应当设置国有资产台账

医院处置资产应当及时核销相关资产台账信息，同时进行会计处理。

（三）涉及资产评估情况的要按照国家有关规定执行

资产评估的情形有如下两种：一是医院对无法进行会计确认入账的资产，可以根据需要组织专家参照资产评估方法进行估价，并作为反映资产状况的依据。二是医院购置价值较高的资产要按照国家有关规定进行资产评估。

（四）医院应定期或者不定期对资产进行盘点、对账

在盘点、对账中出现资产盘盈盘亏的，应当按照财务管理和资产管理制度有关规定处理，做到账实相符和账账相符。

第二节 货币资金类核算指南

在本节中，重点对库存现金、银行存款和其他货币资金的核算进行阐述。

一、库存现金核算指南

（一）事项解释

库存现金是指医院为了保证日常零星开支的需要，由出纳人员保管的现金。

（二）制度依据

1. 《现金管理暂行条例》。

2. 《现金管理暂行条例实施细则》等。

（三）管理要求

库存现金是医院全部资产中流动性最强的，是医院经济业务活动重要的交易媒介之一。由于医院门急诊和出入院病人数量庞大，现金的收付结算频繁，容易出现差错，甚至有可能被挪用，因此，医院必须严格遵守《现金管理暂行条例》《现金管理暂行条例实施细则》以及其他有关规定。具体要求如下：

1. 建立健全医院收费退费管理制度、预交金管理制度、现金管理制度等，加强现金的监督检查和管理控制，确保现金安全、完整。

2. 遵循现金库存限额。库存现金的限额，是指为了保证医院日常零星开支的需要，允许医院保留的库存现金的最高限额。这一限额一般由医院的开户银行根据医院业务的实际需要，按照《现金管理暂行条例》核定。库存现金限额一经核定，医院应当按照核定的限额控制库存现金，超过限额部分须及时上交开户银行，以保证现金的安全。需要增加或减少库存现金限额的医院，需向开户银行提出申请，由其重新核定。

3. 控制现金使用范围。医院要按照《现金管理暂行条例》规定的范围使用现金，尽量减少现金支付。

4. 不得"坐支"现金。所谓"坐支"，即以本单位的现金收入直接支付现金支出。按照《现金管理暂行条例》规定，开户单位支付现金，可以从本单位库存现金限额中支付或者从开户银行提取，不得从本单位的现金收入中直接支付（即坐支）。

因特殊情况需要坐支现金的，应当事先报经开户银行审查批准，由开户银行核定坐支范围和限额。坐支单位应当定期向开户银行报送坐支金额和使用情况。

5. 加强现金的管理。在现金管理中，一是明确岗位职责和权限，建立管理岗位责任制，不相容岗位实行有效分离，会计、出纳岗位分设，不能一人兼任两个岗；规范印章管理，建立货币资金授权审批机制。二是严格核查货币资金，对库存现金进行盘点和督查，确保账实相符、账账相符。三是加强收费员备用金的管理。收费员资金在日清日结基础上，建立定期抽查和盘点制度，确保资金安全。同时，医院也需要定期核查收费员备用金金额并及时进行调整。

（四）会计科目设置

1. 科目核算内容

"库存现金"科目核算医院的库存现金。

本科目应当设置"受托代理资产"等明细科目，核算医院受托代理、代管的现金。

本科目属于资产类科目，借方登记库存现金的增加，贷方登记库存现金的减少；期末借方余额反映医院实际持有的库存现金。

2. 科目构成

"库存现金"科目构成如表3-2所示。

表3-2　　　　　　　　　　"库存现金"科目构成表

科目		
一级	二级	三级
库存现金	受托代理资产 本单位	—

（五）账务处理

1. 医院从银行提取现金

医院按照实际提取的金额，在财务会计下，借记"库存现金"科目，贷记"银行存款"科目；将现金存入银行，按照实际存入的金额，借记"银行存款"科目，贷记"库存现金"科目；预算会计不做账务处理。

示例：从银行提取现金。

财务部门根据有关凭证，作会计分录如下：

财务会计	预算会计
借：库存现金 　　贷：银行存款	—

2. 将现金存入银行

示例：将现金存入银行。

财务部门根据有关凭证，作会计分录如下：

财务会计	预算会计
借：银行存款 　　贷：库存现金	—

3. 医院因提供服务、物品或其他事项收到现金

在财务会计下，按实际收到金额，借记"库存现金"科目，贷记"事业收入——医疗收入""应收账款"等科目，涉及增值税业务的，相关账务处理参见"应交增值税"科目。在预算会计下，借记"资金结存——货币资金"科目，贷记"事业预算收入——医疗预算收入"等科目。

示例：收到门诊收费员上交的日报表。

财务部门根据有关凭证，作会计分录如下：

财务会计	预算会计
借：库存现金 　　银行存款 　　贷：事业收入——医疗收入	借：资金结存——货币资金 　　贷：事业预算收入——医疗预算收入

4. 每日进行库存现金盘点

医院每日账款核对中发现有待查明原因的现金短缺或溢余的，应当通过"待处理财产损溢"科目核算。

属于现金溢余，在财务会计下，应当按照实际溢余的金额，借记"库存现金"科目，贷记"待处理财产损溢"科目；在预算会计下，应当按照实际溢余的金额，借记"资金结存——货币资金"科目，贷记"其他预算收入"科目。

属于现金短缺，在财务会计下，应当按照实际短缺的金额，借记"待处理财产损溢"科目，贷记"库存现金"科目；在预算会计下，应当按照实际短缺的金额，借记"其他支出"科目，贷记"资金结存——货币资金"科目。

待查明原因后，及时进行账务处理。

示例：收费员发生现金溢余。

财务部门根据有关凭证，作会计分录如下：

财务会计	预算会计
发生现金溢余时： 借：库存现金 　　贷：待处理财产损溢 无法查明原因时： 借：待处理财产损溢 　　贷：其他收入	发生现金溢余时： 借：资金结存——货币资金 　　贷：其他预算收入

二、银行存款核算指南

（一）事项解释

银行存款是指医院存入银行或其他金融机构的各种存款。

（二）制度依据

1. 《人民币银行结算账户管理办法》。

2. 《中华人民共和国票据法》。

3. 《支付结算办法》等。

（三）管理要求

1. 开立银行结算账户要求

医院应当根据《人民币银行结算账户管理办法》的规定开立银行结算账户，严格按照《中华人民共和国票据法》《支付结算办法》等国家有关支付结算办法的规定办理银行存款收支业务，按《政府会计制度》规定核算银行存款的各项收支业务。保证银行账户的设置、开立、变更和撤销合法合规。

2. 医院银行结算账户用途

规范使用银行账户，加强对银行账户的管理监督，保障货币资金安全。医院银行结算账户按用途分为基本存款账户、一般存款账户、专用存款账户、临时存款账户。每家医院只能开立一个基本存款账户，用于办理日常转账结算和现金收付。医院基本存款账户实行开户许可证制度，必须凭中国人民银行当地分支机构核发的开户许可证办理。医院不得为还贷、还债和套取现金而多头开立基本存款账户；不得出租、出借银行存款账户；不得违反规定在异地存款和贷款而开立账户；不得为个人和其他单位提供信用担保；不得将单位的资金以个人名义开立账户存储。

3. 银行存款的相关管理要求

银行存款是医院经济业务活动重要的交易媒介之一。由于医院经济业务涉及医疗服务的提供，设备、药品、耗材等的购买，基本建设、修缮维护工程改造与建设等，银行存款的结算频繁，有支票、银行汇款、信用卡、公务卡等多种结算方式。所以，在银行存款的管理中，应做到如下几点：一是明确岗位职责和权限，建立管理岗位责任制，不相容岗位实行有效分离；规范印章管理，建立货币资金授权审批机制。二是规范银行账户管理。严格银行账户审批，规范使用银行账户，保证银行账户的设置、开立、变更和撤销合法合规；加强银行账户的管理监督，保障货币资金安全。三是严格核查货币资金，对银行账户进行盘点和督查，确保账实相符、账账相符。

（四）会计科目设置

1. 科目核算内容

设置"银行存款"科目，核算医院存入银行或者其他金融机构的各种存款。

本科目应当设置"受托代理资产"等明细科目，核算医院受托代理、代管的银行存款。

2. 科目构成

"银行存款"科目构成如表3-3所示。

表3-3 "银行存款"科目构成表

科目		
一级	二级	三级
银行存款	受托代理资产 本单位	—

（五）账务处理

1. 将款项存入银行时

医院将款项存入银行或者其他金融机构时，按照实际存入金额，在财务会计下，借记"银行存款"科目，贷记"库存现金""应收账款""事业收入""其他收入"等相关科目；在预算会计下，借记"资金结存——货币资金"，贷记"事业预算收入"等科目。涉及增值税业务的，相关账务处理参见"应交增值税"科目。

示例：收到患者送来银行支票支付门诊费用。

财务部门根据有关凭证，作会计分录如下：

财务会计	预算会计
借：银行存款	借：资金结存——货币资金
贷：事业收入——医疗收入	贷：事业预算收入——医疗预算收入

2. 以银行存款支付相关费用

医院以银行存款支付相关费用时，按照实际支付的金额，在财务会计下，借记"业务活动费用""单位管理费用""其他费用""应付账款"等科目，贷记"银行存款"科目；在预算会计下，借记"事业支出""其他支出"等科目，贷记"资金结存——货币资金"科目。

以银行存款对外捐赠，按实际捐出金额，在财务会计下，借记"其他费用"科目，贷记"银行存款"科目；在预算会计下，借记"其他支出——捐赠支出"，贷记"资金结存——货币资金"科目。涉及增值税业务的，相关账务处理参见"应交增值税"科目。

示例：采购办公用品。

财务部门根据有关凭证，作会计分录如下：

财务会计	预算会计
借：库存物品	借：事业支出
贷：银行存款	贷：资金结存——货币资金

3. 定期进行银行存款的对账

医院应当按开户银行或其他金融机构、存款种类及币种等，分别设置"银行存款日记账"。"银行存款日记账"应定期与"银行对账单"核对，至少每月核对一次。月度终了，医院银行存款日记账账面余额与银行对账单余额之间如有差额，应逐笔查明原因并进行处理，按月编制"银行存款余额调节表"，调节相符。

编制银行存款余额调节表的主要目的在于核对"银行存款"科目，找出单位账目与银行账目的差异，也用于检查单位与银行账目的差错。

三、其他货币资金核算指南

（一）事项解释

其他货币资金是指医院的外埠存款、银行本票存款、银行汇票存款、信用卡存款等其他各种货币资金。

外埠存款是指医院到外地进行临时或零星采购时，汇往采购地银行开立采购专户的款项。

银行本票存款是指医院为取得银行本票按规定存入银行的款项。

银行汇票存款是指医院为取得银行汇票按规定存入银行的款项。

信用卡存款是指医院为取得信用卡按照规定存入银行的款项。

医院应加强对其他货币资金的管理，及时办理结算，对于逾期尚未办理结算的银行汇票、银行本票等，按照规定及时转回，并按照规定进行相应账务处理。

（二）制度依据

《人民币银行结算账户管理办法》等。

（三）管理要求

医院门急诊和住院收取通过第三方支付平台支付的资金，包括微信、支付宝、数字人民币等收款纳入其他货币资金核算。

1. 建立对账机制。加强第三方资金与医院 HIS 数据的对账工作，确保资金安全。

2. 严格遵守权责发生制原则，加强结账起止时间控制。统一规定门诊收入、住院收入每日、每月的结账起止时间，及时准确核算收入，确保收入的真实、完整。

（四）会计科目设置

1. 科目核算内容

设置"其他货币资金"科目，核算医院的外埠存款、银行本票存款、银行汇票存款、信用卡存款等形式的其他货币资金。

本科目应当设置"外埠存款""银行本票存款""银行汇票存款""信用卡存款""在途资金"等明细科目，进行明细核算。

本科目属于资产类科目，借方登记其他货币资金的增加，贷方登记其他货币资金的减少；期末借方余额，反映医院实际持有的其他货币资金。

2. 科目构成

"其他货币资金"科目构成如表 3-4 所示。

表 3-4　　　　　　　　　　**"其他货币资金"科目构成表**

科目		
一级	二级	三级
其他货币资金	外埠存款 银行本票存款 银行汇票存款 在途资金 信用卡存款	—

（五）账务处理

1. 在异地开立银行账户

医院按照有关规定需要在异地开立银行账户，将款项委托本地银行汇往异地开立账户时，在财务会计下，借记"其他货币资金"科目，贷记"银行存款"科目；预算会计不做账务处理。

2. 使用银行汇票购买库存物品

使用银行本票、银行汇票购买库存物品等资产时，按照实际支付金额，在财务会计下，借记"库存物品"等科目，贷记"其他货币资金"科目；在预算会计下，按照实际报销金额借记"事业支出"等科目，贷记"资金结存——货币资金"科目。

示例：使用银行汇票购买库存物品。

财务部门根据有关凭证，作会计分录如下：

财务会计	预算会计
借：库存物品 　　贷：其他货币资金——银行汇票存款	借：事业支出 　　贷：资金结存——货币资金

3. 将款项交存银行取得银行本票

示例：将款项交存银行取得银行本票。

财务部门根据有关凭证，作会计分录如下：

财务会计	预算会计
借：其他货币资金——银行本票存款 　　贷：银行存款	—

第三节　存货类核算指南

存货是指医院在开展业务活动及其他活动中为耗用或出售而储存的资产，如材料、产品、包装物和低值易耗品等，以及未达到固定资产标准的用具、装具、动植物等。按照存货的经济用途，一般可分为药品、卫生材料、其他材料、低值易耗品、加工物品等。在本节中，重点对药品、耗材的核算进行阐述。

一、药品核算指南

（一）事项解释

药品核算是指医院在开展医疗活动中为耗用或出售而储备的西药、中成药、中药饮片等，是为药品的采购、入库、耗用等业务进行的会计账务处理。

（二）制度依据

《政府会计准则第 1 号——存货》等。

（三）药品的管理要求

1. 建立药品内部管理制度。医院要制定完善的药品管理制度，相关管理岗位应设置合理，岗位职责明确，不相容岗位相互分离，确保实物资产安全完整。

2. 加强药品采购管理。按照药品集中采购配送管理规定，严格按照规定方式进行采购。合理确定库存储备量，按供应计划组织订货和采购。

3. 加强验收入库管理。药品验收要准确及时，验质验量，确保药品数量、质量符合使用要求。药品管理要做到"金额管理、数量统计、实耗实销"。

4. 加强日常使用管理，规范药品内部领用行为，领用理由充分，用途合理，领用经过相关审批程序，防止药品被随意领用。

5. 加强储存管理，落实药品保管责任，保障药品正常使用。编制药品目录，建立药品明细账，实行存货 ABC 分类管理法，加强物资储存的科学管理，建立完整的盘点制度，做到定期账账核对、账实核对。

（四）会计科目设置

1. 科目核算内容

（1）库存物品——药品。本科目核算医院在医疗活动过程中一经使用，即全部消耗，价值全部转移到劳动对象中的物品材料。一般分为西药、中药两大类，西药可分为针剂、片剂、粉剂、水、油、膏、化学试剂、麻醉、剧毒及其他等；中药又可分为中成药、中药饮片等。

"库存物品——药品"科目可按照药品的种类、保管地点等进行明细核算。

本科目属于资产类科目，借方登记库存物品——药品的增加，贷方登记库存物品——药品的减少，期末借方余额，反映医院库存物品——药品的实际成本。

（2）待处理财产损溢。本科目核算医院在资产清查过程中查明的各种资产盘盈、盘亏和报废、毁损的价值。

本科目应当按照待处理的资产项目进行明细核算。

本科目属于资产类科目，借方登记医院的资产损失，在未处理之前，仍是医院资产的一种存在形式；贷方登记医院的财产盈余，反映了资产取得的一种特殊方式；期末如为借方余额，反映医院尚未处理的各种财产的净损失；期末如为贷方余额，反映尚未处理的各种资产物资的净溢余。年末，经批准处理后，本科目一般应无余额。

（3）应付账款。本科目核算医院因购买药品而应付给供应商的药品款。

本科目应当按照债权人进行辅助核算。

（4）业务活动费用。本科目核算医院为实现其职能目标，依法履职或开展医疗、科研、教学及其辅助活动所发生的各项费用。

本科目下设置"商品和服务费用"等明细科目，核算医疗、医技、医辅部门发生的药品支出。

本科目下按照经费性质、支出经济分类、支付对象等进行辅助核算。

本科目属于费用类科目，借方登记业务活动费用的增加数，贷方登记业务活动费用的冲销及转出数；期末结转后，本科目应无余额。

（5）单位管理费用。本科目核算医院后勤及行政部门开展管理活动发生的各项费用。本科目下设置"商品和服务费用"等明细科目，核算管理部门发生的药品费用支出。

核算盘盈资产按照规定报经批准后处理的情形，对于盘盈的流动资产，在财务会计下，借记"待处理财产损溢"科目，贷记"单位管理费用"科目；预算会计不做账务处理。

本科目下按照经费性质，支出经济分类，支付对象等进行辅助核算。

本科目属于费用类科目，借方登记单位管理费用的增加数，贷方登记单位管理费用的冲销及转出数；期末结转后，本科目应无余额。

（6）资产处置费用。本科目核算医院批准处置资产时发生的费用，包括转销的被处置资产价值，以及在处置过程中发生的相关费用或者处置收入小于相关费用形成的净支出。

本科目应当按照处置资产的类别、资产处置的形式等进行明细核算。

"资产处置费用"属于费用类科目，借方登记资产处置费用的增加数，贷方登记资产处置费用的减少数；期末结转后，本科目应无余额。

医院在资产清查中查明的资产盘亏、毁损以及资产报废等，应当先通过"待处理财产损溢"科目进行核算，再将处理资产价值和处理净支出计入本科目。

2. 科目构成（含支出经济分类）

药品核算科目构成如表 3 – 5 所示。

表 3 – 5　　　　　　　　　　　　　　药品核算科目构成表

科目		
一级	二级	三级
库存物品	药品	药库 药房
待处理财产损溢	待处理财产价值	—
应付账款	应付药品款	—
业务活动费用	医疗费用	商品和服务费用
单位管理费用	商品和服务费用	—
资产处置费用	—	—
支出经济分类		
一级	二级	三级
商品和服务支出	专用材料 其他商品和服务支出	药品费

（五）账务处理

示例 1：2023 年 12 月药品入库。

财务部门根据有关凭证，作会计分录如下：

财务会计	预算会计
借：库存物品——药品——药库 　　贷：应付账款	—

示例 2：药品调拨——××药库（房）调拨出库到××药库（房）。

财务部门根据有关凭证，作会计分录如下：

财务会计	预算会计
借：库存物品——药品——药库 　　库存物品——药品——药房 　　贷：库存物品——药品——药库 　　　　库存物品——药品——药房	—

示例 3：结转 2023 年 12 月药品销售成本。

财务部门根据有关凭证，作会计分录如下：

财务会计	预算会计
借：业务活动费用——医疗费用——商品和服务费用 　　支出经济分类（西药/中成药/中药饮片） 　贷：库存物品—药品—药库	—

示例 4：付 2023 年 12 月药品款。

财务部门根据有关凭证，作会计分录如下：

财务会计	预算会计
借：应付账款 　贷：银行存款	借：事业支出 　　支出经济分类（西药/中成药/中药饮片） 　贷：资金结存——货币资金

示例 5：××药库（房）药品盘盈。

财务部门根据有关凭证，作会计分录如下：

财务会计	预算会计
借：库存物品——药品——药库 　　库存物品——药品——药房 　贷：待处理财产损溢——待处理财产价值	—

示例 6：××药库（房）药品盘亏。

财务部门根据有关凭证，作会计分录如下：

财务会计	预算会计
借：待处理财产损溢——待处理财产价值 　贷：库存物品——药品——药库 　　库存物品——药品——药房	—

示例 7：经批准，处理 2023 年 12 月药品盘盈。

财务部门根据有关凭证，作会计分录如下：

财务会计	预算会计
借：待处理财产损溢——待处理财产价值 　贷：单位管理费用——其他 　　支出经济分类（其他费用）	—

示例 8：经批准，处理 2023 年 12 月药品盘亏。

财务部门根据有关凭证，作会计分录如下：

财务会计	预算会计
借：资产处置费用 　　支出经济分类（其他费用） 贷：待处理财产损溢——待处理财产价值	—

（六）凭证附件及审核要点

凭证附件及审核要点如表3-6所示。

表3-6　　　　　　　　　　　药品核算凭证附件表

序号	附件内容	审核部门	审核要点
1	报销审批单	药品管理部门、财务部门	医院审批意见完整、预算额度充足
2	采购发票及销售清单	药品管理部门、财务部门	发票抬头、税号、金额正确、清单与发票金额相符
3	药品付款供应商明细表（适用于药品付款）	药品管理部门、财务部门	供应商药品款金额、收款单位、收款账号
4	政府采购电子卖场结算	药品管理部门、财务部门	采购项目、金额与发票相符

（七）审核要求

药品核算应按照如下要求进行审核，如表3-7所示。

表3-7　　　　　　　　　　　药品核算审核要求

序号	审核要求
1	审批流程完整
2	在年度预算额度内
3	相关附件齐全，发票内容显示无误，如发票抬头、税号、金额正确
4	审核会计科目、项目及支出经济分类使用正确 审核账期、应付供应商药品金额等
5	审核付款金额与相关报表一致

二、耗材核算指南

（一）事项解释

1. 卫生材料：指临床和医技科室在业务活动中消耗的医用耗材及各种易损易耗物资。

2. 低值易耗品：指医院单位价值低或使用期限相对固定资产较短，在使用过程中保持其原有实物形态基本不变，不能作为固定资产核算，易于损坏，需要经常补充和更新的物品。

3. 其他材料：指医院使用后就消耗掉或逐渐消耗，不能保持其原有形态的各种原材料。包括修建材料、五金交电材料、零星维修材料、杂项材料等。

（二）制度依据

《政府会计准则第 1 号——存货》等。

（三）耗材的管理要求

1. 建立医院耗材内部管理制度。医院要制定完善的耗材管理制度，相关管理岗位应设置合理，岗位职责明确，不相容岗位相互分离，确保实物资产安全完整。

2. 加强医院耗材采购管理。按照医院耗材集中采购配送管理规定，严格按照规定方式进行采购。合理确定库存储备量，按供应计划组织订货和采购，动态监控材料库存。

3. 加强验收入库管理。医院耗材验收要准确及时，验质验量，仓库保管员要加强对特殊管理物资如检验、科研项目使用试剂的实物验收，确保医院耗材数量、质量符合使用要求。物资管理要做到"金额管理、数量统计、实耗实销"。

4. 加强日常使用管理，规范医院耗材内部领用行为，领用理由充分，用途合理，领用经过相关审批程序，防止耗材被随意领用。

5. 加强储存管理，落实医院耗材保管责任，保障医院耗材正常使用。编制医院耗材目录，建立医院耗材明细账，实行存货 ABC 分类管理法，加强物资储存的科学管理，建立完整的盘点制度，做到定期账账核对、账实核对。

（四）会计科目设置

1. 科目核算内容

（1）库存物品：本科目核算医院为开展医疗服务及辅助活动而储存的药品、卫生材料、低值易耗品、其他材料的实际成本。其中：

①库存物品——卫生材料。本科目核算医院为开展医疗活动而储备的医用材料的购入、领用以及库存情况。

②库存物品——低值易耗品。本科目核算单位价值在规定限额以下并且使用期限不满一年，能多次使用而基本保持其实物形态的物品的购入、领用以及库存情况。

③库存物品——其他材料。本科目核算医院除药品、卫生材料、低值易耗品以

外的材料物资的购入、领用以及库存情况。

（2）业务活动费用。本科目核算医院为实现其职能目标，依法履职或开展医疗、科研、教学及其辅助活动所发生的各项费用。

本科目下设置"商品和服务费用"等明细科目，核算医疗、医技、医辅部门发生的卫生材料、低值易耗品、其他材料支出。

本科目下按照经费性质、支出经济分类、支付对象等进行辅助核算。

本科目属于费用类科目，借方登记业务活动费用的增加数，贷方登记业务活动费用的冲销及转出数；期末结转后，本科目应无余额。

（3）单位管理费用。本科目核算医院行政及后勤管理部门开展管理活动发生的各项费用。

本科目下设置"商品和服务费用"等明细科目，核算管理部门发生的材料费用支出。

本科目下按照经费性质、支出经济分类、支付对象等进行辅助核算。

本科目属于费用类科目，借方登记单位管理费用的增加数，贷方登记单位管理费用的冲销及转出数；期末结转后，本科目应无余额。

（4）应付账款。本科目核算单位因购买物资、接受服务、开展工程建设等而应付的款项。

本科目应当按照债权人进行辅助核算。

2. 科目构成（含支出经济分类）

耗材核算科目构成如表3－8所示。

表3－8　　　　　　　　　　　耗材核算科目构成表

科目		
一级	二级	三级
业务活动费用 单位管理费用	医疗费用 科研费用 教学费用 商品和服务费用	商品和服务费用
库存物品	卫生材料 低值易耗品 其他材料	医用气体 影像材料 化验材料 其他卫生材料
应付账款	应付材料款	—

续表

科目		
支出经济分类		
一级	二级	三级
商品和服务支出	办公费 印刷费 专用材料费 其他费用	卫生材料

（五）账务处理

示例1：2023年12月耗材验收入库。

财务部门根据有关凭证，作会计分录如下：

财务会计	预算会计
借：库存物品——卫生材料 　　库存物品——低值易耗品 　　库存物品——其他材料 　贷：应付账款	—

示例2：结转2023年12月科室领用材料。

财务部门根据有关凭证，作会计分录如下：

财务会计	预算会计
借：业务活动费用——医疗费用——商品和服务费用 　　业务活动费用——科研费用——商品和服务费用 　　业务活动费用——教学费用——商品和服务费用 　　单位管理费用——商品和服务费用 　　支出经济分类（血库材料、化验材料等） 　贷：库存物品	—

示例3：付2023年12月材料款。

财务部门根据有关凭证，作会计分录如下：

财务会计	预算会计
借：应付账款 　贷：银行存款	借：事业支出 　　支出经济分类（血库材料、化验材料等） 　贷：资金结存——货币资金

（六）凭证附件及审核要点

凭证附件及审核要点如表 3-9 所示。

表 3-9   耗材凭证附件表

序号	附件内容	审核部门	审核要点
1	报销审批单	耗材管理部门、财务部门	医院审批意见完整、预算额度充足
2	采购发票及销售清单	耗材管理部门、财务部门	发票抬头、税号、金额正确、清单与发票金额相符
3	耗材付款供应商明细表（适用于耗材付款）	耗材管理部门、财务部门	应付供应商材料款金额、收款单位、收款账号
4	耗材出库明细表	耗材管理部门、财务部门	采购项目、金额与发票相符

（七）审核要求

耗材核算应按照如下要求进行审核，如表 3-10 所示。

表 3-10   耗材核算审核要求

序号	审核要求
1	审批流程完整
2	在年度预算额度内
3	相关附件齐全，发票内容显示无误，如发票抬头、税号、金额正确
4	审核会计科目、项目及支出经济分类使用正确；审核票据金额与入库单一致；审核账期、应付供应商耗材金额等
5	审核报销金额与出入库单一致

第四节　固定资产、无形资产核算指南

一、固定资产核算指南

（一）事项解释

1. 概念

固定资产是指医院为满足自身开展业务活动或其他活动需要而控制的，使用年限超过一年（不含一年）、单位价值在规定标准以上，并在使用过程中基本保持原有物质形态的资产，一般包括房屋及构筑物、设备、家具等。单位价值虽未达到规定标准，但是使用年限超过一年（不含一年）的大批同类物资，如图书、家具等，应确认为固定资产。

2. 固定资产的特征

（1）固定资产是为医院医疗、教学、科研服务或维持医疗运营活动开展而持有的，是为病人服务的工具或手段，而不是直接用于出售的产品。

（2）固定资产的使用寿命超过一个会计年度。医院固定资产属于长期资产，随着使用和磨损，通过折旧方式逐步减少账面价值。对固定资产计提折旧，是对固定资产进行后续计量的重要内容。

（3）固定资产具有实物特征，以此区别于长期投资和无形资产。固定资产和长期投资、无形资产都属于长期资产，将在较长期间内（一年以上）为医院带来经济利益或服务潜力，不同之处在于固定资产具有实物形态，而长期投资和无形资产不具有实物形态。

（4）本着重要性原则，作为固定资产核算的资产，其单位价值须在规定标准以上；符合固定资产其他特征但其单位价值低于规定标准的，作为低值易耗品归入存货处理。单位价值虽未达到规定标准，但使用年限在一年以上的大批同类物资，应作为固定资产管理。

3. 固定资产的初始计量

（1）固定资产在取得时应当按照成本进行初始计量。

（2）外购的固定资产，其成本包括购买价款、相关税费以及固定资产交付使用前所发生的可归属于该项资产的运输费、装卸费、安装费和专业人员服务费等。

以一笔款项购入多项没有单独标价的固定资产，应当按照各项固定资产同类或类似资产市场价格的比例对总成本进行分配，分别确定各项固定资产的成本。

（3）自行建造的固定资产，其成本包括该项资产至交付使用前所发生的全部必要支出。

在原有固定资产基础上进行改建、扩建、修缮后的固定资产，其成本按照原固定资产账面价值加上改建、扩建、修缮发生的支出，再扣除固定资产被替换部分的账面价值后的金额确定。

（4）为建造固定资产借入的专门借款的利息，属于建设期间发生的，计入在建工程成本；不属于建设期间发生的，计入当期费用。

（5）已交付使用但尚未办理竣工决算手续的固定资产，应当按照估计价值入账，待办理竣工决算后再按实际成本调整原来的暂估价值。

（6）通过置换取得的固定资产，其成本按照换出资产的评估价值加上支付的补价或减去收到的补价，加上换入固定资产发生的其他相关支出确定。

（7）接受捐赠的固定资产，其成本按照有关凭证注明的金额加上相关税费、运输费等确定；没有相关凭证可供取得，但按规定经过资产评估的，其成本按照评估价值加上相关税费、运输费等确定；没有相关凭证可供取得、也未经资产评估的，其成本比照同类或类似资产的市场价格加上相关税费、运输费等确定；没有相关凭证且未经资产评估、同类或类似资产的市场价格也无法可靠取得的，按照名义金额入账，相关税费、运输费等计入当期费用。

如受赠的系旧的固定资产，在确定其初始入账成本时应当考虑该项资产的新旧程度。

（8）无偿调入的固定资产，其成本按照调出方账面价值加上相关税费、运输费等确定。

（9）盘盈的固定资产，按规定经过资产评估的，其成本按照评估价值确定；未经资产评估的，其成本按照重置成本确定。

（10）融资租赁取得的固定资产，其成本按照其他相关政府会计准则确定。

4. 固定资产的后续计量

（1）医院应当对固定资产计提折旧，在固定资产的预计使用年限内，按照确定的方法对应计的折旧额进行系统分摊。

固定资产应计的折旧额为其成本，计提固定资产折旧时不考虑预计净残值。

医院应当对暂估入账的固定资产计提折旧，实际成本确定后不需调整原已计提的折旧额。

（2）下列各项固定资产不计提折旧：①文物和陈列品；②动植物；③图书、档案；④单独计价入账的土地；⑤以名义金额计量的固定资产。

（3）医院应当根据相关规定以及固定资产的性质和使用情况，合理确定固定资产的使用年限。固定资产的使用年限一经确定，不得随意变更。

医院确定固定资产使用年限，应当考虑下列因素：①预计实现服务潜力或提供经济利益的期限；②预计有形损耗和无形损耗；③法律或者类似规定对资产使用的限制。

（4）一般应当采用年限平均法或者工作量法计提固定资产折旧。在确定固定资产的折旧方法时，应当考虑与固定资产相关的服务潜力或经济利益的预期实现方式。固定资产折旧方法一经确定，不得随意变更。

（5）固定资产应当按月计提折旧，并根据用途计入当期费用或者相关资产成本。当月增加的固定资产，当月开始计提折旧；当月减少的固定资产，当月不再计提折旧。

（6）固定资产提足折旧后，无论能否继续使用，均不再计提折旧；提前报废的固定资产，也不再补提折旧。已提足折旧的固定资产，可以继续使用的，应当继续使用，规范实物管理。

（7）固定资产因改建、扩建或修缮等原因而延长其使用年限的，应当按照重新确定的固定资产的成本以及重新确定的折旧年限计算折旧额。

（二）制度依据

《政府会计准则第3号——固定资产》等。

（三）固定资产管理要求

1. 建立固定资产管理制度。医院要制定完善的固定资产管理制度，管理岗位和归口管理岗位设置合理，岗位职责明确，建立授权审批制度。明确固定资产取得、验收、使用、保管、处置等环节的控制要求，设置相应账卡，如实记录，确保固定资产的安全与完整。

2. 建立健全固定资产购建论证制度。建立健全固定资产配置申请制度，规范请购程序，按照规模适度、科学决策的原则，加强立项、预算、调整、审批、执行等环节的控制。

3. 加强固定资产购建过程管理。固定资产购建应由归口管理科室、使用科室、财务部门、内审部门及专业人员等共同参与，确保购建过程公开透明，降低购建成本。

4. 加强固定资产验收入账管理。取得固定资产要组织有关科室或人员严格验收，验收合格后方可交付使用，并及时办理结算、登记固定资产账卡。医院仅拥有使用权的资产，取得时应登记备查账，以备核查。

5. 建立维修保养制度。相关职能科室应对固定资产进行定期检查、维修和保养，并做好详细记录，严格控制固定资产维修和保养费用支出。

6. 做好固定资产变动与处置审批。固定资产对外投资、出租、出借等必须按照国有资产管理的有关规定，事先进行可行性研究论证，按照管理权限逐级审批后方可执行。明确固定资产处置的标准和程序，按照管理权限逐级审批，取得相关证明文件后方可执行。

7. 建立固定资产清查盘点制度，明确清查盘点的范围、组织程序和期限，每年至少进行一次全面清查盘点，保证账、卡、物相符。

（四）会计科目设置

1. 科目核算内容

（1）固定资产。本科目核算医院固定资产的原值，应当按照固定资产的类别、项目和经费性质进行明细核算。

（2）固定资产累计折旧。本科目核算医院计提的固定资产折旧，应当按照所对应固定资产的明细分类和经费性质进行明细核算。

（3）在建工程。本科目核算医院在建的建设项目工程的实际成本。

本科目下设置"建筑安装工程投资""设备投资""待摊投资""其他投资"等明细科目，并按照具体项目进行明细核算。

本科目属于资产类科目，借方登记在建工程的增加，贷方登记在建工程的减少；期末借方余额，反映医院尚未完成的建设项目工程发生的实际成本。

（4）应付账款。本科目核算医院因购买设备按照合同约定质保期满后应付给供应商的设备尾款。

本科目下按照支付对象等进行辅助核算。

（5）业务活动费用。本科目核算医院为实现其职能目标，依法履职或开展医疗、科研、教学及其辅助活动所发生的各项费用。

本科目下设置"商品和服务费用"等明细科目，核算医疗、医技、医辅部门发生的固定资产折旧费用。

本科目下按照经费性质、支出经济分类等进行辅助核算。

本科目属于费用类科目，借方登记业务活动费用的增加数，贷方登记业务活动费用的冲销及转出数；期末结转后，本科目应无余额。

（6）单位管理费用。本科目核算医院行政及后勤管理部门开展管理活动发生的各项费用。

本科目下设置"商品和服务费用"等明细科目，核算管理部门发生的固定资产折旧费用。

本科目下按照经费性质、支出经济分类等进行辅助核算。

本科目属于费用类科目，借方登记单位管理费用的增加数，贷方登记单位管理费用的冲销及转出数；期末结转后，本科目应无余额。

（7）资产处置费用。本科目核算医院批准处置资产时发生的费用，包括转销的被处置资产价值，以及在处置过程中发生的相关费用或者处置收入小于相关费用形成的净支出。

本科目应当按照处置资产的类别、资产处置的形式等进行明细核算。

"资产处置费用"属于费用类科目，借方登记资产处置费用的增加数，贷方登记资产处置费用的减少数；期末结转后，本科目应无余额。

医院在资产清查中查明的资产盘亏、毁损以及资产报废等，应当先通过"待处理财产损溢"科目进行核算，再将处理资产价值和处理净支出计入本科目。

（8）待处理财产损溢——待处理财产价值。本科目核算医院在资产清查过程中查明的各种资产盘盈、盘亏和报废、毁损的价值。

本科目应当按照待处理的资产项目进行明细核算。

本科目属于资产类科目，借方登记医院的资产损失，在未处理之前，仍是医院资产的一种存在形式；贷方登记医院的财产盈余，反映了资产取得的一种特殊方式；期末如为借方余额，反映医院尚未处理的各种财产的净损失；期末如为贷方余额，反映尚未处理的各种资产物资的净溢余。年末，经批准处理后，本科目一般应无余额。

2. 科目构成（含支出经济分类）

固定资产核算科目构成如表3－11所示。

表3－11　　　　　　　　　固定资产核算科目构成表

科目		
一级	二级	三级
固定资产	房屋和构筑物	—
	设备	
	图书和档案	
	家具和用具	
固定资产累计折旧	房屋和构筑物	—
	设备	
	家具和用具	
在建工程	建筑安装工程投资	—
	设备投资	
	待摊投资	
	待核销基建支出	
	基建转出投资	
	其他投资	
应付账款	应付设备款	—
业务活动费用	医疗费用	固定资产折旧费
	科研费用	
	教学费用	
单位管理费用	固定资产折旧费	—
资产处置费用	—	—
支出经济分类		
一级	二级	三级
商品和服务支出	其他商品和服务支出	其他费用

（五）账务处理

1. 使用自有资金购置固定资产

示例 1：付××公司××设备款。

财务部门根据有关凭证，作会计分录如下：

财务会计	预算会计
借：固定资产 　贷：银行存款 　　　应付账款	借：事业支出 　　支出经济分类（资本性支出） 　贷：资金结存——货币资金

示例 2：付××公司××设备尾款。

财务部门根据有关凭证，作会计分录如下：

财务会计	预算会计
借：应付账款 　贷：银行存款	借：事业支出 　　支出经济分类（资本性支出） 　贷：资金结存——货币资金

2. 使用财政资金购置固定资产

（1）付款。

示例：付××公司××设备款。

财务部门根据有关凭证，作会计分录如下：

财务会计	预算会计
借：在建工程——设备投资 　贷：财政拨款收入——财政项目拨款收入	借：事业支出——财政拨款支出——项目支出 　　支出经济分类（资本性支出） 　贷：财政拨款预算收入——项目支出

（2）资产验收入库

示例：××公司××设备验收入库。

财务部门根据有关凭证，作会计分录如下：

财务会计	预算会计
借：固定资产 　贷：在建工程——设备投资	—

3. 计提固定资产折旧

示例：计提 2023 年 12 月固定资产折旧。

财务部门根据有关凭证，作会计分录如下：

财务会计	预算会计
借：业务活动费用——医疗费用——固定资产折旧费 　　业务活动费用——科研费用——固定资产折旧费 　　业务活动费用——教学费用——固定资产折旧费 　　单位管理费用——固定资产折旧费 　　支出经济分类（折旧费用） 　　贷：固定资产累计折旧	—

4. 固定资产的处置

示例：2023 年 12 月资产处置（处置单号××）。

财务部门根据有关凭证，作会计分录如下：

财务会计	预算会计
借：资产处置费用 　　固定资产累计折旧 　　贷：固定资产	—

5. 固定资产清查盘点

（1）盘盈的固定资产，在财务会计下，按照确定的入账成本，借记"固定资产"科目，贷记"待处理财产损溢"科目；预算会计不做账务处理。

（2）盘亏、毁损或报废的固定资产，在财务会计下，按照待处理固定资产账面价值，借记"待处理财产损溢"科目，按已计提的折旧，借记"固定资产累计折旧"科目，按固定资产的账面余额，贷记"固定资产"科目；预算会计不做账务处理。

示例：资产清查固定资产盘盈/盘亏。

财务部门根据有关凭证，作会计分录如下：

财务会计	预算会计
盘盈资产： 借：固定资产 　　贷：待处理财产损溢——待处理财产价值 报经批准后： 借：待处理财产损溢——待处理财产价值 　　贷：以前年度损益调整 盘亏资产： 借：待处理财产损溢——待处理财产价值 　　固定资产累计折旧 　　贷：固定资产 报经批准后： 借：资产处置费用 　　贷：待处理财产损溢——待处理财产价值	—

（六）凭证附件及审核要点

1. 购置固定资产，凭证附件及审核要点如表 3 – 12 所示。

表 3 – 12　　　　　　　　　固定资产购置凭证附件表

序号	附件内容	审核部门	审核要点
1	报销审批单	归口部门、财务部门	医院审批意见完整、预算额度充足
2	经查验真伪后的发票	财务部门	发票抬头、税号、金额正确
3	验收入库单	归口部门、财务部门	入库金额、规格型号、经费来源相符

2. 计提折旧，凭证附件及审核要点如表 3 – 13 所示。

表 3 – 13　　　　　　　　　固定资产折旧凭证附件表

序号	附件内容	审核部门	审核要点
1	折旧汇总表	财务部门	原值、当期折旧、累计折旧正确

3. 固定资产处置，凭证附件及审核要点如表 3 – 14 所示。

表 3 – 14　　　　　　　　　固定资产处置凭证附件表

序号	附件内容	审核部门	审核要点
1	党委会、院长办公会批复	党委会、院长办公会	报废合理性、总金额正确
2	国有资产处置申请表	归口部门、财务部门	与报废明细表相符
3	财政局批文	财政局	与报废明细表相符
4	国有资产接收单	产权交易所	与报废明细表相符

（七）审核要求

固定资产核算应按照如下要求进行审核，如表 3 - 15 所示。

表 3 - 15　　　　　　　　　　固定资产核算审核要求

序号	审核要求
1	审批流程完整
2	在年度预算额度内
3	相关附件齐全，发票内容显示无误，如发票抬头、税号、金额正确
4	审核会计科目、项目及支出经济分类使用正确
5	付款金额及比例与合同约定一致
6	审核合同、发票、入库单内容一致
7	审核上级批文、调拨单、资产验收入库单等凭证附件（调拨资产适用）
8	审核捐赠统一收据、捐赠协议、价值评估报告及依据、资产验收入库单等凭证附件（捐赠资产适用）

二、无形资产核算指南

（一）事项解释

1. 概念

无形资产是指医院控制的没有实物形态的可辨认非货币资产，包括专利权、商标权、著作权、土地使用权、非专利技术、医院购入的不构成相关硬件不可缺少组成部分的应用软件及其他财产权利等。

2. 无形资产的特征

（1）无形资产不具有实物形态。无形资产通常表现为某种权利、某项技术或者某种增强服务潜力的综合能力，它们不具有实物形态，看不见、摸不着，比如：土地使用权、非专利技术等。无形资产为医院带来的经济利益的方式与固定资产不同，固定资产是通过实物价值的磨损和转移为医院带来未来经济利益，而无形资产很大程度上是通过自身所具有的技术等优势为医院带来未来经济利益，不具有实物形态是无形资产区别于其他资产的特征之一。

（2）无形资产具有可辨认性。作为医院无形资产进行核算的资产必须是能够区别于其他资产可单独辨认的，如医院持有的专利权、商标权、土地使用权、特许权、非专利技术等。从可辨认性角度考虑，商誉是与医院整体价值联系在一起的，无形资产的定义要求无形资产是可辨认的，以便与商誉清楚地区分开来，医院合并中取得的商誉代表了购买方从不能单独辨认并独立确认的资产中获得预期未来经济利益而付出的代价。这些未来经济利益可能产生于取得的可辨认资产之间的协同作

121

用，也可能产生于购买者在医院合并中准备支付的、但不符合在财务报表上确认条件的资产。从计量上来讲，商誉是医院合并成本大于合并中取得的各项可辨认资产、负债公允价值份额的差额，其存在无法与医院自身区分开来，由于不具有可辨认性，虽然商誉也是没有实物形态的非货币资产，但不构成无形资产。符合以下条件之一的，则认为其具有可辨认性：

①能够从医院中分离或者划分出来，并能单独或者与相关合同、资产或负债一起，用于出售、转移、授予许可、租赁或者交换。

②源自合同性权利或其他法定权利，无论这些权利是否可以从医院或其他权利和义务中转移或者分离。如一方通过与另一方签订特许权合同而获得的特许使用权，通过法律程序申请获得的商标权、专利权等。

（3）无形资产属于非货币性资产。非货币性资产，是指医院持有货币资金和以固定或可确定的金额收取的资产以外的其他资产。无形资产由于没有发达的交易市场，一般不容易转化成现金，在持有过程中为医院带来未来经济利益的情况不确定，不属于以固定或可确定的金额收取的资产，属于非货币性资产。

（4）持有目的为使用而非出售。医院持有无形资产的目的是用于开展医疗服务等业务活动、出租给他人或为管理活动目的，而不是为了对外销售。

3. 无形资产的初始计量

（1）无形资产在取得时应当按照成本进行初始计量。

（2）外购的无形资产，其成本包括购买价款、相关税费以及可归属于该项资产达到预定用途前所发生的其他支出。医院委托软件公司开发的软件，视同外购无形资产确定其成本。

（3）自行开发的无形资产，其成本包括自该项目进入开发阶段后至达到预定用途前所发生的支出总额。

（4）通过置换取得的无形资产，其成本按照换出资产的评估价值加上支付的补价或减去收到的补价，加上换入无形资产发生的其他相关支出确定。

（5）接受捐赠的无形资产，其成本按照有关凭据注明的金额加上相关税费确定；没有相关凭据可供取得，但按规定经过资产评估的，其成本按照评估价值加上相关税费确定；没有相关凭据可供取得、也未经资产评估的，其成本比照同类或类似资产的市场价格加上相关税费确定；没有相关凭据且未经资产评估、同类或类似资产的市场价格也无法可靠取得的，按照名义金额入账，相关税费计入当期费用。确定接受捐赠无形资产的初始入账成本时，应当考虑该项资产尚可为医院带来服务潜力或经济利益的能力。

（6）无偿调入的无形资产，其成本按照调出方账面价值加上相关税费确定。

4. 无形资产的后续计量

（1）医院应当于取得或形成无形资产时合理确定其使用年限。无形资产的使用年限为有限的，应当估计该使用年限。无法预见无形资产为医院提供服务潜力或者带来经济利益期限的，应当视为使用年限不确定的无形资产。

（2）医院应当对使用年限有限的无形资产进行摊销，但已摊销完毕仍继续使用的无形资产和以名义金额计量的无形资产除外。摊销是指在无形资产使用年限内，按照确定的方法对应摊销金额进行系统分摊。

（3）对于使用年限有限的无形资产，医院应当按照以下原则确定无形资产的摊销年限：①法律规定了有效年限的，按照法律规定的有效年限作为摊销年限；②法律没有规定有效年限的，按照相关合同或单位申请书中的受益年限作为摊销年限；③法律没有规定有效年限、相关合同或单位申请书也没有规定受益年限的，应当根据无形资产为医院带来服务潜力或经济利益的实际情况，预计其使用年限；④非大批量购入、单价小于1000元的无形资产，可以于购买的当期将其成本一次性全部转销。

（4）应当按月对使用年限有限的无形资产进行摊销，并根据用途计入当期费用或者相关资产成本。医院应当采用年限平均法或者工作量法对无形资产进行摊销，应摊销金额为其成本，不考虑预计残值。

（5）因发生后续支出而增加无形资产成本的，对于使用年限有限的无形资产，应当按照重新确定的无形资产成本以及重新确定的摊销年限计算摊销额。

（6）使用年限不确定的无形资产不应摊销。

（二）制度依据

1. 《政府会计准则——基本准则》。

2. 《政府会计准则第4号——无形资产》等。

（三）无形资产管理要求

1. 建立无形资产管理制度。医院要制定完善的无形资产管理制度，管理岗位和归口管理岗位设置合理，岗位职责明确，建立授权审批制度。明确无形资产取得、验收、使用、保管、处置等环节的控制要求，设置相应账卡，如实记录，确保无形资产的安全与完整。

2. 建立健全无形资产购建论证制度。建立健全无形资产配置申请制度，规范请购程序，按照规模适度、科学决策的原则，加强立项、预算、调整、审批、执行等环节的控制。

3. 加强无形资产购建过程管理。无形资产购建应由归口管理科室、使用科室、财务部门、内审部门及专业人员等共同参与，确保购建过程公开透明，降低购建成本。

4. 加强无形资产验收入账管理。取得无形资产要组织有关科室或人员严格验收，验收合格后方可交付使用，并及时办理结算、登记无形资产账卡。医院仅拥有使用权的资产，取得时应登记备查账，以备核查。

5. 做好无形资产变动与处置审批。无形资产对外投资、出租、出借等必须按照国有资产管理的有关规定，事先进行可行性研究论证，按照管理权限逐级审批后方可执行。明确无形资产处置的标准和程序，按照管理权限逐级审批，取得相关证明文件后方可执行。

6. 建立无形资产清查盘点制度，明确清查盘点的范围、组织程序和期限，每年至少进行一次全面清查盘点，保证账、卡、物相符。

（四）会计科目设置

1. 科目核算内容

（1）无形资产。本科目核算医院无形资产的原值，应当按照无形资产的类别、项目和经费性质进行明细核算。

（2）无形资产累计摊销。本科目核算医院计提的无形资产摊销，应当按照所对应无形资产的明细分类和经费性质进行明细核算。

（3）在建工程。本科目核算医院在建的建设项目工程的实际成本。

本科目下设置"建筑安装工程投资""设备投资""待摊投资""其他投资"等明细科目，并按照具体项目进行明细核算。

本科目属于资产类科目，借方登记在建工程的增加，贷方登记在建工程的减少；期末借方余额，反映医院尚未完成的建设项目工程发生的实际成本。

（4）应付账款。本科目核算医院因购买无形资产按照合同约定质保期满后应付给供应商的软件尾款。

本科目下按照支付对象等进行辅助核算。

（5）业务活动费用。本科目核算医院为实现其职能目标，依法履职或开展医疗、科研、教学及其辅助活动所发生的各项费用。

本科目下设置"商品和服务费用"等明细科目，核算医疗、医技、医辅部门发生的无形资产摊销费用。

本科目下按照经费性质、支出经济分类等进行辅助核算。

本科目属于费用类科目，借方登记业务活动费用的增加数，贷方登记业务活动费用的冲销及转出数；期末结转后，本科目应无余额。

（6）单位管理费用。本科目核算医院行政及后勤管理部门开展管理活动发生的各项费用。

本科目下设置"商品和服务费用"等明细科目，核算管理部门发生的无形资产摊销费用。

本科目下按照经费性质、支出经济分类等进行辅助核算。

本科目属于费用类科目，借方登记单位管理费用的增加数，贷方登记单位管理费用的冲销及转出数；期末结转后，本科目应无余额。

（7）资产处置费用。本科目核算医院批准处置资产时发生的费用，包括转销的被处置资产价值，以及在处置过程中发生的相关费用或者处置收入小于相关费用形成的净支出。

本科目应当按照处置资产的类别、资产处置的形式等进行明细核算。

"资产处置费用"属于费用类科目，借方登记资产处置费用的增加数，贷方登记资产处置费用的减少数；期末结转后，本科目应无余额。

医院在资产清查中查明的资产盘亏、毁损以及资产报废等，应当先通过"待处理财产损溢"科目进行核算，再将处理资产价值和处理净支出计入本科目。

2. 科目构成（含支出经济分类）

无形资产核算科目构成如表 3－16 所示。

表 3－16　　　　　　　　　　　　无形资产核算科目构成表

科目		
一级	二级	三级
无形资产	土地使用权 软件等	—
无形资产累计摊销	土地使用权 软件等	—
在建工程	其他投资	—
应付账款	—	—
业务活动费用	医疗费用 科研费用 教学费用	无形资产摊销费
单位管理费用	无形资产摊销费	—
资产处置费用	—	—
支出经济分类		
一级	二级	三级
商品和服务支出	其他商品和服务支出	其他费用

（五）账务处理

1. 使用自有资金购置无形资产

（1）按进度付款。

示例：付××公司××系统款（首款/进度款）

财务部门根据有关凭证，作会计分录如下：

财务会计	预算会计
借：在建工程——其他投资——无形资产 　　贷：银行存款 　　　　应付账款	借：事业支出支出 　　支出经济分类（资本性支出） 　　贷：资金结存——货币资金

（2）付尾款。

示例：付××公司××系统尾款。

财务部门根据有关凭证，作会计分录如下：

财务会计	预算会计
借：应付账款 　　贷：银行存款	借：事业支出 　　支出经济分类（资本性支出） 　　贷：资金结存——货币资金

（3）资产验收入库。

示例：××公司××系统验收入库。

财务部门根据有关凭证，作会计分录如下：

财务会计	预算会计
借：无形资产——软件 　　贷：在建工程——其他投资——无形资产	—

2. 使用财政资金购置资产

（1）付款。

示例：付××公司××系统款。

财务部门根据有关凭证，作会计分录如下：

财务会计	预算会计
借：在建工程——其他投资——无形资产 　　贷：财政拨款收入——财政项目拨款收入	借：事业支出——财政拨款支出——项目支出 　　支出经济分类（资本性支出） 　　贷：财政拨款预算收入——项目支出

（2）资产验收入库。

示例：××系统验收入库。

财务部门根据有关凭证，作会计分录如下：

财务会计	预算会计
借：无形资产——软件 　　贷：在建工程——其他投资——无形资产	—

3. 计提无形资产摊销

示例：计提2023年12月无形资产摊销。

财务部门根据有关凭证，作会计分录如下：

财务会计	预算会计
借：业务活动费用——医疗费用——无形资产摊销费 　　业务活动费用——科研费用——无形资产摊销费 　　业务活动费用——教学费用——无形资产摊销费 　　单位管理费用——无形资产摊销费 　　支出经济分类（摊销费用） 　　贷：无形资产累计摊销——软件	—

4. 资产的处置

示例：2023年12月无形资产处置（处置单号××）。

财务部门根据有关凭证，作会计分录如下：

财务会计	预算会计
借：资产处置费用 　　无形资产累计摊销——软件 　　贷：无形资产——软件	—

（六）凭证附件及审核要点

1. 购置无形资产，凭证附件及审核要点如表3-17所示。

表 3 - 17 　　　　　　　　　　无形资产购置凭证附件表

序号	附件内容	审核部门	审核要点
1	报销审批单	归口部门、财务部门	医院审批意见完整、预算额度充足
2	经查验真伪后的发票	财务部门	发票抬头、税号、金额正确
3	验收入库单	归口部门、财务部门	入库金额、规格型号、经费来源相符

2. 无形资产摊销，凭证附件及审核要点如表 3 - 18 所示。

表 3 - 18 　　　　　　　　　　无形资产摊销凭证附件表

序号	附件内容	审核部门	审核要点
1	摊销汇总表	财务部门	原值、当期摊销、累计摊销正确

3. 无形资产的处置，凭证附件及审核要点如表 3 - 19 所示。

表 3 - 19 　　　　　　　　　　无形资产处置凭证附件表

序号	附件内容	审核部门	审核要点
1	党委会、院长办公会批复	党委会、院长办公会	处置合理性、总金额正确
2	无形资产处置申请表	归口部门、财务部门	与处置明细表相符
3	财政局批文	财政局	与处置明细表相符
4	国有资产接收单	产权交易所	与处置明细表相符

（七）审核要求

无形资产核算应按照如下要求进行审核，如表 3 - 20 所示。

表 3 - 20 　　　　　　　　　　无形资产核算审核要求

序号	审核要求
1	审批流程完整
2	在年度预算额度内
3	相关附件齐全，发票内容显示无误，如发票抬头、税号、金额正确
4	审核会计科目、项目及支出经济分类使用正确
5	付款金额及比例与合同约定一致
6	审核合同、发票、入库单内容一致
7	审核上级批文、资产验收入库单等凭证附件

第四章　负债核算

第一节　负债概述

一、负债的概念及特征

（一）负债的定义及分类

负债是指医院过去的经济业务或者事项形成的，预期会导致经济资源流出医院的现时义务。

根据医院负债的流动性，可分为流动负债和非流动负债。其中，流动负债是指预计在一年内（含一年）偿还的负债，包括短期借款、应付及预收款项、应付职工薪酬、应缴款项等。非流动负债是指流动负债以外的负债，包括长期借款、长期应付款等。

（二）负债的特征

医院的负债具有以下三方面的特征。

一是负债是由于医院过去的交易或者事项带来的。医院负债的增加或减少必须是医院过去发生的交易或事项影响的，若该交易或事项处于谈判中或经济业务处于计划状态，则不能以此作为确认医院负债的依据。

二是负债是现时应由医院来承担的义务。医院过去的交易或事项形成需要医院在现行条件下承担的义务，而未来发生的经济业务或者事项形成的义务不是现在应由医院承担的。

三是清偿负债预期会导致含有经济利益或者服务潜力的资源从医院流出。如医院用银行存款偿还负债，使含有经济利益或服务潜力的医院资产减少。

（三）负债的确认

医院符合负债定义的义务，在同时满足以下条件时，确认为负债：

（1）履行该义务很可能导致含有服务潜力或者经济利益的经济资源流出医院。

（2）该义务的金额能够可靠地计量。未来发生的经济业务或者事项形成的义务不属于现时义务，不应当确认为负债。

医院预计负债应按照履行相关现时义务所需支出的最佳估计数进行初始计量。所需支出存在一个连续范围，且该范围内各种结果发生的可能性是相同的，最佳估计数应当按照该范围内的中间值确定。在其他情形下，最佳估计数应当分别下列情况确定：或有事项涉及单个项目的，按照最可能发生金额确定；或有事项涉及多个项目的，按照各种可能结果及相关概率计算确定。医院在确定最佳估计数时，一般应当综合考虑与或有事项有关的风险、不确定性等因素。

二、负债核算的会计科目

医院应当按照《政府会计制度》和《医院补充规定》等的规定设置和使用会计科目。在不影响会计处理和编制报表的前提下，医院可以根据实际情况自行增设或减少明细会计科目，如表4-1所示。负债类科目的使用，要注意核算范围、核算要求、往来款的清理等。

表4-1 负债类科目表

科目编码	科目名称	科目编码	科目名称
2001	短期借款	2304	应付利息
2101	应交增值税	2305	预收账款
2102	其他应交税费	2307	其他应付款
2103	应缴财政款	2401	预提费用
2201	应付职工薪酬	2501	长期借款
2301	应付票据	2502	长期应付款
2302	应付账款	2601	预计负债
2303	应付政府补贴款	2901	受托代理负债

三、负债的管理要求

负债是医院资金来源的重要组成部分，医院存在一定程度的负债，有利于医院开展医疗活动，缓解资金压力。但是，医院应遵循如下要求进行负债管理，合理安排负债的规模，保证合理使用和按期偿还，并随时掌握自身偿债能力，化解财务风险。

（一）医院进行负债管理应保证举债的成本可控

医院举债的同时会带来资金占用费和资金筹集费。在举债前，医院应结合实际需求和自身的财务状况，研究确定最优举债方式的组合，降低举债综合成本。若资金来源属于同等期限、同等方式，应择优选择出最低成本的借款方式和借款对象，把握资金时间成本最低的时机。

（二）医院进行负债管理应保持举债的适度性

适度负债是指医院要按需举债，结合自身的运营状况和偿债能力，合理安排负债规模。做到自我约束，科学精准地筹集和使用资金，举债不盲目，不超越自身偿债能力。

（三）医院进行负债管理应注意举债的效益性

医院举债的目的是保障正常的医疗业务活动，医院在举债时，应充分认识到举债具有正负效应两重性，在进行负债管理时必须确保资金的使用效益。

（四）医院进行负债管理可实行分类管理的方式

医院应结合各种负债的不同性质进行分类管理，针对各类负债的特点，建立财务风险管理指标，坚持及时处理和按规处理的原则，按时偿还各项负债，防范财务风险。

第二节　流动负债核算指南

流动负债是指预计在一年内（含一年）偿还的负债，包括短期借款、应付及预收款项、应付职工薪酬、应缴款项等。一般具有偿还期限短、筹资成本低、偿还方式灵活等特点。本节主要介绍应付账款、预收账款、其他应付款的核算。

一、应付账款核算指南

（一）事项解释

应付账款是指医院因购买物资、接受劳务、开展工程建设等而形成的负债。这些款项在未支付之前构成医院的一项负债，是买卖双方在购销活动过程中由于取得物资、接受劳务等与支付款项在时间上不一致而产生的。

（二）制度依据

《政府会计准则第 8 号——负债》等。

（三）会计科目设置

1. 科目核算内容

医院应当设置"应付账款"科目，核算因购买物资、接受服务、开展工程建设等而发生的应付账款，并按债权人进行明细核算。

本科目期末贷方余额，反映医院尚未支付的应付账款金额。

2. 科目构成

"应付账款"科目构成如表 4-2 所示。

表 4-2　　　　　　　　　　　"应付账款"科目构成表

科目		
一级	二级	三级
应付账款	应付药品款 应付材料款	—

（四）会计核算

1. 购入物资、设备或服务等尚未付款时

收到所购物资、设备或服务以及确认完成工程进度但尚未付款时，根据发票及账单等有关凭证，按照应付未付款项的金额，在财务会计下，借记"库存物品""固定资产""在建工程"等科目，贷记"应付账款"科目；涉及增值税业务的，相关账务处理参见"应交增值税"科目；预算会计不做账务处理。

示例：2023 年 12 月药品入库。

财务部门根据有关凭证，作会计分录如下：

财务会计	预算会计
借：库存物品 　　贷：应付账款——应付药品款	—

2. 支付应付款项时

示例：支付 2023 年 12 月药品款。

财务部门根据有关凭证，作会计分录如下：

财务会计	预算会计
借：应付账款——应付药品款 　　贷：银行存款	借：事业支出 　　贷：资金结存——货币资金

3. 无法偿还或债权人豁免偿还的应付账款时

应当按照规定报经批准后进行账务处理。经批准核销时，在财务会计下，借记"应付账款"科目，贷记"其他收入"科目；预算会计不做账务处理。

核销的应付账款应在备查簿中保留登记。

示例：核销无法偿还的应付账款。

财务部门根据有关凭证，作会计分录如下：

财务会计	预算会计
借：应付账款 　　贷：其他收入	—

二、预收账款核算指南

（一）事项解释

预收账款是指医院按照货物、服务合同或协议或者相关规定，向接受货物或服务的主体预先收款而形成的负债。对于医院而言，预收账款主要是指预收医疗款和提供科研教学等服务、按合同或协议约定预收的款项。预收医疗款指医院开展医疗服务活动中，病人就医时，按照规定，医院根据病人病情和治疗的合理需要，收取一定的预交金。对于病人预交的住院医药费，应定期与实际发生的住院医药费进行核对，做到让住院病人对住院费用心中有数，同时应及时清理以避免发生欠费，病人出院时应及时结算。

（二）制度依据

《政府会计准则第 8 号——负债》等。

（三）会计科目设置

1. 科目核算内容

医院应当设置"预收账款"科目核算医院收到的预收款项，并在该科目下设置"预收医疗款""其他预收账款"明细科目。在"预收医疗款"科目下设置"预收医保款""门急诊预收款"和"住院预收款"明细科目分别核算医院预收医疗保险

133

机构预拨的医疗保险金、预收门急诊以及住院病人的预交金。

本科目期末贷方余额，反映医院预收但尚未结算的款项金额。

2. 科目构成

"预收账款"科目构成如表4-3所示。

表4-3   "预收账款"科目构成表

科目		
一级	二级	三级
预收账款	预收医疗款 其他预收账款	预收医保款 门急诊预收款 住院预收款

（四）会计核算

1. 从医疗保险机构收取预拨的医疗保险基金

预收款项时，按照实际预收的金额，在财务会计下，借记"银行存款"等科目，贷记"预收账款"科目；在预算会计下，借记"资金结存"科目，贷记"事业预算收入"科目。

示例：收到预拨的医疗保险基金。

财务部门根据有关凭证，作会计分录如下：

财务会计	预算会计
借：银行存款	借：资金结存——货币资金
贷：预收账款——预收医疗款——预收医保款	贷：事业预算收入

2. 住院处上交住院预交金

示例：住院处上交住院日报表。

财务部门根据有关凭证，作会计分录如下：

财务会计	预算会计
借：银行存款	借：资金结存——货币资金
贷：预收账款——预收医疗款——住院预收款	贷：事业预算收入

3. 无法偿还的预收账款

无法偿还或债权人豁免偿还的预收账款，应当按照规定报经批准后进行账务处理，经批准核销时，在财务会计下，借记"预收账款"科目，贷记"其他收入"科目；核销的预收账款应在备查簿中保留登记；预算会计不做账务处理。

示例：无法偿还的预收账款。

财务部门根据有关凭证，作会计分录如下：

财务会计	预算会计
借：预收账款 　　贷：其他收入	—

三、其他应付款核算指南

（一）事项解释

其他应付款是指医院因有关政策明确要求其承担支出责任等而形成的应付未付款项。"其他应付款"科目核算医院除应交增值税、其他应交税费、应缴财政款、应付职工薪酬、应付账款、预收账款等以外，其他各项偿还期限在一年内（含一年）的应付及暂收款项，如收取的押金、存入保证金等。同级政府财政部门预拨的下期预算款和没有纳入预算的暂付款项，以及采用实拨资金方式通过本医院转拨给下属医院的财政拨款，也通过本科目核算。

本科目应当按照其他应付款的类别以及债权人等进行明细核算。

（二）制度依据

《政府会计准则第 8 号——负债》等。

（三）会计科目设置

1. 科目核算内容

医院应当设置"其他应付款"科目，核算其他应付款的增减变动及结存情况，并在该科目下按照应付和暂收款项的类别、支付对象等设置明细账，进行明细核算。

本科目为负债类科目，借方登记其他应付款的减少，贷方登记其他应付款的增加。

本科目期末贷方余额，反映医院尚未支付的其他应付款金额。

2. 科目构成

"其他应付款"科目构成如表 4 - 4 所示。

表 4 - 4　　　　　　　　　　"其他应付款"科目构成表

科目		
一级	二级	三级
其他应付款	质量保证金等	—

（四）会计核算

1. 发生其他应付款及暂收款项

发生其他应付款及暂收款项时，在财务会计下，借记"银行存款"等科目，贷记"其他应付款"科目；预算会计不做账务处理。

支付（或退回）其他应付款及暂收款项时，在财务会计下，借记"其他应付款"科目，贷记"银行存款"等科目；暂收款用途不确定时，预算会计不做账务处理。

确定暂收款用途，将暂收款项转为相关收入时，在财务会计下，借记"其他应付款"科目，贷记"事业收入"等科目；在预算会计下，借记"资金结存"，贷记"事业预算收入""其他预算收入"等科目。

示例：医院收到××事项押金。

财务部门根据有关凭证，作会计分录如下：

财务会计	预算会计
借：银行存款 　贷：其他应付款	—

2. 在确认其他应付款项时，发生其他给付义务

公务卡持卡人报销时，按照审核报销的金额，在财务会计下，借记"业务活动费用""单位管理费用"等科目，贷记"其他应付款"科目；预算会计不做账务处理。

偿还职工公务卡欠款时，在财务会计下，借记"其他应付款"科目，贷记"银行存款"等科目；在预算会计下，借记"事业支出"等科目，贷记"资金结存"科目。

示例：用公务卡支付会议费。

财务部门根据有关凭证，作会计分录如下：

财务会计	预算会计
确认其他应付款项时： 借：业务活动费用 　贷：其他应付款 下个月偿还公务卡欠费时： 借：其他应付款 　贷：银行存款	确认其他应付款项时： — 下个月偿还公务卡欠费时： 借：事业支出 　贷：资金结存——货币资金

3. 涉及质保金及无法偿付或债权人豁免偿还的其他应付款项

涉及质保金形成其他应付款的，应当按照暂收的质量保证金数额，在财务会计下，借记"银行存款"等科目，贷记"其他应付款"科目；预算会计不做账务处理。

需要退还质量保证金时，在财务会计下，借记"其他应付款"科目，贷记"银行存款"等科目；在预算会计下，借记"事业支出"科目，贷记"资金结存"科目。

无法偿付或债权人豁免偿还的其他应付款项，应当按照规定报经批准后进行账务处理。经批准核销时，在财务会计下，借记"其他应付款"科目，贷记"其他收入"科目；预算会计不做账务处理。

核销的其他应付款应在备查簿中保留登记。

示例：购买需安装的固定资产，扣留质保金，一年后支付质量保证金。

财务部门根据有关凭证，作会计分录如下：

财务会计	预算会计
购入需安装固定资产时：	购入需安装固定资产时：
借：在建工程	借：事业支出
贷：其他应付款——质量保证金	贷：资金结存——货币资金
银行存款	
安装完工交付使用时：	安装完工交付使用时：
借：固定资产	
贷：在建工程	——
质保期满支付质量保证金时：	质保期满支付质量保证金时：
借：其他应付款——质量保证金	借：事业支出
贷：银行存款	贷：资金结存——货币资金

四、预提费用核算指南

（一）事项解释

预提费用是指医院按照规定预先提取的已经发生但尚未支付的费用，如预提租金费用等。

医院按规定从科研项目收入中提取的项目间接费用或管理费，也通过本科目核算。医院计提的借款利息费用，通过"应付利息""长期借款"科目核算，不通过本科目核算。

（二）制度依据

《政府会计准则第 8 号——负债》等。

（三）会计科目设置

1. 科目核算内容

医院应当设置"预提费用"科目，核算医院预先提取的已经发生但尚未支付的费用，并在本科目下按照预提费用的种类进行明细核算。"预提费用"科目适用于医院先计提费用、后支付的情形。

对于提取的项目间接费用或管理费，应当在本科目下设置"项目间接费用或管理费"明细科目，并按项目进行明细核算。医院按规定从科研项目收入中提取的项目间接费或管理费，也通过本科目核算。

本科目为负债类科目，借方登记支付的费用数额，贷方登记预提的费用数额。

本科目期末贷方余额，反映医院已预提但尚未支付的各项费用。

2. 科目构成

"预提费用"科目构成如表 4 - 5 所示。

表 4 - 5 　　　　　　　　　　"预提费用"科目构成表

科目		
一级	二级	三级
预提费用	项目间接费用或管理费 其他预提费用	—

（四）会计核算

医院需要在发生费用的各会计期间和支付时点编制会计分录。医院在发生费用的会计期间期末，按照当期应确认的费用金额，在财务会计下，借记"业务活动费用"等科目，贷记"预提费用"科目；预算会计不做账务处理。

在后续支付款项时，根据实际支付的金额，在财务会计下，借记"预提费用"科目，贷记"银行存款"等科目；在预算会计下，借记"事业支出"科目，贷记"资金结存"科目。

1. 按规定计提项目间接费用或管理费

科研项目间接费用是指医院在组织实施科研项目过程中发生的无法在直接费用中列支的相关费用，主要是医院为项目研究提供的现有仪器设备及房屋，水、电、气、暖消耗，有关管理费用的补助支出和绩效支出等。间接费用用于补偿项目承担医院为项目实施所发生的间接成本和绩效支出，项目承担医院应建立健全间接费用的内部管理办法，合规合理使用间接费用，结合一线科研人员实际贡献公开公正安排绩效支出，体现科研人员价值，发挥绩效支出的激励作用。

（1）按规定计提项目间接费用或管理费。按规定从科研项目收入中提取项目间接费用或管理费时，按照提取的金额，在财务会计下，借记"业务活动费用""单位管理费用"科目，贷记"预提费用——项目间接费用或管理费"科目；在预算会计下，借记"非财政拨款结转——项目间接费用或管理费"科目，贷记"非财政拨款结余——项目间接费用或管理费"科目。

示例：从科研项目中提取项目间接费用。

财务部门根据有关凭证，作会计分录如下：

财务会计	预算会计
借：业务活动费用——科研费用 　　业务活动费用——教学费用 　　单位管理费用 　贷：预提费用——项目间接费用或管理费	借：非财政拨款结转——项目间接费用 　贷：非财政拨款结余——项目间接费用

（2）实际使用计提的项目间接费用或管理费。医院实际使用计提的项目间接费用或管理费时，按照实际支付的绩效奖金额，在财务会计下，借记"预提费用——项目间接费用或管理费"科目，贷记"银行存款""库存现金"等科目；在预算会计下，借记"事业支出"科目，贷记"资金结存"科目。

示例：使用项目间接费用。

财务部门根据有关凭证，作会计分录如下：

财务会计	预算会计
借：预提费用——项目间接费用或管理费 　贷：银行存款	借：事业支出 　贷：资金结存——货币资金

（3）扣除科研项目当前发生的水电费、冲减已经由医院银行存款统一支付的水电费时：在财务会计下，借记"预提费用——项目间接费用或管理费"科目，贷记"单位管理费用"科目或借方红字；预算会计不做账务处理。

示例：冲减已经由医院银行存款统一支付过的水电费。

财务部门根据有关凭证，作会计分录如下：

财务会计	预算会计
借：预提费用——项目间接费用或管理费 　　贷：单位管理费用	—

（4）实际使用计提的项目间接费用或管理费购买固定资产、无形资产的，在财务会计下，按照固定资产、无形资产的成本金额，借记"固定资产""无形资产"科目，贷记"银行存款"等科目（其他资金）。同时，按照相同金额，借记"预提费用——项目间接费用或管理费"科目，贷记"累计盈余——医疗盈余"科目（其他资金）；在预算会计下，按照相同金额，借记"事业支出"等科目，贷记"资金结存"科目。

2. 其他预提费用

按期预提租金、设备维保费等费用时，按照预提的金额，在财务会计下，借记"业务活动费用""单位管理费用"等科目，贷记"预提费用"科目；预算会计不做账务处理。

实际支付款项时，按照支付金额，在财务会计下，借记"预提费用"科目，贷记"银行存款"等科目；在预算会计下，借记"事业支出"等科目，贷记"资金结存"科目。

示例：预提设备维保费。

财务部门根据有关凭证，作会计分录如下：

财务会计	预算会计
预提设备维保费时： 借：业务活动费用 　　贷：预提费用	预提设备维保费时： —
实际支付维保费时： 借：预提费用 　　贷：银行存款	实际支付维保费时： 借：事业支出 　　贷：资金结存——货币资金

五、应交增值税核算指南

（一）事项解释

增值税是指以商品（含货物、加工修理修配劳务、服务、无形资产或不动产，以下统称商品）在流转过程中产生的增值额作为计税依据而征收的一种流转税。按照增值税有关规定，医院购入商品支付的增值税（即进项税额），可以从销售商品或提供服务等按规定收取的增值税（即销项税额）中抵扣。

应交增值税是指医院按照税法规定计算应缴纳的增值税。医院作为事业单位，因其非营利性质，根据国家现行税法的有关规定可以享受一些税收优惠，但医院也可能发生应税行为，并需要按照税法的规定缴纳相关税金。

（二）制度依据

《政府会计准则第 8 号——负债》等。

（三）会计科目设置

1. 科目核算内容

医院应当设置"应交增值税"科目，核算医院按照税法规定计算应缴纳的增值税。

属于增值税一般纳税人的医院，应当在本科目下设置"应交税金""未交税金""预交税金""待抵扣进项税额""待认证进项税额""待转销项税额""简易计税"等明细科目。

本科目为负债类科目，贷方登记按照税法规定计算的应交增值税金额，借方登记实际交纳增值税金额；期末贷方余额，反映医院应交未交的增值税；期末如为借方余额，反映医院尚未抵扣或多交的增值税。

2. 科目构成

"应交增值税"科目构成如表 4-6 所示。

表 4-6   **"应交增值税"科目构成表**

科目		
一级	二级	三级
应交增值税	应交税金	
	未交税金	
	预交税金	进项税额
	待抵扣进项税额	已交税金
	待认证进项税额	销项税额等
	待转销项税额	
	简易计税等	

（四）会计核算

1. 医院取得资产或接受劳务等业务

（1）采购等业务进项税额允许抵扣的账务处理。

医院购买用于增值税应税项目的资产或服务等时，在财务会计下，按照应计入相关成本费用或资产的金额，借记"业务活动费用""单位管理费用""库存物品"等科目；按照当月已认证的可抵扣增值税额，借记"应交增值税——应交税金（进项税额）"科目；按照当月未认证的可抵扣增值税额，借记"应交增值税——待认证进项税额"科目；按照应付或实际支付的金额，贷记"应付账款""银行存款"等科目；在预算会计下，按照实际支付的金额，借记"事业支出""其他支出"等科目，贷记"资金结存"科目。

发生退货的，如原增值税专用发票已做认证，应根据税务机关开具的红字增值税专用发票做相反的会计分录；如原增值税专用发票未做认证，应将发票退回并做相反的会计分录。

示例：购入应税的制剂原材料。

财务部门根据有关凭证，作会计分录如下：

财务会计	预算会计
借：业务活动费用 　　应交增值税——应交税金（进项税额） 　贷：银行存款	借：事业支出 　贷：资金结存——货币资金

（2）采购等业务进项税额不得抵扣的账务处理。

医院购进资产或服务等，用于简易计税方法计税项目、免征增值税项目、集体福利或个人消费等，其进项税额按照现行增值税制度规定不得从销项税额中抵扣的，取得增值税专用发票时，在财务会计下，应按照增值税发票注明的金额，借记相关成本费用或资产科目；按照待认证的增值税进项税额，借记"应交增值税——待认证进项税额"科目；按照实际支付或应付的金额，贷记"银行存款""应付账款"等科目。

经税务机关认证为不可抵扣进项税时，借记"应交增值税——应交税金（进项税额）"科目，贷记"应交增值税——待认证进项税额"科目。同时，将进项税额转出，借记相关成本费用科目，贷记"应交增值税——应交税金（进项税额转出）"科目；在预算会计下，按照医院实际支付的金额，借记"事业支出""其他支出"科目，贷记"资金结存"科目。

示例：购入制剂原材料，后经税务机关认证为不可抵扣。

财务部门根据有关凭证，作会计分录如下：

财务会计	预算会计
购入时：	购入时：
借：库存物品	借：事业支出
应交增值税——待认证进项税额	贷：资金结存——货币资金
贷：银行存款	
经税务机关认证为不可抵扣进项税时：	经税务机关认证为不可抵扣进项税时：
借：应交增值税——应交税金（进项税额）	——
贷：应交增值税——待认证进项税额	
不可抵扣进项税转出时：	不可抵扣进项税转出时：
借：业务活动费用	——
单位管理费用	
贷：应交增值税——应交税金（进项税额转出）	

（3）购买方作为扣缴义务人业务的账务处理。

按照现行增值税制度规定，境外单位或个人在境内发生应税行为，在境内未设有经营机构的，以购买方为增值税扣缴义务人。医院购进服务或资产时，在财务会计下，按照应计入相关成本费用或资产的金额，借记"业务活动费用""在途物品""库存物品""工程物资""在建工程""固定资产""无形资产"等科目；按照可抵扣的增值税额，借记"应交增值税——应交税金（进项税额）"；按照应付或实际支付的金额，贷记"应付账款""银行存款"等科目；按照应代扣代缴的增值税额，贷记"应交增值税——代扣代交增值税"科目。

实际缴纳代扣代缴增值税时，按照代扣代缴的增值税额，借记"应交增值税——代扣代交增值税"科目，贷记"银行存款"等科目；在预算会计下，按照医院实际支付的金额，借记"事业支出"科目，贷记"资金结存"科目。

示例：医院本期与境外服务商发生应税服务业务，该服务商在我国境内未设有经营机构，医院作为扣缴义务人代扣代缴增值税。

财务部门根据有关凭证，作会计分录如下：

财务会计	预算会计
医院支付有关服务费时：	医院支付有关服务费时：
借：业务活动费用	借：事业支出
应交增值税——应交税金（进项税额）	贷：资金结存——货币资金
贷：银行存款	
应交增值税——代扣代交增值税	

2. 医院销售货物或提供服务等业务的账务处理

医院销售货物或提供服务，在财务会计下，应当按照应收或已收的金额，借记"应收账款""应收票据""银行存款"等科目；按照确认的收入金额，贷记"其他收入"等科目；按照现行增值税制度规定计算的销项税额（或采用简易计税方法计算的应纳增值税额），贷记"应交增值税——应交税金（销项税额）"科目；在预算会计下，按照医院实际收取的金额，借记"资金结存"科目，贷记"其他预算收入"等科目。发生销售退回的，应根据按照规定开具的红字增值税专用发票作相反的会计分录。

示例：收到××单位交来的进修费，开具增值税发票。

财务部门根据有关凭证，作会计分录如下：

财务会计	预算会计
借：银行存款 　　贷：其他收入 　　　　应交增值税——应交税金（销项税额）	借：资金结存——货币资金 　　贷：其他预算收入

3. 月末转出多交增值税和未交增值税的账务处理

月度终了，医院应当将当月应交未交或多交的增值税自"应交税金"明细科目转入"未交税金"明细科目。

对于当月应交未交的增值税，在财务会计下，借记"应交增值税——应交税金（转出未交增值税）"科目，贷记"应交增值税——未交税金"科目；对于当月多交的增值税，借记"应交增值税——未交税金"科目，贷记"应交增值税——应交税金（转出多交增值税）"科目；预算会计不做账务处理。

示例：月末处理未交增值税。

应交未交的增值税 = 销项税额 − 进项税额

财务部门根据有关凭证，作会计分录如下：

财务会计	预算会计
借：应交增值税——应交税金（转出未交增值税） 　　贷：应交增值税——未交税金	—

4. 缴纳增值税的账务处理

（1）缴纳当月应交增值税时的账务处理。

医院交纳当月应交的增值税，在财务会计下，借记"应交增值税——应交税金"科目，贷记"银行存款"等科目；在预算会计下，借记"事业支出"科目，贷记"资金结存"科目。

（2）交纳以前期间未交增值税的账务处理。

医院交纳以前期间未交的增值税，在财务会计下，借记"应交增值税——未交税金"，贷记"银行存款"等科目；在预算会计下，借记"事业支出"科目，贷记"资金结存"科目。

（3）预缴增值税的账务处理。

医院预交增值税时，在财务会计下，借记"应交增值税——预交税金"科目，贷记"银行存款"等科目；在预算会计下，借记"事业支出"科目，贷记"资金结存"科目。

月末，医院应将"预交税金"明细科目余额转入"未交税金"明细科目，在财务会计下，借记"应交增值税——未交税金"科目，贷记"应交增值税——预交税金"科目；预算会计不做账务处理。

财务会计	预算会计
缴纳当月应交增值税时： 借：应交增值税——应交税金 　　贷：银行存款	缴纳当月应交增值税时： 借：事业支出 　　贷：资金结存——货币资金
交纳以前期间未交增值税时： 借：应交增值税——未交税金 　　贷：银行存款	交纳以前期间未交增值税时： 借：事业支出 　　贷：资金结存——货币资金
预交增值税时： 借：应交增值税——预交税金 　　贷：银行存款	预交增值税时： 借：事业支出 　　贷：资金结存——货币资金
月末处理： 借：应交增值税——未交税金 　　贷：应交增值税——预交税金	月末处理： 　　　　　　——

六、其他应交税费核算指南

（一）事项解释

其他应交税费是指医院按照税法等规定计算应缴纳的除增值税以外的各种税

费，包括城市维护建设税、教育费附加、地方教育费附加、车船税、房产税、城镇土地使用税等。

医院代扣代缴的个人所得税，也通过本科目核算。

医院应交纳的印花税不需要预提应交税费，直接通过"业务活动费用""单位管理费用"等科目核算，不通过本科目核算。

（二）制度依据

《政府会计准则第8号——负债》等。

（三）会计科目设置

1. 科目核算内容

医院应当设置"其他应交税费"科目，核算医院按照税法等规定计算应缴纳的除增值税以外的各种税费。

本科目应当按照应缴纳的税费种类进行明细核算，包括城市维护建设税、教育费附加、地方教育费附加、车船税、房产税、城镇土地使用税以及医院代扣代缴的个人所得税等。

本科目属于负债类科目，借方登记按照税法等规定计算应缴纳的除增值税以外的各种税费，贷方登记实际缴纳的除增值税以外的各种税费；期末如为贷方余额，反映医院应交未交的除增值税以外的税费金额；期末如为借方余额，反映医院多缴纳的除增值税以外的税费金额。

2. 科目构成

"其他应交税费"科目构成如表4-7所示。

表4-7　　　　　　　"其他应交税费"科目构成表

科目		
一级	二级	三级
其他应交税费	城市维护建设税 教育费附加 地方教育费附加 车船税 房产税 城镇土地使用税等 个人所得税 其他税费	—

（四）会计核算

1. 按税法规定计算应缴税费

医院发生城市维护建设税、教育费附加、地方教育费附加、车船税、房产税、城镇土地使用税等纳税义务的，按照税法规定计算的应缴税费金额，在财务会计下，借记"业务活动费用""单位管理费用"等科目，贷记"其他应交税费"明细科目（应交城市维护建设税、应交教育费附加、应交地方教育费附加、应交车船税、应交房产税、应交城镇土地使用税等）；预算会计不做账务处理。

实际缴纳时，在财务会计下，借记"其他应交税费"明细科目（应交城市维护建设税、应交教育费附加、应交地方教育费附加、应交车船税、应交房产税、应交城镇土地使用税），贷记"银行存款"等科目；在预算会计下，借记"事业支出"科目，贷记"资金结存"科目。

示例：医院发生进修培训业务收入，开具增值税发票，按税法规定计算应交城市建设维护税、应交教育费附加。

财会部门根据有关凭证，作会计分录如下：

财务会计	预算会计
借：业务活动费用 　　单位管理费用 　贷：其他应交税费——应交城市维护建设税 　　　其他应交税费——应交教育费附加	—

2. 代扣代缴职工个人所得税

按照税法规定计算应代扣代缴职工（含长期聘用人员）的个人所得税，在财务会计下，借记"应付职工薪酬"科目，贷记"其他应交税费——应交个人所得税"科目；预算会计不做账务处理。

按照税法规定计算应代扣代缴支付给职工（含长期聘用人员）以外人员劳务费的个人所得税，在财务会计下，借记"业务活动费用""单位管理费用"等科目，贷记"其他应交税费——应交个人所得税"科目；预算会计不做账务处理。

实际缴纳时，在财务会计下，借记"其他应交税费——应交个人所得税"科目，贷记"银行存款"等科目；在预算会计下，借记"事业支出"科目，贷记"资金结存"科目。

示例：医院从工资中代扣职工个人所得税。

财会部门根据有关凭证，作会计分录如下：

财务会计	预算会计
计算应代扣代缴职工个人所得税时： 借：应付职工薪酬 　　业务活动费用 　　单位管理费用 　　贷：其他应交税费——应交个人所得税	计算应代扣代缴职工个人所得税时： —
实际缴纳时： 借：其他应交税费——应交个人所得税 　　贷：银行存款	实际缴纳时： 借：事业支出 　　贷：资金结存——货币资金

3. 发生所得税纳税义务

医院发生所得税纳税义务的，按照税法规定计算的应交所得税额，在财务会计下，借记"所得税费用"科目，贷记"其他应交税费"科目；预算会计不做账务处理。实际缴纳时，在财务会计下，借记"其他应交税费"科目，贷记"银行存款"等科目；在预算会计下，借记"事业支出"科目，贷记"资金结存"科目。

第三节　非流动负债核算指南

非流动负债是指流动负债以外的负债，包括长期应付款、长期借款等。一般具有偿还期限长、负债金额大等特点。举借长期债务的目的是购置大型设备、扩建医疗用房等。本节主要介绍长期应付款、长期借款的核算。

一、长期应付款核算指南

（一）事项解释

长期应付款是指医院发生的偿还期限超过一年（不含一年）的应付款项，如以融资租赁方式取得固定资产应付的租赁费等。

（二）制度依据

《政府会计准则第8号——负债》等。

（三）会计科目设置

1. 科目核算内容

"长期应付款"科目按照长期应付款的类别以及债权人进行明细核算。

本科目期末贷方余额，反映医院尚未支付的长期应付款金额。

2. 科目构成

"长期应付款"科目构成如表4-8所示。

表4-8　　　　　　　　　　　　　"长期应付款"科目构成表

科目		
一级	二级	三级
长期应付款	—	—

（四）会计核算

1. 发生长期应付款

医院发生长期应付款时，在财务会计下，借记"固定资产""在建工程"等科目，贷记"长期应付款"科目；预算会计不做账务处理。

示例：融资租入固定资产。

财务部门根据有关凭证，作会计分录如下：

财务会计	预算会计
借：固定资产 　　贷：长期应付款	—

2. 支付长期应付款

支付长期应付款时，按照实际支付的金额，在财务会计下，借记"长期应付款"科目，贷记"财政拨款收入""银行存款"等科目，涉及增值税业务的，相关账务处理参见"应交增值税"科目；在预算会计下，借记"事业支出"科目，贷记"财政拨款预算收入""资金结存"科目。

示例：按期支付融资租赁费。

财务部门根据有关凭证，作会计分录如下：

财务会计	预算会计
借：长期应付款 　　贷：银行存款	借：事业支出 　　贷：资金结存——货币资金

3. 无法偿付或债权人豁免偿还的长期应付款，经批准后，转为其他收入。

二、长期借款核算指南

(一) 事项解释

长期借款是指医院经批准向银行或其他金融机构等借入的期限超过一年（不含一年）的各种借款本息。

(二) 制度依据

《政府会计准则第 8 号——负债》等。

(三) 会计科目设置

1. 科目核算内容

医院应当设置"本金"和"应计利息"明细科目，并按照贷款单位和贷款种类进行明细核算。对于建设项目借款，还应按照具体项目进行明细核算。

本科目期末贷方余额，反映医院尚未偿还的长期借款本息金额。

2. 科目构成

"长期借款"科目构成如表4－9所示。

表 4－9　　　　　　　　　　"长期借款"科目构成表

科目		
一级	二级	三级
长期借款	本金 应计利息	—

(四) 会计核算

1. 借入各项长期借款

借入各项长期借款时，按照实际借入的金额，在财务会计下，借记"银行存款"科目，贷记"长期借款"科目；在预算会计下，借记"资金结存——货币资金"科目，贷记"债务预算收入"科目。

示例：借入长期借款。

财务部门根据有关凭证，作会计分录如下：

财务会计	预算会计
借：银行存款 　　贷：长期借款	借：资金结存——货币资金 　　贷：债务预算收入

2. 为购建固定资产等应付的专门借款利息

医院为建造固定资产等应支付的专门借款利息，按期计提利息时，分别以下情况处理：

①属于工程项目建设期间发生的利息，按期计提的利息应予以资本化，按照计算确定的金额，计入工程成本，按照计算确定的应支付的利息金额，在财务会计下，借记"在建工程"科目，贷记"应付利息"科目；预算会计不做账务处理。

②属于工程项目完工交付使用后发生的利息，应予以费用化，按照计算确定的金额，计入当期费用，按照计算确定的应支付的利息金额，在财务会计下，借记"其他费用"科目，贷记"应付利息"科目；预算会计不做账务处理。

3. 其他长期借款利息

按期计提其他长期借款的利息时，应予以费用化，按照计算确定的应支付的利息金额，在财务会计下，借记"其他费用"科目，贷记"应付利息"科目（分期付息、到期还本借款的利息）或"长期借款"科目（应计利息）（到期一次还本付息借款的利息）；预算会计不做账务处理。

医院到期一次还本付息的长期借款计提的利息，在长期借款到期时才予以支付，属于非流动负债，通过"长期借款——应计利息"科目核算。

4. 归还长期借款本息

到期归还长期借款本金、利息时，按支付的金额，在财务会计下，借记"长期借款——本金""长期借款——应计利息"科目，贷记"银行存款"等科目；在预算会计下，按照实际支付的本金，借记"债务还本支出"科目，按照实际支付的利息，借记"其他支出"科目，贷记"资金结存"科目。

示例：归还长期借款本金及利息。

财务部门根据有关凭证，作会计分录如下：

财务会计	预算会计
借：长期借款——本金 　　长期借款——应计利息 　　贷：银行存款	借：债务还本支出（本金） 　　贷：资金结存——货币资金 借：其他支出（利息） 　　贷：资金结存——货币资金

第五章　净资产核算

第一节　净资产概述

一、净资产的概念及特征

（一）净资产的定义

净资产是指医院资产扣除负债后的净额，其金额取决于资产和负债的计量。

医院净资产是医院开展医疗活动和完成教学、科研各项任务的物质基础，是形成医院资产的基本来源。医院的资产主要来源于对外借款等负债和其自身业务活动的积累，比如取得的医疗收入、政府财政补助、科研教学项目拨款等。也就是说，在医院的总资产中，扣除债权人对之享有要求权的资产（即负债）之后，剩余的就是医院自己享有要求权的资产，即净资产。

（二）净资产的特征

医院的净资产具有以下两方面的特征。

一是医院的净资产是指净额，与资产、负债、收入、费用的核算息息相关。引起净资产增减变动一般涉及以下两种情况：

1. 医院资产的增加或负债的减少，此时指医院获得了收入而导致净资产增加；

2. 医院资产的减少或负债的增加，此时指医院收入减去费用后的余额导致净资产的变动；

二是医院拥有并且能够使用其净资产。医院享有对其净资产的拥有权和支配权。但要注意，若该项净资产属于具有限定用途如专用基金等情况，该项净资产的支配和使用要结合有关规定及限定用途综合考虑确定。

二、净资产核算的会计科目

医院应当按照《政府会计制度》和《医院补充规定》的规定设置和使用会计科目。在不影响会计处理和编制报表的前提下，医院可以根据实际情况自行增设或减少明细科目。如表 5-1 所示。

表5-1　　　　　　　　　　　净资产类科目表

科目编码	科目名称	科目编码	科目名称
3001	累计盈余	3301	本期盈余
300101	财政项目盈余	330101	财政项目盈余
300102	医疗盈余	330102	医疗盈余
30010201	财政补助基本经费盈余	33010201	财政补助基本经费盈余
30010202	一般医疗盈余	33010202	一般医疗盈余
30010203	其他项目盈余	33010203	其他项目盈余
300103	科教盈余	330103	科教盈余
300104	新旧转换盈余	3302	本年盈余分配
30010401	应付福利费	330201	提取职工福利基金
30010402	事业基金	330202	转入累计盈余
3101	专用基金	3401	无偿调拨净资产
310101	职工福利基金	3501	以前年度盈余调整
310102	医疗风险基金	3601	PPP 项目净资产

三、净资产的管理要求

（一）医院应按照相关法律法规管理净资产

医院净资产的管理要求主要涉及累计盈余的管理和专用基金的管理。

其中累计盈余主要包括财政项目盈余、医疗盈余、科教盈余和新旧转换盈余。医院应按照《医院补充规定》要求进行会计核算，加强对累计盈余的管理，统筹安排，合理使用。

针对专用基金，医院应加强对职工福利基金和医疗风险基金的管理，保证专款专用，不得擅自改变用途。

（二）医院应定期对净资产管理进行分析评价

医院净资产能反映医院的财务状况，对医院作出财务决策具有参考意义，从而影响医院的持续发展能力。医院应关注净资产管理的情况，定期对管理情况进行分析评价，动态更新净资产情况，保证国有资产保值增值。

第二节　净资产核算指南

医院净资产是医院开展医疗、教学、科研活动的物质基础，是形成医院资产的基本来源，是医院自己享有要求权的资产。本节主要介绍本期盈余、本年盈余分配、累计盈余、专用基金、无偿调拨净资产的核算。

一、本期盈余核算指南

（一）事项解释

本期盈余反映医院当期各项收入、费用相抵后的余额。医院必须按会计期间结转全部收入和费用，保证本期盈余归集完整、计算准确。

《医院补充规定》规定，本期盈余包括财政项目盈余、医疗盈余和科教盈余（见图5－1）。其中：财政项目盈余是医院本期财政项目拨款相关收入、费用相抵后的余额；医疗盈余是医院本期医疗活动产生的、除财政项目拨款以外的各项收入、费用相抵后的余额；科教盈余是医院本期科研教学活动产生的、除财政项目拨款以外的各项收入、费用相抵后的余额。

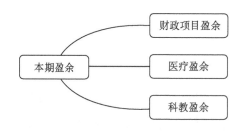

图5－1　本期盈余分类

本期盈余反映了医院在一定会计期间内的运行结果，是增加医院累计盈余的主要来源，是医院长期发展的基础。医院应加强本期盈余的管理，按照国家规定正确计算与分配。

（二）制度依据

《政府会计准则——基本准则》等。

（三）会计科目设置

1. 科目核算内容

医院应当设置"本期盈余"科目，核算医院当期各项收入、费用相抵后的余额。

本科目应设"财政项目盈余""医疗盈余"和"科教盈余"三个明细科目。"财政项目盈余"科目，核算医院本期财政项目拨款相关收入、费用相抵后的余额。"医疗盈余"科目，核算医院本期医疗活动产生的、除财政项目拨款以外的各项收入、费用相抵后的余额。为区分财政基本拨款经费以及其他按规定结转下年继续使用的资金形成的盈余，可以在"本期盈余——医疗盈余"下设"财政补助基本经费盈余""一般医疗盈余"和"其他项目盈余"明细科目。"科教盈余"科目，核算医院本期科研教学活动产生的、除财政项目拨款以外的各项收入、费用相抵后的余额。

本科目属于净资产类科目，借方登记各项费用的转入数，贷方登记各项收入的转入数；年末结转后，本科目应无余额。

2. 科目构成

"本期盈余"科目构成如表5-2所示。

表5-2　　　　　　　　　　　　"本期盈余"科目构成表

科目		
一级	二级	三级
本期盈余	财政项目盈余	财政补助基本经费盈余
	医疗盈余	其他项目盈余
	科教盈余	一般医疗盈余

（四）会计核算

1. 期末，"本期盈余"科目账务处理

（1）财政项目拨款收入和费用类科目结转。

期末，医院将"财政拨款收入——财政项目拨款收入"科目的本期发生额转入本期盈余，在财务会计下，借记"财政拨款收入——财政项目拨款收入"科目，贷记"本期盈余——财政项目盈余"科目，预算会计不做账务处理；将业务活动费用、单位管理费用中经费性质为财政项目拨款经费部分的本期发生额转入本期盈余，在财务会计下，借记"本期盈余——财政项目盈余"科目，贷记"业务活动费用""单位管理费用"科目的相关明细科目；预算会计不做账务处理。

示例：期末，结转财政拨款收入、业务活动费用——财政项目拨款经费、单位管理费用——财政项目拨款经费。

财务部门根据有关凭证，作会计分录如下：

财务会计	预算会计
结转收入： 借：财政拨款收入——财政项目拨款收入 　　贷：本期盈余——财政项目盈余 结转费用： 借：本期盈余——财政项目盈余 　　贷：业务活动费用 　　　　项目（财政项目拨款经费） 　　　　单位管理费用 　　　　项目（财政项目拨款经费）	—

（2）除财政项目拨款收入和费用外的收入类和费用类科目结转。

期末，医院将财政拨款收入中的财政基本拨款收入、事业收入中的医疗收入、上级补助收入、附属单位上缴收入、经营收入、非同级财政拨款收入、投资收益、捐赠收入、利息收入、租金收入、其他收入的本期发生额转入本期盈余，在财务会计下，借记"财政拨款收入——财政基本拨款收入""事业收入——医疗收入""上级补助收入""附属单位上缴收入""经营收入""非同级财政拨款收入""投资收益""捐赠收入""利息收入""租金收入""其他收入"科目，贷记"本期盈余——医疗盈余"科目；预算会计不做账务处理。将业务活动费用、单位管理费用中与医疗活动相关且经费性质为财政基本拨款经费和其他经费的部分，以及经营费用、资产处置费用、上缴上级费用、对附属单位补助费用、所得税费用、其他费用的本期发生额转入本期盈余，在财务会计下，借记"本期盈余——医疗盈余"科目，贷记"业务活动费用"和"单位管理费用"科目的相关明细科目、"经营费用""资产处置费用""上缴上级费用""对附属单位补助费用""所得税费用""其他费用"科目；预算会计不做账务处理。

示例：期末，结转收入费用。

财务部门根据有关凭证，作会计分录如下：

财务会计	预算会计
结转收入：	
借：财政拨款收入——财政基本拨款收入	
事业收入——医疗收入	
上级补助收入	
附属单位上缴收入	
经营收入	
非同级财政拨款收入	
投资收益	
捐赠收入	
利息收入	
租金收入	
其他收入	
贷：本期盈余——医疗盈余——财政补助基本经费盈余	
本期盈余——医疗盈余——一般医疗盈余	
本期盈余——医疗盈余——其他项目盈余	—
结转费用：	
借：本期盈余——医疗盈余——财政补助基本经费盈余	
本期盈余——医疗盈余——一般医疗盈余	
本期盈余——医疗盈余——其他项目盈余	
贷：业务活动费用	
项目（财政基本拨款经费/其他经费）	
单位管理费用	
项目（财政基本拨款经费/其他经费）	
经营费用	
资产处置费用	
上缴上级费用	
对附属单位补助费用	
所得税费用	
其他费用	

（3）结转科教收入费用科目。

期末，医院将事业收入中的科教收入的本期发生额转入本期盈余，在财务会计下，借记"事业收入——科教收入"科目，贷记"本期盈余——科教盈余"科目，预算会计不做账务处理；将业务活动费用中经费性质为科教经费的部分、单位管理费用中经费性质为科教经费的部分（从科教经费中提取的项目管理费或间接费）的本期发生额转入本期盈余，在财务会计下，借记"本期盈余——科教盈余"科目，贷记"业务活动费用""单位管理费用"科目的相关明细科目；预算会计不做账务处理。

示例：期末，结转科教收入及科教相关费用。

财务部门根据有关凭证，作会计分录如下：

财务会计	预算会计
结转收入： 借：事业收入——科教收入 　　贷：本期盈余——科教盈余 结转费用： 借：本期盈余——科教盈余 　　贷：业务活动费用 　　　　项目（科教经费） 　　　　单位管理费用 　　　　项目（科教经费）	—

2. 年末结转

年末，完成上述结转后，将"本期盈余"科目各明细科目余额转入"累计盈余"或"本年盈余分配"科目

（1）将"本期盈余——财政项目盈余""本期盈余——医疗盈余"科目中财政基本拨款形成的盈余以及非同级财政拨款形成的盈余余额和"本期盈余——科教盈余"科目余额转入累计盈余对应明细科目，在财务会计下，借记或贷记"本期盈余——财政项目盈余""本期盈余——医疗盈余""本期盈余——科教盈余"科目的相关明细科目，贷记或借记"累计盈余——财政项目盈余""累计盈余——医疗盈余""累计盈余——科教盈余"科目；预算会计不做账务处理。

示例：年末，医院完成收入和费用结转后，下述科目存在贷方余额："本期盈余——财政项目盈余"科目余额为贷方金额、"本期盈余——医疗盈余"科目中财政基本拨款形成的盈余以及非同级财政拨款形成的盈余为贷方金额、"本期盈余——科教盈余"科目余额为贷方金额。

财务部门根据有关凭证，作会计分录如下：

财务会计	预算会计

借：本期盈余——财政项目盈余
 本期盈余——医疗盈余——财政补助基本经费盈余
 本期盈余——医疗盈余——其他项目盈余
 本期盈余——科教盈余
   贷：累计盈余——财政项目盈余
     累计盈余——医疗盈余——财政补助基本经费盈余
     累计盈余——医疗盈余——其他项目盈余
     累计盈余——科教盈余
	—

（2）"本期盈余——医疗盈余"科目扣除财政基本拨款形成的盈余以及非同级财政拨款等具有限定用途资金形成的盈余后为贷方余额的，将"本期盈余——医疗盈余"科目对应贷方余额转入"本年盈余分配"科目，在财务会计下，借记"本期盈余——医疗盈余"科目，贷记"本年盈余分配"科目；预算会计不做账务处理。

示例：年末，医院"本期盈余——医疗盈余"科目中扣除财政基本拨款形成的盈余以及非同级财政拨款等具有限定用途资金形成的盈余后余额为贷方金额。将该明细科目余额转入"本年盈余分配"科目。

财务部门根据有关凭证，作会计分录如下：

财务会计	预算会计

借：本期盈余——医疗盈余——一般医疗盈余
   贷：本年盈余分配——转入累计盈余
     本年盈余分配——提取职工福利基金
	—

二、本年盈余分配核算指南

（一）事项解释

医院的盈余应按照规定进行分配，"本期盈余——医疗盈余"科目扣除财政基本拨款形成的盈余以及非同级财政拨款等具有限定用途资金形成的盈余后，应于年末结转至"本年盈余分配"科目。"本期盈余分配"科目为贷方余额的，可以按照国家有关规定提取职工福利基金并转入累计盈余；为借方余额的，应由符合规定的累计盈余弥补，不再进行其他分配。

（二）制度依据

《政府会计准则——基本准则》等。

（三）会计科目设置

1. 科目核算内容

"本年盈余分配"科目核算医院本年度盈余分配的情况和结果。

本科目应设置"提取职工福利基金""转入累计盈余"明细科目，进行明细核算。

本科目属于净资产类科目，借方登记本年盈余的分配情况，贷方登记从本期盈余转入数；年末，将未分配盈余转入累计盈余后，本科目应无余额。

2. 科目构成

"本年盈余分配"科目构成如表 5 - 3 所示。

表 5 - 3　　　　　　　　　　"本年盈余分配"科目构成表

科目		
一级	二级	三级
本年盈余分配	提取职工福利基金 转入累计盈余	—

（四）会计核算

1. 年末将本期盈余科目余额转入

年末，"本期盈余——医疗盈余"科目扣除财政基本拨款形成的盈余以及非同级财政拨款等具有限定用途资金形成的盈余后为贷方余额的，将"本期盈余——医疗盈余"科目对应贷方余额转入"本年盈余分配"科目，在财务会计下，借记"本期盈余——医疗盈余"科目，贷记"本年盈余分配"科目；预算会计不做账务处理。

"本期盈余——医疗盈余"科目扣除财政基本拨款形成的盈余以及非同级财政拨款等具有限定用途资金形成的盈余后为借方余额的，在财务会计下，借记"累计盈余——医疗盈余"，贷记"本期盈余——医疗盈余"科目；预算会计不做账务处理。

示例：年末，医院"本期盈余——医疗盈余"科目扣除财政基本拨款形成的盈余以及非同级财政拨款等具有限定用途资金形成的盈余后余额为贷方金额。将该明细科目余额转入"本年盈余分配"科目。

财务部门根据有关凭证，作会计分录如下：

财务会计	预算会计
借：本期盈余——医疗盈余———般医疗盈余 　　贷：本年盈余分配——转入累计盈余 　　　　本年盈余分配——提取职工福利基金	—

2. 年末按照有关规定提取专用基金

年末，根据有关规定提取专用基金的，医院根据有关规定、依据财务会计下医疗盈余（不含财政基本拨款形成的盈余）计算提取的职工福利基金，在财务会计下，借记"本年盈余分配"科目，贷记"专用基金"科目；在预算会计下，借记"非财政拨款结余分配"科目，贷记"专用结余"科目。

医院在按照规定提取专用基金后，应当将"本年盈余分配"科目余额转入累计盈余，在财务会计下，借记"本年盈余分配——转入累计盈余"科目，贷记"累计盈余——医疗盈余"科目；预算会计不做账务处理。

示例：年末，医院"本期盈余——医疗盈余"科目扣除财政基本拨款形成的盈余以及非同级财政拨款等具有限定用途资金形成的盈余后余额为贷方金额，按一定比例提取职工福利基金，其余转到累计盈余。

财务部门根据有关凭证，作会计分录如下：

财务会计	预算会计
借：本年盈余分配——转入累计盈余 　　本年盈余分配——提取职工福利基金 　　贷：专用基金——职工福利基金 　　　　累计盈余——医疗盈余———般医疗盈余	借：非财政拨款结余分配 　　贷：专用结余

三、累计盈余核算指南

（一）事项解释

累计盈余是指医院历年实现的盈余扣除盈余分配后滚存的金额，以及因无偿调入调出资产产生的净资产变动额。按照规定上缴、缴回、医院间调剂结转结余资金产生的净资产变动额，以及对以前年度盈余的调整金额，也通过本科目核算。

按照《医院补充规定》规定，累计盈余包括财政项目盈余、医疗盈余、科教盈余和新旧转换盈余。其中：财政项目盈余是医院财政项目拨款收入减去使用财政项目经费发生的费用后的累计盈余；医疗盈余是医院开展医疗活动形成的、财政项目盈余以外的累计盈余；科教盈余是医院开展科研教学活动形成的、财政项目盈余以外的累计盈余；新旧转换盈余是医院新旧制度衔接时转入新制度下累计盈余中除财政项目盈余、医疗盈余和科教盈余以外的累计盈余。

（二）制度依据

《政府会计准则——基本准则》等。

（三）会计科目设置

1. 科目核算内容

医院应当设置"累计盈余"科目，核算医院历年实现的盈余扣除盈余分配后滚存的金额，以及因无偿调入调出资产产生的净资产变动额。按照规定上缴、缴回、医院间调剂结转结余资金产生的净资产变动额，以及对以前年度盈余的调整金额，也通过本科目核算。

本科目下设置"财政项目盈余""医疗盈余""科教盈余"和"新旧转换盈余"四个明细科目，进行明细核算。

本科目属于净资产类科目，借方登记累计盈余的减少数，贷方登记累计盈余的增加数。

2. 科目构成

"累计盈余"科目构成如表 5 - 4 所示。

表 5 - 4　　　　　　　　　"累计盈余"科目构成表

科目		
一级	二级	三级
累计盈余	财政项目盈余	财政补助基本经费盈余
	医疗盈余	一般医疗盈余
	科教盈余	其他项目盈余
	新旧转换盈余	

（四）会计核算

1. 年末，医院应当将"本期盈余——财政项目盈余""本期盈余——医疗盈余"科目中财政基本拨款形成的盈余以及非同级财政拨款形成的盈余余额和"本期盈余——科教盈余"科目余额转入累计盈余对应明细科目，在财务会计下，借记"本期盈余——财政项目盈余""本期盈余——医疗盈余""本期盈余——科教盈余"科目，贷记"累计盈余——财政项目盈余""累计盈余——医疗盈余""累计盈余——科教盈余"科目；预算会计不做账务处理。

示例：年末，医院完成收入和费用结转后，"本期盈余——财政项目盈余"科目余额为贷方金额，"本期盈余——医疗盈余"科目余额为贷方金额，其中，财政基本拨款形成的盈余以及非同级财政拨款形成的盈余为贷方金额，"本期盈余——科教盈余"科目余额为贷方金额。"本期盈余"科目年末结转至"累计盈余""本年盈余分配"科目。

财务部门根据有关凭证，作会计分录如下：

财务会计	预算会计
借：本期盈余——财政项目盈余	
本期盈余——医疗盈余——财政补助基本经费盈余	
本期盈余——医疗盈余——一般医疗盈余	
本期盈余——医疗盈余——其他项目盈余	
本期盈余——科教盈余	—
贷：累计盈余——财政项目盈余	
累计盈余——医疗盈余——财政补助基本经费盈余	
累计盈余——医疗盈余——其他项目盈余	
本年盈余分配	
累计盈余——科教盈余	

2. 年末，将"本年盈余分配"科目的余额转入累计盈余，在财务会计下，借记或贷记"本年盈余分配"科目，贷记或借记"累计盈余"科目；预算会计不做账务处理。

示例：年末，结转"本期盈余——医疗盈余"科目贷方余额。

财务部门根据有关凭证，作会计分录如下：

财务会计	预算会计
借：本年盈余分配——转入累计盈余	借：非财政拨款结余分配
本年盈余分配——提取职工福利基金	贷：专用结余
贷：专用基金——职工福利基金	
累计盈余——医疗盈余——一般医疗盈余	

3. 年末，将"无偿调拨净资产"科目的余额转入累计盈余，在财务会计下，借记或贷记"无偿调拨净资产"科目，贷记或借记"累计盈余"科目；预算会计

不做账务处理。

示例：年末，结转"无偿调拨净资产"科目贷方余额。

财务部门根据有关凭证，作会计分录如下：

财务会计	预算会计
借：无偿调拨净资产 　　贷：累计盈余——医疗盈余	—

4. 将"以前年度盈余调整"科目的余额转入"累计盈余"科目，在财务会计下，借记或贷记"以前年度盈余调整"科目，贷记或借记"累计盈余"科目；预算会计不做账务处理。

示例：结转"以前年度盈余调整"科目借方余额。

财务部门根据有关凭证，作会计分录如下：

财务会计	预算会计
借：累计盈余——财政项目盈余 　　　累计盈余——医疗盈余 　　　累计盈余——科教盈余 　　贷：以前年度盈余调整	—

四、专用基金核算指南

（一）事项解释

专用基金是指医院按照规定提取或设置的具有专门用途的净资产，包括职工福利基金、医疗风险基金和国家规定的其他专用基金。

职工福利基金是指医院根据有关规定、依据财务会计下医疗盈余（扣除财政基本拨款形成的盈余以及非同级财政拨款等具有限定用途资金形成的盈余）计算提取的专门用于职工福利设施、集体福利待遇的资金。

医疗风险基金是指医院根据有关规定、按照财务会计下相关数据计算提取的专门用于支付医院购买医疗保险发生的支出或实际发生的医疗事故赔偿的资金。医院累计提取的医疗风险基金比例不应超过当年医疗收入的1‰~3‰。具体比例可由各省（自治区、直辖市）财政部门会同主管部门（或举办单位）根据当地实际情况制定。

其他专用基金是指按照有关规定提取、设置的其他专用资金，如住房基金等。

医院应加强对职工福利基金和医疗风险基金的管理，统筹安排，合理使用。专用基金要专款专用，不得擅自改变用途。

（二）制度依据

《政府会计准则——基本准则》等。

（三）会计科目设置

1. 科目核算内容

医院应当设置"专用基金"科目，核算医院专用基金的增减变动及结存情况。

本科目应按照基金类别设置明细科目，进行明细核算。

《医院补充规定》要求，医院应当在"专用基金"科目下设置如下明细科目：

（1）"职工福利基金"科目，核算医院根据有关规定依据财务会计下医疗盈余（不含财政基本拨款形成的盈余）计算提取的职工福利基金。

（2）"医疗风险基金"科目，核算医院根据有关规定按照财务会计下相关数据计算提取并列入费用的医疗风险基金。

本科目属于净资产类科目，借方登记专用基金的使用、减少数，贷方登记专用基金的提取、增加数；期末余额，反映医院累计提取或设置的尚未使用的专用基金金额。

2. 科目构成

"专用基金"科目构成如表 5-5 所示。

表 5-5 **"专用基金"科目构成表**

科目		
一级	二级	三级
专用基金	职工福利基金 医疗风险基金	—

（四）会计核算

1. 年末按照规定从本年度非财政拨款结余或经营结余中提取专用基金

年末，根据有关规定、依据财务会计下医疗盈余（扣除财政基本拨款形成的盈余以及非同级财政拨款等具有限定用途资金形成的盈余）计算提取职工福利基金。按照计算的提取金额，在财务会计下，借记"本年盈余分配"科目，贷记"专用基金"科目；在预算会计下，借记"非财政拨款结余分配"科目，贷记"专用结余"科目。

示例：年末，"本期盈余——医疗盈余"科目扣除财政基本拨款形成的盈余以及非同级财政拨款等具有限定用途资金形成的盈余为贷方余额，计提职工福利基金。

财务部门根据有关凭证，作会计分录如下：

财务会计	预算会计
借：本年盈余分配	借：非财政拨款结余分配
贷：专用基金——职工福利基金	贷：专用结余
累计盈余——医疗盈余	

2. 根据规定从收入中提取专用基金并计入费用

根据有关规定从收入中提取专用基金并计入费用的，一般根据国家相关制度规定、按照财务会计相关数据计算提取的金额。在财务会计下，借记"业务活动费用"等科目，贷记"专用基金"科目；预算会计不做账务处理。国家另有规定的，从其规定。

示例：提取医疗风险基金。

财务部门根据有关凭证，作会计分录如下：

财务会计	预算会计
借：业务活动费用	——
贷：专用基金——医疗风险基金	

3. 按照规定使用专用基金

按照规定使用从收入中提取并列入费用的专用基金（如医疗风险基金）时，在财务会计下，借记"专用基金"科目，贷记"银行存款"等科目；在预算会计下，借记"事业支出"等科目，贷记"资金结存"科目。

按照规定使用从医疗盈余中提取的专用基金（如职工福利基金）时，在财务会计下，借记"专用基金"科目，贷记"银行存款"等科目；在预算会计下，按照专用基金使用金额，借记"专用结余"科目，贷记"资金结存——货币资金"科目。

使用提取的专用基金购置固定资产、无形资产的，按照固定资产、无形资产成本金额，在财务会计下，借记"固定资产""无形资产"科目，贷记"银行存款"等科目；同时，按照专用基金使用金额，借记"专用基金"科目，贷记"累计盈余"科目。

示例：使用职工福利基金购买职工××设施（固定资产）。

财务部门根据有关凭证，作会计分录如下：

财务会计	预算会计
借：固定资产 　　贷：银行存款 借：专用基金——职工福利基金 　　贷：累计盈余——医疗盈余	借：专用结余 　　贷：资金结存——货币资金

五、无偿调拨净资产核算指南

（一）事项解释

无偿调拨（划转）是指在不改变国有资产性质的前提下，以无偿转让的方式变更国有资产占有、使用权的行为。"无偿调拨净资产"科目主要应用于两种经济业务，一是医院接收无偿调入的非现金资产，二是医院无偿调拨非现金资产至其他单位。该科目体现的是无偿调拨资产行为给调出方及调入方造成的净资产变动情况。

（二）制度依据

《政府会计准则——基本准则》等。

（三）会计科目设置

1. 科目核算内容

医院应当设置"无偿调拨净资产"科目，核算医院无偿调入或调出非现金资产所引起的净资产变动金额。

本科目属于净资产类科目，借方登记无偿调出资产时，医院净资产的减少额，贷方登记接收无偿调入资产时，医院净资产的增加额；年末，将本科目余额转入累计盈余。年末结账后，本科目应无余额。

2. 科目构成

"无偿调拨净资产"科目构成如表5-6所示。

表 5 - 6   "无偿调拨净资产"科目构成表

科目		
一级	二级	三级
无偿调拨净资产	—	—

（四）会计核算

1. 取得无偿调入资产时

按照规定取得无偿调入的存货、固定资产、无形资产等，在财务会计下，按照确定的成本，借记"库存物品""固定资产""无形资产"等科目，按照调入过程中发生的归属于调入方的相关费用，贷记"银行存款"等科目，按照其差额，贷记"无偿调拨净资产"科目；在预算会计下，按照实际发生的归属于调入方的相关费用，借记"其他支出"科目，贷记"资金结存"等科目。

示例：无偿调入××设备。

财务部门根据有关凭证，作会计分录如下：

财务会计	预算会计
借：固定资产 贷：无偿调拨净资产	—

2. 经批准无偿调出资产时

按照规定经批准无偿调出存货、固定资产、无形资产等，在财务会计下，按照调出资产的账面余额或账面价值，借记"无偿调拨净资产"科目，按照固定资产累计折旧、无形资产累计摊销的金额，借记"固定资产累计折旧""无形资产累计摊销"科目，按照调出资产的账面余额，贷记"库存物品""固定资产""无形资产"等科目；同时，按照调出过程中发生的归属于调出方的相关费用，借记"资产处置费用"科目，贷记"银行存款"等科目；在预算会计下，按照实际发生的归属于调出方的相关费用，借记"其他支出"科目，贷记"资金结存"等科目。

示例：经审批，无偿调出××设备。

财务部门根据有关凭证，作会计分录如下：

财务会计	预算会计

借：无偿调拨净资产
    固定资产累计折旧
    贷：固定资产
	—

3. 年末将本科目余额转入累计盈余

年末，将"无偿调拨净资产"科目余额转入累计盈余，在财务会计下，借记或贷记"无偿调拨净资产"科目，贷记或借记"累计盈余"科目；预算会计不做账务处理。

示例：年末，结转医院"无偿调拨净资产"科目借方余额。

财务部门根据有关凭证，作会计分录如下：

财务会计	预算会计
借：累计盈余 　　贷：无偿调拨净资产	—

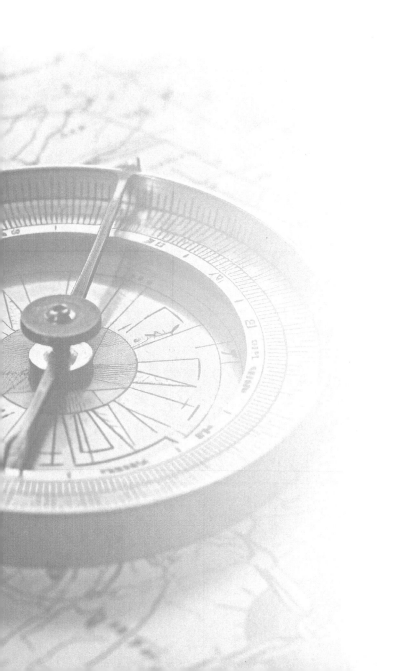

管理篇

第六章 预算管理

第一节 预算管理概述

一、预算管理相关概念

根据《医院财务制度》第八条及第十条规定，预算是指医院按照国家有关规定，根据事业发展计划和目标编制的年度财务收支计划。医院要实行全面预算管理，建立健全预算管理制度，包括预算编制、审批、执行、调整、决算、分析和考核等制度。

公立医院全面预算管理，是指医院对所有经济活动实行全面管理，全部纳入预算管理范围。一方面需要业务主管部门对医院预算和财务实行全面管理，所有收支都要纳入预算范围，另一方面医院内部也要建立健全全面预算管理制度，以医院战略发展规划和年度计划目标为依据，充分运用预算手段开展医院内部各类经济资源的分配、使用、控制和考核等各项管理活动。具体包括收入、支出、成本费用、筹资投资、业务等预算，并在规定时间内以统一的编制口径、报表格式和编制规范，向业务主管部门报送预算、决算报告。

二、预算管理的原则

1. 战略性原则。医院进行全面预算管理应坚持以战略发展规划为导向，确定年度计划目标并合理配置资源，实现医院可持续发展。

2. 全面性原则。实行全口径、全过程、全员性、全方位预算管理，覆盖人、财、物全部资源，贯穿预算编制、审批、执行、调整、决算、分析和考核等各个环节。

3. 有效性原则。医院进行全面预算管理要明确预算执行管理责任，原则上预算一经批复不得随意调整。同时要建立"预算编制有目标、预算执行有监控、预算完成有评价、评价结果有反馈、反馈结果有应用"的全过程预算绩效管理机制，确保已经批复的预算被有效执行。

4. 适应性原则。医院进行全面预算管理要符合国家有关规定和医院实际，依据外部政策环境和医院经济活动变化，灵活调整并完善预算管理制度、机制、流程、办法和标准。

三、预算管理的制度依据

1. 《中华人民共和国预算法》（中华人民共和国主席令〔2018〕第 22 号，2018 年修正）。

2. 《关于深化预算管理制度改革的决定》（国发〔2014〕45 号）。

3. 《关于进一步做好预算执行工作的指导意见》（财预〔2010〕11 号）。

4. 《关于进一步加强地方财政结余结转资金管理的通知》（财预〔2013〕372 号）。

5. 《关于进一步推进预算公开工作的意见》（中办发〔2016〕13 号）。

6. 《预算绩效管理工作考核办法》（财预〔2015〕25 号）。

7. 《公立医院全面预算管理制度实施办法》（国卫财务发〔2020〕30 号）。

8. 《关于加强公立医院财务和预算管理的指导意见》（财社〔2015〕263 号）等。

四、预算管理的常见误区

误区一：预算编制与实际结果的差距是唯一衡量标准

预算并不等同于预测，也不能用准确不准确来作为衡量标准。预算作为一项管理，其效果衡量要看是否推动了管理目标向预想的方向发展。当实际结果与预算目标偏差过大时，恰恰反映出医院在运营过程中存在问题。如果不进行预算编制，医院将无法及时准确地发现在管理上存在的问题。

误区二：预算管理是财务部门的职责

一般情况下，财务部门相对专业，最终的财务预算表也是由其出具的。当预算出现问题时，如成本下降目标未达到要求、运营费用超支时，财务部门将面临巨大的压力。但其实全面预算管理不只是医院财务部门的事，是需要医院领导、各层管理人员及基层员工共同配合完成的。

误区三：编制费用预算越高越好

杰克·韦尔奇曾在回忆录中沉重地写道："预算是美国公司的祸根，它根本不应该存在。制定预算就等于追求最低绩效。你永远只能得到员工最低水平的贡献，因为每个人都在讨价还价，争取制定最低指标。"

同样的困惑也普遍存在于医院编制预算中。以差旅费预算举例，在制定处室资源分配预算时，没有一个处室给出的差旅费低于上年的花销。这使处室无意识地陷入了一种假象逻辑，即随着业务规模的增加，费用预算应该相应增加。这样将会导致处室要追求明年的高预算，就会抢着先把今年的费用做大并且尽量夸大明年任务。在这种资源分配机制下，成本和费用规模只能越算越大、越控越高。因此，医院在预算编制过程中要使用多种方法，比如零基预算、弹性预算等方法来编制，从而合理地编制预算。

第二节　预算管理指南

一、预算管理流程

预算管理流程构建是指将预算管理制度流程化，以达到预算管控，提升预算执行效率的作用。预算管理涉及确定目标、预算编制、预算平衡、预算审批与下达、预算执行、预算分析及反馈、预算调整、预算考核八个业务流程。各流程及其要求如表 6 - 1 所示。

表 6 - 1　　　　　　　　　　　　预算管理业务流程及要求

流程	要求
确定目标	根据上级单位、院内战略目标、上年预算完成情况等，拟定医院全年预算目标
预算编制	预算管理办公室召开年度预算编制启动会议；各科室结合医院发展规划，根据科室下年度工作计划，编制科室年度预算；预算管理办公室汇总各预算归口部门预算需求，编制医院预算草案，提交预算管理委员会审批
预算平衡	根据各部门上报的预算，编制预算报表，并结合年度预算编制目标予以平衡
预算审批与下达	预算管理办公室根据主管部门预算批复，对年度预算进行分解与下达
预算执行	预算管理办公室通过支出预算审批系统下达预算控制数，各部门根据实际业务支出执行年度预算。各预算归口管理部门应当定期向预算管理办公室报告预算执行情况

续表

流程	要求
预算分析及反馈	预算管理办公室定期召开会议，对预算执行进度进行分析反馈，讨论存在的问题，提出解决方案；预算管理办公室月度、季度监控预算指标执行情况，完成预算分析报告，通过多种形式反馈至各部门，加强预算管控
预算调整	因政策性因素影响等原因需要对预算进行调整的，由预算管理办公室根据医院发展实际，编制预算调整报告，提交预算管理委员会审议；预算管理委员会审议调整预算，根据审议决议完成预算调整，并根据上级主管部门要求，提交上级部门审批
预算考核	预算管理办公室汇总执行数据，根据预算考核办法对预算考核指标完成考核评分，起草预算考核报告，提交预算管理委员会审议；根据预算考核审议结果，进行绩效奖惩

二、预算编制指南

医院应根据上级主管部门和财务制度的相关规定编制财务预算，分别编制收入预算、费用预算、筹资预算、投资预算等，这里重点介绍收入预算编制和费用预算编制。

（一）收入预算编制

收入预算包括财政拨款收入预算、事业收入预算、其他收入预算、非同级财政拨款收入预算、租金收入预算、利息收入预算、以前年度结转结余预算等。

按照国家有关预算编制的规定，对以前年度预算执行情况进行全面分析，根据年度事业发展计划以及预算年度收入的增减因素，测算编制收入预算。按照综合预算原则，将医院各项收入全部列入医院预算。根据以前年度收入情况和预算期内收入增减变动因素，测算各项收入来源，各项收入做到充分、合理预计，力求准确。收入预算按收入项目逐类测算、编制。

1. 财政拨款收入预算编制

财政拨款收入预算编制应根据财政部门和主管部门确定的预算编制原则，充分考虑需要与可能的关系，结合本单位年度收支情况、历史水平及重点工作安排编制。需要充分考虑财政补助政策的变化情况、上级主管部门分配补助数额的计划指标及以前年度取得财政补助的数额，在对计划年度进行综合分析后合理预计。

（1）编制内容。财政拨款收入包括财政基本拨款收入和财政项目拨款收入。财政基本拨款收入是指人员经费、公用经费、政策性亏损补贴等经常性拨款收入；财政项目拨款收入是指用于基本建设和设备购置、重点学科发展、承担政府公共卫生任务等的专项拨款。

（2）编制主体。财政基本拨款收入预算由财务部门编制，财政项目拨款收入预算由财务部门协助项目申报科室编制。项目申报科室要做好可行性研究论证、专家评审、制定具体实施计划等各项前期工作，以争取财政的经费支持。

2. 事业收入预算编制

事业收入预算包含医疗收入预算和科教项目收入预算。医疗收入是医院的主要收入，应按照国家有关预算编制的规定，在对以前年度预算执行情况进行全面分析的基础上，根据本年度事业发展计划以及预算年度收入的增减因素，经过测算后编制收入预算。收入预测的主要依据是对历史数据的分析，结合预算期内医疗设备投入、人员增加、新业务开展、技术引进、价格调整、竞争对手、市场变化等方面的情况进行综合分析评价后确定。

（1）医疗收入预算编制。医疗收入是医院开展医疗服务活动实现的收入，包括门急诊收入和住院收入。

①编制内容：医院参考上一年度及历年实际收入水平，结合预算年度事业发展和工作计划，考虑医疗资源增减变化、医疗收费标准调整等因素，合理预测收入。同时，医疗收入预算的编制还要分析各医疗服务项目的历史数据，考虑当年新开展的医疗服务项目、新增加或减少的门诊和病房工作量。门急诊收入可结合计划门急诊人次和门急诊次均费用等计算；住院收入应结合计划开放床日数、床位使用率和平均床日收费水平等计算。结算差额预算应按医疗保险结算方式及政策进行编制。

②编制主体：医疗收入预算的编制主体为临床服务类科室，包括门急诊科室及住院科室。各临床科室需编制业务量预算、医疗收入预算。业务量预算是对下一年度门急诊人次和住院床日的分析预测，结合次均收费水平等分别预测门急诊收入和住院收入，并上报归口管理部门审核。

③编制方法：医疗收入预算的计算公式：

医疗收入预算数＝门急诊收入预算数＋住院收入预算数

门急诊收入预算数＝次均费用预算×业务量预算

＝预计每门急诊人次收费水平×计划全年门急诊人次

住院收入预算数＝次均费用预算×业务量预算

＝预计全年开放床位×365天×预计床位使用率×预计每床日收费水平

A. 次均费用预算。包括每门急诊人次收费水平和每出院人次收费水平两个指标，分别反映门急诊和住院病人的次均费用水平，主要参考上年度收费水平确认预算基数，同时也要考虑国家综合医药卫生体制改革对次均费用的控制要求。

B. 业务量预算。业务量预算是预算编制的出发点，医院的各项运营活动都要围绕完成业务量预算任务来组织。医院可以根据以下原则来确定业务量：一是看历史的平均增长幅度，特别是上一年的增长幅度；二是结合医疗环境、医疗市场的变化及医药卫生体制改革未来的发展趋势；三是考虑医院的最大服务能力。

业务量确定的具体方法可参考医院历史最高水平，国内同行的平均水平、先进水平或利用定性预测的方法。无论采取何种方法，都必须全面考虑社会经济发展水平、患者需求动向、疾病谱的变化、同行业竞争等内外部因素对患者的影响。

（2）科教项目收入预算编制。科教项目收入预算的编制应考虑医院科研项目的申报和上级主管部门可能批复的情况，对计划年度科教收入预算进行分析后编制。

①编制内容。科教项目收入预算编制包括科研项目收入预算和教学项目收入预算的编制。

②编制主体。科教项目收入预算由财务部门协同项目申请科室（如科教部门）编制，按照科研课题申报的具体项目填列。

③编制方法。科研项目收入预算的编制医院应当按照合同完成进度确认科研项目收入。医院综合考虑科研发展规划、科研经费获批及配套资金等编制科研项目收入预算；应当根据科研业务实质，选择合同执行时间进度、已发生费用占合同整体费用的比例等方法合理确定合同完成进度。教学项目收入预算的编制，医院应根据在院学生数量、相关定额以及其他专项等确定教学项目收入预算。

3. 其他类收入预算编制

其他类收入预算编制一般参考以前年度收入完成情况，根据增长比例进行测算。包括上级补助收入预算、附属单位上缴收入预算、经营收入预算、非同级财政拨款收入预算、投资收益预算、捐赠收入预算、利息收入预算、租金收入预算、其他收入预算、以前年度结转结余预算等的编制。

（1）编制内容。医院可根据具体收入项目的不同内容和有关业务计划分别采取不同的计算方法，逐项计算后汇总编制。也可以参照以前年度此项收入的实际完成情况，合理编制预算。

（2）编制主体。其他收入类预算由财务部门协助预算归口管理部门在历年发生的实际数据基础上计算分析编报。

4. 收入预算编制说明

财政拨款收入预算、医疗收入预算、科教项目收入预算和其他类收入预算分别编制完成后，汇总形成收入预算编制说明，如表6-2所示。

表6-2 　　　　　　　　　　　　**某医院收入预算编制说明**

编制单位：　　　　　　　　　　　　　　　　　　　　　　　单位：万元

项目		编制方法
财政拨款收入预算		医院根据财政部门和主管部门确定的预算编制原则，充分考虑需要与可能的关系，结合本单位年度收支情况、历史水平及重点工作安排编制
事业收入预算	医疗收入预算	门急诊收入应结合计划门急诊人次和门急诊次均费用计算；住院收入应结合计划开放床日数、床位使用率和平均床日收费水平计算。结算差额预算应按医疗保险结算方式及政策进行编制
	科研项目收入预算	医院应当按照合同完成进度确认科研项目收入。医院综合考虑科研发展规划、科研经费获批及配套资金等编制科研项目收入预算；应当根据科研业务实质，选择合同执行时间进度、已发生费用占合同整体费用的比例等方法合理确定合同完成进度
	教学项目收入预算	医院应根据在院学生数量、相关定额以及其他专项等确定教学项目收入预算
其他类收入预算	上级补助收入预算	医院可根据具体收入项目的不同内容和有关业务计划分别采取不同的计算方法，逐项计算后汇总编制。也可以参照以前年度此项收入的实际完成情况，合理编制预算
	附属单位上缴收入预算	
	经营收入预算	
	非同级财政拨款收入预算	
	投资收益预算	
	捐赠收入预算	
	利息收入预算	
	租金收入预算	
	其他收入预算	
	以前年度结转结余预算	

（二）费用预算编制

医院费用预算应本着"统筹兼顾、突出重点、量入为出"的原则，既要保证医院业务正常运行，又要合理、节约地编制。要考虑预算年度事业发展计划、工作任务、人员增减变动、开支定额和标准等因素。

医院的费用预算包括业务活动费用预算、单位管理费用预算、财政项目拨款经费预算、科教项目经费预算、其他支出预算等，应按经济分类、经费来源编制。

1. 业务活动费用和单位管理费用预算的编制

（1）编制内容。包括人员经费、药品费及卫生材料费、固定资产折旧、无形资

179

产摊销、提取医疗风险基金和其他费用等。

（2）编制主体。按照预算管理级次的要求，医疗业务支出可分为非归口支出和归口支出。非归口支出由临床服务科室、医疗技术科室、医疗辅助科室和行政管理科室等责任中心自行编制，再上报到相应的归口职能科室审核汇总；归口支出由各归口职能科室审核汇总编制。

（3）编制方法。业务活动费用、单位管理费用预算的编制方法包括增量预算法、标准费用预算法、弹性预算法、零基预算法等，在日常管理中按照具体情况进行选择。

人员经费应根据医院预算年度人员配置结构、职工人数增减变动、薪资水平、人力成本结构目标，以及上级有关调整薪酬的政策规定标准编制。医院工资薪金支出预算编制完成后，需根据国家相关社会保障缴费规定编报机关事业单位基本养老保险、职业年金、职工基本医疗保险、其他社会保险、住房公积金等。

药品费及卫生材料费可根据以前年度变动趋势、预算年度医疗收入结构、成本目标结构等因素编制。可根据预算年度医疗业务量推断药品和卫生材料的使用量，再结合药品和卫生材料的采购成本计算编报。

固定资产折旧可根据固定资产总额与预算年度拟增减的固定资产所采用的折旧方法测算编制。

无形资产摊销可根据无形资产总额与预算年度拟增减的无形资产所采用的摊销方法测算编制。

提取医疗风险基金以医疗收入为基数，根据规定的提取政策和比例计算编制。

其他费用可根据费用特点选择标准预算法、弹性预算法、零基预算法等方法编制。

第一，标准预算法的运用。可分为定员标准和定次标准。定员标准支出预算由各科室根据医院的定员标准，结合科室自身人员情况填报，如培训费、学术活动费、差旅费等。定次标准支出预算由各科室根据医院的定次标准，结合科室自身情况填报，如业务招待费。

第二，弹性预算法的运用。运用总成本性态模型，测算预算期的成本费用数额，并编制成本费用预算。根据其成本性态，成本与业务量之间的数量关系可用公式表示为：$y = a + bx$。

其中：y表示预算总成本，a表示预算固定成本，b表示该成本中的预算单位变动成本，x表示预计业务量。它的优点在于能准确计算区间内任何业务量的预算成本。

第三，零基预算法的运用。首先，由医院提出成本控制目标，各科室根据医院总目标和责任目标，对每一项具体业务说明其性质、目的、作用及所需的经费开支数。其次，预算管理办公室逐项审核各项业务开支的必要性，对各项费用进行分析研究，区分约束性和酌量性费用。约束性费用如人员经费、固定资产折旧费、无形资产摊销费等；酌量性费用如办公费、差旅费、培训费、业务招待费等。按照成本效益原则，对酌量性费用要进行成本效益分析。再次，根据预算期内可获得收入和筹资能力，确定可用资金。按照重要性原则，优先满足约束性费用，再根据项目轻重缓急及成本效益分析结果，确定各酌量性费用的预算。最后，分配资金，落实预算。

除上述费用以外的包括能耗、物业运维、维修维保、"三公"经费等其他费用，可在以前年度实际开支的基础上，根据预算年度业务工作计划、人员增减变动、定额标准等合理测算编制。其中：

能耗：包括水费、电费、燃气费等，根据单位服务量、人数、房屋面积及定额标准、历史数据等编制。

物业运维：根据历史数据及定额标准测算编制，例如业务用房的物业管理费、综合治理、环境绿化、卫生保洁等方面的支出。

维修维保：根据历史数据及定额标准测算编制，例如设备维修、设备维保费用。

"三公"经费等：包括因公出国（境）费用、公务接待费、公务用车购置及运行费、会议费、培训费、差旅费、劳务费等，本着厉行节约、强化管理原则，严格控制，按当年上级政策严格控制增长幅度编制。

2. 财政项目拨款经费预算的编制

财政项目补助支出预算按照财政部门和上级部门财政补助项目经费编制有关要求编制，并按照轻重缓急进行排序，优先保障市政府重点任务及安全隐患等刚性需求。公立医院的基本建设和设备购置等支出，经同级发展改革委员会等组织专家论证，有关部门批准列入政府专项补助资金项目库，由政府根据轻重缓急和承受能力逐年安排项目资金。

3. 科教项目经费预算的编制

科教项目经费预算按照科研、教学项目经费管理办法和科研进度据实编制。

4. 其他支出预算的编制

可参考以前年度实际开支情况，考虑预算年度的变动等因素测算编制。

（三）筹资投资预算的编制

筹资投资预算是为了确保医院未来更好的发展，获取更大的社会效益和经济效益而作出的资本性支出计划。筹资预算根据医院资金情况测算编制；投资预算根据医院战略发展目标和具体投资计划测算编制。

资本性支出的特点是投入资金量大、建设周期较长、回报不确定性等，因此，要做好充分的可行性论证和投入产出分析。需要说明的是，公立医院的投资需要更多地考虑社会效益而不是经济效益，如医院信息系统建设、就医环境的改善等。

（1）编制内容。医院的投资预算，主要包括工程预算（如房屋修缮、安全隐患整治等运行保障项目）、固定资产购置预算、无形资产购置预算等。

（2）编制主体。由财务部门协助项目申报科室编制。

（3）编制方法。

①工程预算的编制。工程预算应根据医院当年的工程项目预计开展情况编制。

②固定资产购置预算的编制。应根据医院学科发展目标，综合考虑固定资产配置标准、购置需求，结合存量资产情况、资产使用效率、预计社会效益和经济效益编制。其中大型设备购置预算的编制，由于设备的购置金额大，会导致或加重医院资金周转困难。同时，设备的购置意味着医院未来若干年都要负担相应的折旧费用，故购置大型设备前应进行充分的可行性论证分析。

此外，购置不同类型的设备对医院未来的影响不尽相同，如办公设备和信息设备的购置对未来的影响一般只涉及折旧费的增加，而不涉及收入和费用的增加；而医疗设备的购置对未来的影响不仅涉及折旧的增加，还涉及收入和费用的增加，如医疗专用设备会增加使用科室的业务量和收入，也会增加操作人员及该设备使用中消耗的材料费等。

实际编制过程中，预算申报可参见表6-3至表6-7。

表6-3　　　　　　　　　　20××年固定资产购置预算申报

编制科室：　　　　　　　　　　　　　　　　　　　　　　　　填报日期：

序号	设备类别	设备名称	规格型号	单价	数量	总金额	申购理由	同类设备在用情况	资金来源	预计年工作量	预计年收入	预计收回成本时间
1												
2												
3												

续表

序号	设备类别	设备名称	规格型号	单价	数量	总金额	申购理由	同类设备在用情况	资金来源	预计年工作量	预计年收入	预计收回成本时间
4												
5												
6												
合计												

分管院领导： 科主任： 填表人：

表 6－4　　　　　　　　　20××年工程项目预算申报

编制科室： 填报日期：

序号	工程名称	工程建设内容	计划开工时间	预计完工时间	预计投资金额	申请理由	资金来源
1							
2							
3							
4							
5							
6							
合计							

分管院领导： 科主任： 填表人：

表 6－5　　　　　　　　　20××年基础运行保障项目计划

编制科室： 填报日期：

序号	项目名称	事项说明	经费预算
	消防安保		
	管道维修		
	其他项目		

分管院领导： 科主任： 填表人：

表 6 - 6 20××年信息化项目支出计划

编制科室： 填报日期：

序号	项目名称	项目建设内容	预计项目金额	申请理由	建设时间	经费来源
1						
2						
3						
4						
5						
6						
合计						

分管院领导： 科主任： 填表人：

表 6 - 7 20××年服务类项目支出计划

编制科室： 填报日期：

序号	项目名称	合同号	合同起止日期	项目金额	备注
1	维保类				
2	物业服务类				
3	保安服务类				
4	保洁类				
5	其他服务				
合计					

分管院领导： 科主任： 填表人：

三、预算管理部门职责

为做好预算管理工作，医院各部门应做好分工，承担各自的职责，如表6 - 8 所示。

表 6 - 8 预算管理部门职责表

部门	概述	职责
预算科室	包括医院所有科室，科室负责人是预算管理第一责任人，负责本科室预算管理工作	根据医院预算总体方案与控制目标，结合年度工作计划，收集汇总预算基础资料，编制科室预算；严格执行批复的年度预算；提出本科室预算调整方案；及时分析总结科室预算执行情况，不断提高本科室预算绩效水平

续表

部门	概述	职责
归口部门	包括收入预算归口管理部门和支出预算归口管理部门	收入预算归口管理部门负责医院收入预算编制、审核，依法组织收入，预算执行监督、考核等；支出预算归口管理部门负责职责范围内支出事项的预算编制、审核，严格支出管理，预算执行监督等
全面预算管理办公室（财务部门）	负责全面预算管理日常工作，及时向全面预算管理委员会汇报	拟定预算管理相关制度及拟定各部门在预算管理工作中的职责任务；根据年度预算总体目标，拟定预算编制方案和预算考核方案；组织协调预算编制工作，平衡、审核、汇总医院年度预算方案；根据党委会、院长办公会的批准，向主管部门报送医院年度预算；拟定预算细化方案、年度预算方案，根据预算批复下达预算；对医院预算执行情况进行全过程监控，考核预算执行，分析预算执行中的问题，形成预算执行情况报告；审核医院各部门预算调整方案，向预算管理委员会提出修改建议；按照部门决算编制要求，及时完整编制年度决算，提交全面预算管理委员会审议，根据党委会、院长办公会的批准上报主管部门；组织医院整体支出和项目支出绩效评价工作，监督绩效评价质量
预算管理委员会	医院设立的预算管理决策机构	审议预算管理相关制度，建立健全内部控制机制；审议各部门在预算管理工作中的职责任务；拟定年度预算总体目标，审议预算编制方案和预算考核方案；审议年度预算报告；审议预算细化方案并批复下达；定期听取预算执行进度和问题分析，协调解决预算执行过程中的重大问题；审议预算调整事项或方案；审议年度决算；审议预算绩效报告，提出管理建议

第七章　决算管理

第一节　决算管理概述

一、决算管理相关概念

部门决算是指各单位依据国家有关法律法规规定及其履行职能情况编制，反映部门所有预算收支和结余执行结果及绩效等情况的综合性年度报告，是改进部门预算执行以及编制后续年度部门预算的参考和依据。

部门决算管理是指为了确保部门决算的科学、合理执行，实现财务资源的有效配置和利用，保障财务管理的规范性和透明度而进行的管理。

部门决算管理主要内容包括部门决算的工作组织、编制、分析、审核、汇总报送、信息公开、数据资料管理以及数据质量监督检查等方面。

公立医院部门决算反映了其医疗、教学、科研等业务范畴的预算执行、资金活动以及年度事业任务完成情况。

二、决算管理的原则

部门决算管理按照"依法依规、科学规范、统一高效"的原则，由财政部实施统一管理，各级政府财政部门、各部门、各单位依据预算管理关系分别组织实施。具体原则如下：

1. 合法性原则。部门决算管理必须依法依规进行，确保所有的决算活动符合相关法律法规的规定，保证各项决算工作的一致性，严格按照政府会计制度要求进行会计核算。

2. 准确性原则。部门决算管理应提前规划，合理分工，在及时、真实、准确、完整的决算信息基础上进行，不能故意虚报或掩盖决算数据。

3. 公开透明原则。部门决算信息应及时完整地向上报送，并且向社会公开，接受社会各方的监督。

第二节　决算管理指南

一、决算管理流程及要求

决算管理工作包括决算工作布置、账务清查、资产清查与盘点、核实债权债务、决算预案、编制决算、报送决算、决算公开等环节。

（一）布置工作，制定计划

每年 11 月底，按照医院的实际情况，制定年度医院财务决算工作计划，确定决算工作分工、时间节点和工作要求，报财务负责人审批。

（二）开展账务清查工作

各岗位应确认所有经济业务均已入账，需在每年的 12 月 31 日前完成，具体涉及以下工作。

1. 检查 12 月底的各类账目情况，确认账务信息准确、完整，会计处理程序和核算方法符合会计制度及法规的要求，并符合一贯性原则。

2. 核对财政拨款项目及支出功能分类。按照财政对账单核对财务及预算会计凭证中支出项目、金额、支出功能分类、支出经济分类是否一致，确保财政资金支出无误。

3. 核对财政应返还额度。对照财政年初批复、年中追加、核减，确认实际使用金额，差额部分计入财政拨款收入，并根据 12 月支付情况及时更新。

4. 出纳岗负责确认所有银行账户的相关单据已收到，并交相关岗位进行账务处理。

5. 基建项目管理岗确认所有达到交付使用状态的在建工程及时办理工程竣工决算和资产交付使用，及时转固。

6. 薪酬核算岗确认所有工资支出已入账，确保工资总额不超过上级单位批复的指标。

7. 资产管理岗确认所有资产及时入账、固定资产折旧及摊销费用、成本结转等已经按照要求进行账务处理。

8. 收入核算管理岗确认收入已经全部入账，收入真实完整。

9. 基本医疗保险总额预付清算。根据上级下达的医保基金清算文件，结合相关政策完成账务处理。

10. 成本核算管理岗确认成本已经合理归集，并已经进行结转，成本真实完整。

11. 稽核岗确认已完成全部稽核工作。

12. 总账岗最终确认当年监督检查中的各类问题已整改完毕，各类应上缴款项已按要求进行账务处理，并对各岗位的工作完成情况进行审核确认。

（三）开展资产清查与盘点工作

1. 总账岗负责将银行日记账与银行对账单逐笔核对，在12月31日确认是否有需调整的未达账项，并在次年1月及时编制完成银行存款余额调节表。

2. 稽核岗负责在12月31日现场监盘现金，保证现金盘点金额与账面金额相符。

3. 资产管理岗配合资产管理部门完成固定资产、无形资产的监盘工作，保证账实相符。

4. 存货管理岗配合资产管理部门完成药品及材料的监盘工作，保证账实相符。

5. 基建项目管理岗在12月初核对归口部门在建工程项目，统计已具备固定资产转固条件的在建工程项目，按规定转为固定资产。

6. 资产动态库核对。及时完成固定资产入账并与财政资产动态库核对，确保固定资产、无形资产的数量、金额、分类与账面价值一致。

（四）核实医院债权债务

1. 建立往来款项分析与报告制度。对各种往来款项进行账龄分析，编制往来款项账龄分析表，重点关注账龄超过一年的应收款项，估计潜在的风险损失，必要时提请相关部门及人员采取措施加速款项的收回与支付。在对往来款项进行账龄分析和对账的基础上，以每年12月31日为基准日，编制往来款项清理及分析报告，并进行相关坏账的处理。核实债权债务时，重点关注三年以上欠款。

2. 坏账的审批权限及核销程序。对于有确凿证据表明该款项不能收回或收回的可能性不大时，可确认为坏账。坏账经院内审批程序审批报上级单位审批后，财务部门予以核销。具体程序如下：①业务经办部门提供可能成为坏账的应收款项的相关资料，查明发生坏账的原因，提出拟处理意见。②财务部门进行详细分析、判断，核实确认坏账的金额。③根据审批权限，履行审批手续。④财务部门进行原始凭证的审核，并进行坏账核销账务处理。⑤财务部门往来款管理岗对医院核销的坏账进行备查登记，做到账销案存；已核销的坏账收回时，及时入账，防止形成账外资金。

3. 医疗保险拒付款的处理程序。医院被医疗保险机构拒付的，根据医保拒付的金额，由医保部门提出处理意见并按医院相关制度要求进行审批，财务部门核对后，进行账务处理。对形成坏账的有关责任人的责任认定和追究，由院长办公会审批后实施。

（五）提出决算预案

每年 12 月 31 日前，总账管理岗根据医院实际情况，结合预算目标，提出决算预案，报财务负责人、总会计师审议。决算预案中应包括以下主要内容：决算组织情况；指标预计完成情况；重大财务事项说明等。

（六）编制决算报表

每年预算年度终了，医院应当按照本级政府财政部门的工作部署，合理分工，依法依规编制决算报表，做到收支真实、数额准确、内容完整。

（七）年度报表审计

按审计要求准备相关资料，完成年度报表审计。

（八）报送决算报表

医院按照《政府会计制度》《医院财务制度》等编制各类报表及年度决算分析报告等，并按时报送。

（九）部门决算公开

部门决算公开分为四个部分，第一部分部门决算报表；第二部分部门决算说明；第三部分其他重要事项的情况说明；第四部分部门绩效评价情况。具体内容如下：

1. ××年度部门决算报表。包括收入支出决算总表、收入决算表、支出决算表、财政拨款收入支出决算总表、一般公共预算财政拨款收入支出决算表、一般公共预算财政拨款支出决算表、一般公共预算财政拨款基本支出决算表、政府性基金预算财政拨款收入支出决算表、政府性基金预算财政拨款基本支出决算表、国有资本经营预算财政拨款支出决算表、财政拨款"三公"经费支出决算表、政府采购情况表和政府购买服务支出情况表。

2.××年度部门决算说明。包括部门基本情况、收入支出决算总体情况说明、财政拨款收入支出决算总体情况说明、一般公共预算财政拨款支出决算情况说明、政府性基金预算财政拨款支出决算情况说明、国有资本经营预算财政拨款收支情况说明、财政拨款基本支出决算情况说明等。

3.××年度其他重要事项的情况说明。包括"三公"经费财政拨款情况说明、政府采购支出情况说明、国有资产占用情况说明、政府购买服务支出情况说明、专业名词解释等文字说明。

4.××年度部门绩效评价情况。包括部门整体绩效评价报告、项目支出绩效评价报告、项目支出绩效自评表等。

二、年度决算工作操作简表

年度决算工作操作简表如表7-1所示。

表7-1　　　　　　　　　　　年度决算工作流程

序号	工作内容	工作要求	完成时间	责任人
1	布置工作，制定计划	制定年度医院财务决算工作计划	当年11月底前	总账岗
2	开展账务清查工作	各岗位应确认是否所有经济业务均已准确入账	当年12月底	各岗位会计
3	开展资产清查与盘点工作	对各类资产进行清查与盘点	当年12月底	各岗位会计
4	核实医院债权债务	核实债权债务，清理往来款项	当年12月底	各岗位会计
5	提出决算预案	总账岗根据医院实际情况，结合预算目标，提出决算预案	当年12月底	总账岗
6	编制决算报表	根据相关要求，编制决算报表	次年1月	总账岗
7	年度报表审计	由会计师事务所完成年度决算报表审计	次年1—2月	审计
8	报送决算数据	根据相关要求，报送决算报表	次年1—2月	总账岗
9	部门决算公开	按规定完成决算公开工作	次年9月	总账岗

三、决算科室部门职责

决算科室部门职责如表7-2所示。

表7-2 决算科室部门职责表

涉及部门	职责
收入归口管理部门 支出归口管理部门	及时、准确提供决算数据等
财务部门	加强对决算工作的领导、组织和部署;严格按照财务制度和政府会计制度的要求,做好年终财务核算结账工作;确保决算编制工作的时效性,按时完成报表送审工作;分析决算数据,为进行财务管理提供数据支撑

四、决算工作内部控制主要风险点及控制措施

(一)决算工作内部控制主要风险点

1. 会计核算未完全按照政府会计制度执行。

医院未按照会计政策或随意变更会计政策进行核算,导致决算不准确、不真实。

2. 对财务报表可能产生重大影响的交易或事项的判断标准不准确。

财务人员经验不够或理解不对,对重大影响财务报表的事项判断不准确,产生会计差错等,从而影响财务报表的准确性。

3. 资产清查不及时。

资产清查不及时,可能导致资产清查不实,无法保证账证、账账、账实相符。

4. 未按期如实记账。

医院未按照权责发生制准确记录收入和费用,导致当期收入和费用不准确,影响报表的准确性。

5. 财务人员经验不足。

一些单位因为人员岗位调整、人员刚接手新岗位等,对业务不熟悉,导致账务处理不准确,影响报表的准确性。

6. 财务报表编制未按照勾稽关系审核。

7. 未按期公开决算报表。

(二)控制措施

1. 财务报告编制准备及其控制

医院必须在会计期末编制报表前进行结账,为财务报表的编制做准备,不得为赶编财务报表而提前结账,更不得预先编制财务报表后结账。其基本要求是:

(1)财务部门应当制定年度财务报告编制方案,明确年度财务报告编制方法、年度财务报告会计调整政策、披露政策及报告的时间要求等。

（2）应当制定对财务报表可能产生重大影响的交易或事项的判断标准，明确相应的报批程序。

（3）不得随意变更会计政策，调整会计估计事项。

（4）应当建立规范的账务调节制度以及各项财产物资和结算款项的清查制度，明确相关责任人及相应的处理程序，避免发生账证不符、账账不符、账实不符的情形。

（5）为避免出现漏记或多记、提前确认或推迟确认报告期内发生的交易或事项的情形，对交易或事项所属的会计期间实施有效控制。

2. 财务报告编制及其控制

医院可以通过人工分析或利用信息系统自动检查财务报表之间、财务报表各项目之间的勾稽关系是否正确，重点对下列项目进行校验：

（1）财务报表内有关项目的对应关系；

（2）财务报表中本期与上期有关数字的衔接关系；

（3）财务报表与附表之间的平衡及勾稽关系。

应当真实、完整地在财务报表附注和财务情况说明中列示需要说明的事项。财务部门应将会计处理方法及其对财务报告的影响及时上报院长办公会审议。

3. 财务报告的报送与披露及其控制

应按期公开决算报表，确保所有财务报告使用者同时公平地获取财务报告信息，确保信息披露的真实和完整。

4. 人员业务素质和能力的培养控制

应定期进行人员的轮岗，制定部门内部标准操作流程，让财务人员尽快地熟悉和适应决算工作。

第八章　成本管理

第一节　成本管理概述

一、成本管理相关概念

（一）医院的成本

医院成本是在医院运营过程中所耗费物化劳动和活劳动中的必要劳动价值的货币表现。具体包括人力成本、药品费、卫生材料费、固定资产折旧、无形资产摊销、提取医疗风险基金和其他费用七大类。

医院成本按照成本核算的不同对象，可分为科室成本、诊次成本、床日成本、医疗服务项目成本、病种成本、按疾病诊断相关分组（Diagnosis Related Groups，DRG）成本，如表 8-1 所示。

表 8-1　　　　　　　　　　　　　　　成本核算对象表

成本核算对象	相关概念
科室成本	科室成本核算指以科室为核算对象，按照一定流程和方法归集相关费用、计算科室成本的过程。科室成本核算的对象是按照医院管理需要设置的各类科室单元
诊次成本	诊次成本核算指以诊次为核算对象，将科室成本进一步分摊到门急诊人次中，计算出诊次成本的过程。采用三级分摊后的临床门急诊科室总成本，计算出诊次成本 全院平均诊次成本 =（∑全院各门急诊科室成本）/全院总门急诊人次 某临床科室诊次成本 = 某临床科室门急诊成本/该临床科室门急诊人次

续表

成本核算对象	相关概念
床日成本	床日成本核算指以床日为核算对象，将科室成本进一步分摊到住院床日中，计算出床日成本的过程。采用三级分摊后的临床住院科室总成本，计算出床日成本。 全院平均实际占用床日成本 = （∑全院各住院科室成本）/全院实际占用总床日数 某临床科室实际占用床日成本 = 某临床住院科室成本/该临床住院科室实际占用床日数
医疗服务项目成本	医疗服务项目成本核算指以各科室开展的医疗服务项目为对象，归集和分配各项费用，计算出各项目单位成本的过程。其核算对象是指各地医疗服务价格主管部门和卫生健康行政部门、中医药主管部门印发的医疗服务收费项目，不包括药品和可以单独收费的卫生材料。医疗服务项目应当执行国家规范的医疗服务项目名称和编码
病种成本	病种成本核算指以病种为核算对象，按照一定流程和方法归集相关费用，计算病种成本的过程。医院开展的病种可参照临床路径和国家推荐病种的有关规定执行。 病种成本核算方法主要有自上而下法（Top – Down Costing）、自下而上法（Bottom – Up Costing）和成本收入比法（Cost – to – Charge Ratio，CCR）
DRG 成本	DRG 成本核算指以 DRG 组为核算对象，按照一定流程和方法归集相关费用计算 DRG 组成本的过程。其核算方法主要有自上而下法、自下而上法和成本收入比法

（二）医院成本管理

医院成本管理是指医院在组织运营过程中针对各项成本进行预算、核算、控制、分析考核等一系列管理活动，是实现医院成本管理制度流程化的重要环节。这要求医院内部各部门相互协调、相互合作，明确各项业务间成本管理的职权划分，协同推进医院成本管理。

二、成本管理的原则及意义

（一）成本管理的原则

医院进行成本管理，一般应当遵循以下原则，如表 8 – 2 所示。

表 8 – 2　　　　　　　　　　成本管理原则和具体内容

原则	具体内容
责任制原则	医院主要领导是本单位成本管控主要责任人。医院应实行归口、分级管控，明确成本控制责任，确保各项成本管控环节落实到各责任部门和人员
重要性原则	把成本管理行为嵌入医疗、科研、教学、公共卫生业务的各领域、各层次、各环节，区分重要程度，重点关注对医院经营状况和成本状况影响较大的项目，实现成本管理控制到位、考核严格、目标落实

续表

原则	具体内容
适应性原则	应当结合医院的发展阶段、组织结构、管理模式等因素，制定相应的管控措施，尤其要与医院整体的战略规划、医院整体运营状态、院内学科的发展模式等相适应
全员参与原则	应当全院关注、部门参与，充分调动全体员工的积极性，全院、全员、全过程参与成本管理，强化成本管理意识，优化成本结构

（二）成本管理的意义

1. 有助于降低和控制成本，为医院价格制定和运营决策提供依据。同时，准确完整的成本核算和分析可为医院制定运营、投资、融资等重大决策提供参考依据。

2. 有助于顺应市场化发展趋势，驱动医院转换运营机制，改进和完善现代医院管理制度，加强医院成本管理及内部治理水平，正确处理好促进医院发展与医院内部在成本管理责、权、利之间关系，从而促进医院的可持续发展。

3. 有助于培育医院全员的成本意识。成本管理需要医院全员的配合与参与，进行成本管理不只是财务部门的责任，医院其他科室都应树立成本意识，积极参与医院成本管理，在执行各自职责过程中，自觉将成本管理落到实处，推动医院整体成本管理工作。

三、成本管理信息化

医院相关业务信息系统提供的数据是进行成本管理信息化的基础，主要涉及以下系统及其相关数据提供情况，如表8-3所示。

表8-3　　　　　　　　　成本管理信息化系统

系统类别	相关业务信息系统	相应数据
核算类	会计核算及报销管理信息系统	支出明细数据、日常报销的明细数据，将分期分摊的费用计入相应的会计期间等
	收费管理信息系统	门急诊患者的挂号、缴费记录，住院患者的入院记录，出院结算记录，医疗服务收费项目明细数据等
	人事薪酬管理信息系统	在岗、离退休等全部职工的职称、职务、科室、考勤科室、工资、绩效、津贴补贴、社会保障缴费等数据

续表

系统类别	相关业务信息系统	相应数据
管理类	资产管理系统	固定资产、无形资产等全部资产的折旧/摊销明细数据、维修（护）费用明细数据。 资产分类、品名、卡片号、入账时间、原值、折旧/摊销年限、折旧/摊销科室、月折旧/摊销额、累计折旧/摊销等信息
	药品管理信息系统	患者发药、科室用药等药品消耗明细数据。具体涉及开单科室、医生、发药时间、规格、数量、单价、金额的数据等
	病案管理信息系统	诊断记录、手术记录、监护信息、费用信息应当与患者收费明细一致等
	医保信息系统	患者的分组结果，包括就诊号、病案号、分组结果、支付金额等信息
	物流管理信息系统	包括卫生材料、试剂、其他材料等全部耗材的科室消耗明细数据。具体涉及领用时间、领用科室、领用人、物资名称、规格型号、单位、数量、单价、金额等数据
	后勤管理信息系统	维修服务量、洗衣量等内部服务量和水、电、气的消耗数据等

第二节　成本管理指南

医院成本管理分为成本预算、成本核算、成本控制、成本分析和成本绩效等业务流程。各业务流程相互衔接、相互制约，保障医院整体成本管控系统有效运作。如图 8 - 1 所示。

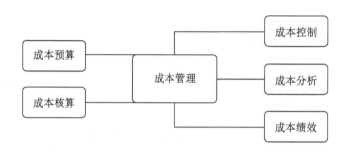

图 8 - 1　成本管理业务流程

一、进行成本预算

成本预算是指根据医院历史资料和调查预测，合理估算一定时间内的成本目标、水平及变化趋势，科学运用决策理论及方法选取最优预算方案的成本管理过程。在成本预算流程中主要涉及编制、执行和调整、分析和考核三个环节。

（一）编制环节要求

编制预算应结合医院的发展战略和目标，以医院年度预算为基础，在保证实事求是、灵活适应的前提下，细化编制医院要发生的成本和费用。

在控制成本的基础上，应融入成本控制目标，结合成本特点采用不同的方式和标准来编制预算。例如，要根据上级主管部门制定的定额标准，采用定额方式来编制培训费、会议费、物业管理费、水电费等费用预算；根据有关成本项目的核算规则或既有比例目标编制，采用定率等方式来编制医疗风险基金、卫生材料费、药品费等费用预算。

（二）执行和调整环节要求

在执行预算环节，应定期开展预算执行情况分析，并及时向相关部门披露执行情况；可以通过信息化手段和工具，结合项目的重要性程度，及时追踪、分析、汇总、上报、警示重大项目成本目标的预算执行情况，强化预算的执行和监督，实现管控成本目的。

在调整预算环节，医院年度预算一经批复，不得随意调整。当医院事业发展计划有重大调整、政府出台相关政策以及存在其他事项对预算执行产生重大影响时，医院应当按照规定程序调整预算并报同级业务主管部门。

（三）分析和考核环节要求

在预算分析环节，医院要严格执行经批复的预算，完善各项预算管理规章制度，严格遵守预算执行授权审批制度和各项审批程序，形成全方位的预算执行责任体系，并将预算作为开展各项业务活动和经济活动的基本依据。预算管理办公室应当定期组织开展预算执行情况分析，向相关部门披露各类成本预算达标情况，结合标准成本法、目标成本法、变动成本法、作业成本法等具体方法，深入分析成本变动的趋势和原因，并以此为依据，提出如何优化成本管理的措施，为医院制定相关经营决策提供支持。

在预算考核环节，医院应当采用合理方法考核预算执行结果、成本控制目标实现和业务工作效率等情况，确定预算差异、分析差异原因、落实差异责任，做到职责到位、责任到人，并将预算绩效考核结果作为内部业务综合考核、资源配置、年度评比、内部收入分配的重要依据。

二、实施成本核算

医院成本核算是指医院对其业务活动中实际发生的各种耗费，按照确定的成本核算对象和成本项目进行归集、分配，计算确定各成本核算对象的总成本、单位成本等，并向有关使用者提供成本信息的活动。开展成本核算，应以医院财务制度、医院成本核算办法为指导，以会计核算为基础，规范完善成本核算工作流程，确保成本数据及时、准确产出，并在预测、计划、分析、考核和控制等方面发挥应有的作用。

（一）成本核算要求

1. 成本核算数据的准备

《公立医院成本核算规范》第八条规定，医院应当以权责发生制为基础，以财务会计数据为基础进行成本核算，财务会计有关明细科目设置和辅助核算应当满足成本核算需要。医院应尽量从业务源头获取数据，在基础数据来源、核算期间、费用范围等方面，与会计核算保持一致。

2. 成本核算数据的质量要求

成本核算数据质量直接影响成本核算结果的有效性和准确性。由于成本核算数据的统计范围、统计方法、统计口径等标准多维性，以及成本数据采集的数据多源性、采集多周期性等特点，均有可能影响成本核算的数据质量。为了保证成本核算数据的有效性和准确性，需要对成本核算数据进行质控，持续改进数据质量。

3. 成本核算单位的划分

医院成本核算应按照医院组织架构和成本管理责任划分成本核算单元，根据不同的核算目的和服务性质进行归集和分类，对于非标准科室应遵循实质重于形式的原则进行划分。同时医院内部各个系统对于核算单元的划分应与此保持一致或存在对应的匹配关系。

4. 分摊参数的及时更新

医院要及时核对和更新核算基础数据和计算参数，保证成本信息真实可靠和数据准确。对分摊参数进行监测，及时更新科室人员和面积信息；当业务发生变化时，对项目作业库进行调整，确保作业库更新的及时性和准确性。

（二）具体成本核算

下面将针对不同的成本核算对象，针对科室成本、诊次成本、床日成本、医疗服务项目成本、病种成本、DRG 成本核算进行具体介绍。

1. 科室成本核算

科室成本核算是指以科室为核算对象，按照一定流程和方法归集相关费用、计算科室成本的过程。科室成本核算的对象是按照医院管理需要设置的各类科室单元。

（1）医院应当按照服务性质将科室划分为临床服务类、医疗技术类、医疗辅助类、行政后勤类。如表 8 - 4 所示，各科室单元下设办公室的成本应计入所属科室，其中，临床服务类科室设置的专业实验室或检查室，其发生的人员经费、房屋水电费等耗费若由所属临床科室承担，则该实验室或检查室的收入和成本计入所属临床科室。

表 8 - 4 科室服务性质分类

科室类别	概念
临床服务类科室	直接为患者提供医疗服务，并能体现最终医疗结果、完整反映医疗成本的科室
医疗技术类科室	为临床服务类科室及患者提供医疗技术服务的科室
医疗辅助类科室	服务于临床服务类和医疗技术类科室，为其提供动力、生产、加工、消毒等辅助服务的科室
行政后勤类科室	除临床服务类、医疗技术类和医疗辅助类科室之外，从事行政管理和后勤保障工作的科室

（2）进行科室成本核算时，应涵盖科室发生的全部合理费用，通过"业务活动费用""单位管理费用"等会计科目，按照成本项目归集实际发生的各种费用，据此计算确定各科室的成本，包括直接成本和间接成本。

（3）科室直接成本计入。科室直接成本可分为直接计入成本与计算计入成本。

①直接计入成本是指在会计核算中能够直接计入到科室单元的费用。包括人员经费、卫生材料费、药品费、固定资产折旧费、无形资产摊销费，以及其他运行费用中可以直接计入的费用。

②计算计入成本是指由于受计量条件所限无法直接计入到科室单元的费用。医院应当根据重要性和可操作性等原则，将需要计算计入的科室直接成本按照确定的标准进行分配，计算计入到相关科室单元。对于耗费较多的科室，医院可先行计算其成本，其余的耗费再采用人员、面积比例等作为分配参数，计算计入其他科室。比如能源消耗比较集中的成本项目，占比较大的科室，需先行采用定额等方式直接计入"大用户"成本，然后在剔除"大用户"的基础上再按人员、面积比例等计算计入。

（4）科室间接成本分摊。科室间接成本应当本着相关性、成本效益关系及重要性等原则，采用阶梯分摊法，按照分项逐级分步结转的方式进行三级分摊，最终将所有科室间接成本分摊到临床服务类科室。如表 8 – 5 所示。

表 8 – 5　　　　　　　　　　　　　　间接成本分摊表

项目	分摊类型	具体要求
间接成本	一级分摊： 行政后勤类科室费用分摊	将行政后勤类科室费用采用人员比例、工作量比重等分摊参数向临床服务类、医疗技术类和医疗辅助类科室分摊，并实行分项结转
	二级分摊： 医疗辅助类科室费用分摊	将医疗辅助类科室费用采用收入比重、工作量比重、占用面积比重等分摊参数向临床服务类和医疗技术类科室分摊，并实行分项结转
	三级分摊： 医疗技术类科室费用分摊	将医疗技术类科室费用采用收入比重等分摊参数向临床服务类科室分摊，分摊后形成门诊、住院临床服务类科室的成本

2. 诊次成本核算

诊次成本核算是指以诊次为核算对象，将科室成本进一步分摊到门急诊人次中，计算出诊次成本的过程。采用三级分摊后的临床门急诊科室总成本，计算出诊次成本。

全院平均诊次成本 =（∑全院各门急诊科室成本）/全院总门急诊人次

某临床科室诊次成本 = 某临床科室门急诊成本/该临床科室门急诊人次

3. 床日成本核算

床日成本核算是指以床日为核算对象，将科室成本进一步分摊到住院床日中，计算出床日成本的过程。采用三级分摊后的临床住院科室总成本，计算出床日成本。

全院平均实际占用床日成本 =（∑全院各住院科室成本）/全院实际占用总床日数

某临床科室实际占用床日成本 = 某临床住院科室成本/该临床住院科室实际占用床日数

4. 医疗服务项目成本核算

医疗服务项目成本核算是指以各科室开展的医疗服务项目为对象，归集和分配各项费用，计算出各项目单位成本的过程。医疗服务项目成本核算对象是指各地医疗服务价格主管部门和卫生健康行政部门、中医药主管部门印发的医疗服务收费项目，不包括药品和可以单独收费的卫生材料。医疗服务项目应当执行国家规范的医疗服务项目名称和编码。

医疗服务项目成本核算分两步开展：首先确定医疗服务项目总成本，其次计算单个医疗服务项目成本。应当以临床服务类和医疗技术类科室二级分摊后成本剔除药品成本、单独收费的卫生材料成本作为医疗服务项目总成本，采用作业成本法、成本当量法、成本比例系数法等方法计算单个医疗服务项目成本。如表8-6所示。

表8-6　　　　　　　　　　　医疗服务项目成本核算方法

核算方法	方法定义	核算步骤
作业成本法	是指通过对某医疗服务项目所有作业活动的追踪和记录，计量作业业绩和资源利用情况的一种成本计算方法。该方法以作业为中心，以成本动因为分配要素，体现"服务消耗作业，作业消耗资源"的原则。提供某医疗服务项目过程中的各道工序或环节均可视为一项作业。成本动因分为资源动因和作业动因，主要包括人员数量、房屋面积、工作量、工时、医疗服务项目技术难度等参数	（1）划分作业。在梳理医院临床服务类科室和医疗技术类科室医疗业务流程基础上，将医疗服务过程划分为若干作业。各作业应当相对独立、不得重复，形成医院统一、规范的作业库。 （2）直接成本归集。将能够直接计入或者计算计入到某医疗服务项目的成本直接归集到医疗服务项目。 （3）间接成本分摊。将无法直接计入或者计算计入到某医疗服务项目的成本，首先按照资源动因将其分配至受益的作业，再按照医疗服务项目消耗作业的原则，采用作业动因将作业成本分配至受益的医疗服务项目
成本当量法	是指在确定的核算期内，以科室单元为核算基础，遴选典型的医疗服务项目作为代表项目，其成本当量数为"1"，作为标准当量，其他项目与代表项目进行比较，进而得到其他项目各自的成本当量值，再计算出各项目成本的方法	（1）选取代表项目。确定各科室单元典型项目作为代表项目，将其成本当量数设为"1"。 （2）计算科室单元的总当量值。 ①以代表项目单次操作的资源耗费为标准，将该科室单元当期完成的所有医疗服务项目单次操作的资源耗费分别与代表项目相比，得出每个项目的成本当量值。 ②每个项目的成本当量值乘以其操作数量，得出该项目的总成本当量值。 ③各项目总成本当量值累加得到该科室单元的成本当量总值。 （3）计算当量系数的单位成本。 当量系数的单位成本＝（该科室单元当期总成本－药品成本－单独收费的卫生材料成本）/该科室单元的成本当量总值 （4）计算项目单位成本。 项目单位成本＝当量系数的单位成本×该项目的成本当量值

续表

核算方法	方法定义	核算步骤
成本比例系数法	是指将归集到各科室单元的成本，通过设定某一种分配参数，将科室单元的成本最终分配到医疗服务项目的计算方法。核算方法主要有收入分配系数法、操作时间分配系数法、工作量分配系数法	①收入分配系数法。将各医疗服务项目收入占科室单元总收入（不含药品收入和单独收费卫生材料收入）的比例作为分配成本的比例。 ②操作时间分配系数法。将各医疗服务项目操作时间占科室单元总操作时间的比例作为分配成本的比例。 ③工作量分配系数法。将各医疗服务项目工作量占科室单元总工作量的比例作为分配成本的比例

不同科室单元开展的同一个医疗服务项目成本的确定方法：将各科室单元该医疗服务项目的核算成本通过加权平均法形成该医疗服务项目院内的平均成本。

（1）计算各个科室单元该医疗服务项目总成本。用该科室单元医疗服务项目的核算成本乘以其操作数量，得出该科室单元医疗服务项目总成本。

（2）计算医院内该医疗服务项目的成本。将各个科室单元该医疗服务项目总成本除以当期内该医疗服务项目操作总数，得到项目成本。

5. 病种成本核算

病种成本核算是指以病种为核算对象，按照一定流程和方法归集相关费用，计算病种成本的过程。医院开展的病种可参照临床路径和国家推荐病种的有关规定执行。

病种成本核算方法主要有自上而下法（Top - Down Costing）、自下而上法（Bottom - Up Costing）和成本收入比法（Cost - to - Charge Ratio，CCR），如表 8 - 7 所示。

表 8 - 7   病种成本核算方法

核算方法	方法定义	核算步骤
自上而下法	以成本核算单元成本为基础计算病种成本	（1）统计每名患者的药品和单独收费的卫生材料费用，形成每名患者的药耗成本。 （2）将成本核算单元的成本剔除所有计入患者的药品和单独收费的卫生材料费用后，采用住院天数、诊疗时间等作为分配参数分摊到每名患者。 （3）将步骤（1）和步骤（2）成本累加形成每名患者的病种成本。 （4）将同病种患者归为一组，然后将组内每名患者的成本累加形成病种总成本，采用平均数等方法计算病种单位成本。 病种总成本 = ∑该病种每名患者成本 某病种单位成本 = 该病种总成本/该病种出院患者总数

续表

核算方法	方法定义	核算步骤
自下而上法	以医疗服务项目成本为基础计算病种成本	（1）将医疗服务项目成本、药品成本、单独收费的卫生材料成本对应到每名患者后，形成每名患者的病种成本。 某患者病种成本 = ∑（该患者核算期间内某医疗服务项目工作量×该医疗服务项目单位成本）+ ∑药品成本 + ∑单独收费的卫生材料成本 （2）将同病种患者归为一组，然后将组内每名患者的成本累加形成病种总成本，采用平均数等方法计算病种单位成本。 病种总成本 = ∑该病种每名患者成本 某病种单位成本 = 该病种总成本/该病种出院患者总数
成本收入比法	以服务单元的收入和成本为基础计算病种成本，通过计算医院为患者提供的各服务单元的成本收入比值，利用该比值将患者层面的收入转换为成本	（1）计算各服务单元的成本收入比值。 某服务单元成本收入比 = 该服务单元成本/该服务单元收入 （2）计算患者病种成本。 某患者病种成本 = ∑该患者某服务单元收入×该服务单元成本收入比 （3）将同病种患者归为一组，然后将组内每名患者的成本累加形成病种总成本，采用平均数等方法计算病种单位成本。 病种总成本 = ∑该病种每名患者成本 某病种单位成本 = 该病种总成本/该病种出院患者总数

6. DRG 成本核算

DRG 成本核算是指以 DRG 组为核算对象，按照一定流程和方法归集相关费用计算 DRG 组成本的过程。

DRG 成本核算方法主要有自上而下法、自下而上法和成本收入比法，如表 8 - 8 所示。

表 8 - 8　　　　　　　　　　　　DRG 成本核算方法

核算方法	方法定义	核算步骤
自上而下法	以成本核算单元成本为基础计算 DRG 组成本	（1）统计每名患者的药品和单独收费的卫生材料费用，形成每名患者的药耗成本。 （2）将成本核算单元的成本剔除所有计入患者的药品和单独收费的卫生材料费用后，采用住院天数、诊疗时间等作为分配参数分摊到每名患者。 （3）将步骤（1）和步骤（2）成本累加形成每名患者的成本。 （4）将每名患者归入到相应的 DRG 组，然后将组内每名患者的成本累加形成该 DRG 组总成本，采用平均数等方法计算该 DRG 组单位成本。 DRG 组总成本 = ∑该 DRG 组每名患者成本 某 DRG 组单位成本 = 该 DRG 组总成本/该 DRG 组出院患者总数

续表

核算方法	方法定义	核算步骤
自下而上法	以医疗服务项目成本基础计算 DRG 组成本	（1）将医疗服务项目成本、药品成本、单独收费的卫生材料成本对应到每名患者后，形成每名患者的成本。 某患者成本 = ∑（患者核算期间内某医疗服务项目工作量×该医疗服务项目单位成本）+ ∑药品成本 + ∑单独收费的卫生材料成本 （2）将每名患者归入到相应的 DRG 组，然后将组内每名患者的成本累加形成该 DRG 组总成本，采用平均数等方法计算该 DRG 组单位成本。 DRG 组总成本 = ∑该 DRG 组每名患者成本 某 DRG 组单位成本 = 该 DRG 组总成本/该 DRG 组出院患者总数
成本收入比法	以服务单元的收入和成本为基础计算 DRG 组成本，通过计算医院为患者提供的各服务单元的成本收入比值，利用该比值将患者层面的收入转换为成本	（1）计算各服务单元的成本收入比值。 某服务单元成本收入比 = 该服务单元成本/该服务单元收入 （2）计算患者成本。 某患者成本 = ∑该患者某服务单元收入×该服务单元成本收入比 （3）将每名患者归入到相应的 DRG 组，然后将组内每名患者的成本累加形成该 DRG 组总成本，采用平均数等方法计算该 DRG 组单位成本。 DRG 组总成本 = ∑该 DRG 组每名患者成本 某 DRG 组单位成本 = 该 DRG 组总成本/该 DRG 组出院患者总数

三、开展成本控制

成本控制指以医院为主体，院内多部门参与，通过事前成本规划、事中成本监控、事后成本分析与评价等方法，对医院的运营成本实施合理管控，以实现成本最优化的管理过程。

（一）选择恰当的成本管控方法

医院应当结合实际情况选择或综合运用合适的成本管控方法，具体包括标准成本管控、定额成本管控、目标成本管控、作业成本管控等。如表 8 - 9 所示。

表 8 - 9　　　　　　　　　　　　　　成本管控方法

成本管控方法	相关概念
标准成本管控	在正常和高效率的经营条件下，通过充分调查分析，运用科学测算方法，制定医疗服务和运营管理中应发生的标准成本，控制实际成本与标准成本的差异，考核成本的制定效果
定额成本管控	在资源价格一定的前提下，通过事先制定医疗服务或经营活动中所使用药品、耗材和能耗等资源的标准消耗量，从而控制各类成本和相关费用水平

续表

成本管控方法	相关概念
目标成本管控	根据医院的经营目标，在成本预测、成本决策、目标成本测定的基础上，进行目标成本的分解、控制、分析、考核、评价的一系列成本管理工作，以达到少投入多产出，获得最佳经济效益的管控目的。包括基于预算为目标、基于标杆为目标、基于病人需求为目标等
作业成本管控	在开展作业成本核算工作的基础上，利用核算结果对医疗服务项目中的动因、作业等进行深入分析，设置作业成本责任中心，进行管控考核，优化项目作业流程，提高医疗服务效率

（二）医院成本管控要求

1. 人力资源成本管控要求

人力资源成本管理指通过一定的设计、制度、管理方法，对人力资源的取得成本、开发成本、替代成本、使用成本和日常人事管理成本的发生数额和效用进行掌握、调节的过程。其管理范围包括开发成本、替代成本、使用成本、日常人事管理成本。

（1）医院应当根据当前政策环境、医疗服务需求及医院自身情况，运用人力资源管理的工具和方法，制定科学合理的人力资源政策与制度。

（2）医院应充分发挥绩效管理导向作用，调动人员积极性，将人力资源成本管控贯穿在人力资源规划、岗位管理、任职资格管理、培训与教育管理和薪酬与绩效管理等管理过程中。

（3）通过定岗定编分析，合理确定科室及工作岗位，分析岗位在工作中的角色、责任和任职要求，规范员工工作程序，结合岗位性质、工作量、工作效率等因素确定岗位的编制，优化医院人员结构，促进医院人力资源效益最大化。

（4）医院应结合岗位需求和管理需要，明确员工应具备的知识、经验、技能、素质与行为的能力标准。编制岗位说明书，确定岗位类别，岗位等级。制定职工教育与培训计划，提升员工执业能力和职业道德水平。

（5）医院应当建立科学的人力资源成本分析体系，通过人力资源成本总额控制法、人力资源效率分析法和内外部比较法等，分析人力资源成本影响因素，有目标、有策略地开展人力资源成本管控。

2. 医用耗材成本管控要求

医用耗材是指经药品监督管理部门批准的使用次数有限的消耗性医疗器械，包括一次性及可重复使用医用耗材。其按采购价格可分为高值耗材和低值耗材，按是否可单独收费可分为可收费耗材和不可收费耗材。

医用耗材成本管控是指对医用耗材进行计划、采购、保管、发放使用实施的节约、组织与控制，确保材料成本科学合理。

通过对卫生材料准入、采购、流通、保管、使用、盘点，以及使用评价和监督等流程的组织与控制，确保卫生材料成本科学合理。通过建立二级库控制等方式加强卫生材料成本管理。

具体成本管控要求如下：

（1）供应目录管理：医院要遴选建立医用耗材供应目录，并进行动态管理。医用耗材管理部门按照合法、安全、有效、适宜、经济的原则，遴选出医院需要的医用耗材及其生产、经营企业名单，报医用耗材管理委员会批准，形成供应目录。供应目录应当定期调整，调整周期由医用耗材管理委员会规定。

（2）采购管理：医用耗材的采购应由采购部门实行统一管理。医用耗材使用科室或部门应当根据实际需求向采购部门提出采购申请。采购部门应当根据医用耗材使用科室或部门提出的采购申请，按照相关法律、行政法规和国务院有关规定，采用适当的采购方式，确定需要采购的产品、供应商及采购数量、采购价格等，并签订书面采购协议。医院要加强临时性医用耗材采购管理，并建立相应流程。

（3）验收管理：医用耗材管理部门负责医用耗材的验收、储存及发放工作。医院应当建立医用耗材验收制度，由验收人员验收合格后方可入库。验收人员应当重点对医用耗材是否符合遴选规定、质量情况、有效期情况等进行查验，不符合遴选规定以及无质量合格证明、过期、失效或者淘汰的医用耗材不得验收入库。植入性医用耗材进货查验记录应当永久保存，确保信息可追溯。

（4）领用管理：医院要建立医用耗材出库管理制度。医用耗材出库时，发放人员应当对出库的医用耗材进行核对，确保发放准确，产品合格、安全和有效。有条件的医院，可以借助信息系统进行核销。对高值耗材管理实施全流程追踪机制，实施高值耗材的一物一码管理，定期统计使用情况。对可单独收费的医用耗材，建立收费项目与耗材的核销关系。强化试剂成本管控，将试剂品种和用量与检验化验项目进行综合分析，按试剂使用人次进行管理，逐项分析检验化验项目的物耗成本。

（5）库存管理：医院应采用科学的材料库存管理方式，根据医疗业务活动的实际需要，制定物资经济进货量和最低库存量，动态监控材料库存，提高材料库存周转率。建立物资二级库，建立完善的二级库物资进、销、存管理制度，降低库存成本。

（6）盘点管理：医院要建立医用耗材定期盘点制度。由医用耗材管理部门指定专人，定期对库存医用耗材进行盘点，做到账实相符、账账相符。对盘点的结果根据不同情况进行分析和处理。

（7）统计分析。医院应建立对重点医用耗材的临床使用评价体系与监督机制，建立医用耗材使用动态监控机制，加强成本数据监控。监控医用耗材使用的质量与安全性。

3. 药品成本管控要求

药品成本管控是指在保障患者的用药安全和药学服务质量的前提下，通过药品采购管理、库存管理、药品成本增长驱动因素分析等管理措施，确保药品成本变动合理。具体成本管控要求如下：

（1）采购目录管理：医院制定药品采购目录，医院药品目录应优先配备、合理使用基本药物；按照保基本、保临床的原则，重点将基本医保药品目录内用量大、采购金额高的药品纳入带量采购范围；对重点或价值较高的药品开展药物经济学评价，优先选用疗效好、成本相对较低的药品。

（2）供应商评价管理：设置一套科学的供应商考核指标，同时设置相应的清退机制，定期考核供应商服务质量，保证药品采购性价比。

（3）采购管理：根据临床用药特点和用量，制定科学合理的采购计划，严格按照相关制度和流程开展药品采购，保障临床用药前提下，控制药品采购成本。

（4）库存管理：提高药品库存周转率，核定安全库存量。

（5）领用管理：遵循先进先出原则，对药品的生产效率进行监督管理，针对有效期较短的药品建立信息系统提示预警。医院应建立药品收费和药品出库的信息系统联动机制或核对机制，在门诊、住院计费的同时，在系统中对应形成相应的药品出库信息。

（6）盘点管理：定期开展药房库存的盘点工作，健全药品缺损、报废、失效的控制制度与责任。做到账实相符、账账相符。对盘点的结果根据不同情况进行分析和处理。

（7）统计分析：医院应合理控制药占比，建立药品成本管理体系。收集与分析药品成本信息及药品成本构成情况，建立科学合理的药品成本动态监测与管理机制。医院应合理应用药品成本结果，追溯药品成本发生和形成过程，发现降低药品成本的途径，控制药品成本的增长。

4. 固定资产成本管控要求

医院固定资产成本管控是指对固定资产投入与使用过程中的成本进行有效控制，涉及固定资产购前决策、采购、使用、维修保养等环节的成本管控，如表 8 - 10所示。

表 8 - 10 固定资产成本管控环节及要求

管理环节	管理要求
购前决策	决策前，医院应做好投入评估论证，结合医院具体的固定资产配置标准和预算约束限制，对固定资产进行存量分析及专家论证，夯实资产购入的必要性，避免出现不合理购置现象，造成资源浪费
采购	采购时，应规范固定资产采购流程、采购行为，综合考虑固定资产价格与资产配置所需耗材费、备件费、维保费及厂家维修能力等后续支出，控制资产采购的直接成本
使用、监测	使用时，医院应根据不同的资产特点采用差异化的管理方式。例如对于技术复杂、投入成本大、影响力强的大型医疗设备，医院应设立科学合理的绩效考核评价指标，进行跟踪管理，结合折旧和分摊等情况，设计收益、成本、患者满意度等合理考核指标
维修保养	结合资产保养维护和维修制度，制定固定资产维护保养计划，根据固定资产类型和成新率等编制维修费用预算，对维修供应商进行后期评价，确保资产保值增值
盘点	医院财务、资产管理、资产使用部门应定期对账，对固定资产定期清查盘点，确保账实相符。对账实、账账不符情况，应及时查明原因，按相关规定处理
建设固定资产全生命周期管理的信息化系统	实现固定资产全过程的信息采集与共享；通过信息化系统分析固定资产报修、报损、调配等，实时掌握医院现有固定资产使用状况；通过信息化系统可以实时、全面掌握医院固定资产的配置、使用数据，优化内部资产配置

5. 其他费用成本管控要求

医院其他费用成本是指能耗成本、办公耗材成本和其他成本。包括医院日常水电费、办公费、交通费、物业费、差旅费及其他费用等，医院应加强独立核算单成本管控工作，按照医院成本管控的统一要求，实施运营成本管控，具体管控要求如表 8 - 11 所示。

表 8 - 11 其他费用成本管控要求

费用	管理要求
公用经费	实行公开监督，探索定额管理
三公经费	制定"三公"经费［公务接待费、公务用车购置及运行费、因公出国（境）费］管理制度，确定开支标准，强化经费预算和归口审核力度
办公费	严格控制办公耗材成本，科学合理地确定办公用品消耗定额，实施定额管理
委托外包服务费	采用公开竞争和供应商确定相结合的机制，规范需求论证、采购公示，规范采购环节，明确外包服务实施范围，建立合理的评价体系、科学决策 针对外包服务要有健全的追踪考核机制，根据其服务能力合理确定外包费用

续表

费用	管理要求
能耗成本	增强医院员工节能意识，制定节能计划，有条件地实施节能措施，实现水、电、燃气分户，降低医院能耗开支

四、进行成本分析

成本分析是指通过科学、有效的统计方法对目标成本、成本计划和成本责任的实际落实情况等进行深度挖掘，揭示成本消耗现状，认识成本变动规律，寻求成本控制途径，以达到优化医疗服务，提高医院效益的成本管理过程。

医院应当定期开展成本分析与评价工作，加强成本数据和分析结果的应用和院间成本数据的分析比较，从而发现成本管理过程中的问题，按归口落实责任，制定并落实适宜的改进措施，提升医院成本管理水平。

（一）选择恰当的成本分析方法

成本分析中应当充分利用各项分析比较方法，适当引入管理学工具、数理统计方法、综合评价方法等，将定量分析与定性分析相结合；成本分析与各成本管理流程相结合；成本数据与医疗业务数据相结合，使成本分析提供科学准确的成本信息，以满足医院成本管理需求。

成本分析的方法按不同的划分方式可划分为两类，一类是按照分析目的和要求的不同，可以分为全面分析法、局部分析法、专题分析法等。另一类按照指标比较方法的不同，可以分为比较分析法、趋势分析法、比率分析法、因素分析法、本量利分析法等。具体如表8-12所示。

表8-12 成本分析方法

分类标准	方法	相关概念
分析目的和要求	全面分析法	通过科室、项目、病种、DRG等成本核算结果，全面系统地分析医院不同维度不同时期的成本状况，为医院的经济运营提供全方位的决策支持
	局部分析法	在全面分析法过程中，发现成本分析数据中存在的主要问题，例如某科室成本结构不合理；某医疗服务项目在医院无保本点。通过局部分析进一步挖掘异常数据中的主要影响因素，并与实际业务管理相结合，为医院的具体成本管控工作提供有效的数据信息
	专题分析法	通过医疗专科诊疗组和专病诊疗中心成本分析、单台设备成本分析，或对医院当前关注的成本管控关键点进行分析，在设置的各类专题分析中，应当联合相关业务部门共同参与，为医院现阶段的主要成本问题提供有效的解决方案

续表

分类标准	方法	相关概念
指标比较方法	比较分析法	将两个或两个以上相关成本指标进行对比，测算指标间的相互差异，从比较分析中找出产生差异的主要原因的一种分析方法。医院可选定本期实际指标，与外部或内部不同时期的基准指标进行对比。比较分析法可通过绝对值、百分数、比率等表达方式进行比较，在使用中应当注意指标的统一性和可比性
	趋势分析法	通过比较医院连续数期的成本分析结果或相关报表来分析成本指标的变化情况，以确定其增减变动的方向、数额和幅度，揭示成本变动的原因和性质，预测未来成本变动趋势的一种分析方法。趋势分析法主要包括定基分析法、环比分析法，在使用中应当注意指标选择具有代表性和可比性
	比率分析法	通过计算、比较指标的比率，来确定相对数差异的一种分析方法。采用该方法需要将分析对比的数值变成相对数，计算出各种不同的比率，变不可比指标为可比指标，通过比较比率差异，揭示有关成本项目之间的关系。比率分析法主要包括相关指标比率法、构成比率法和动态比率法，使用中应当注意对比成本项目的相关性和对比口径的一致性
	因素分析法	依据分析指标与其影响因素之间的关系，从数量上来确定几种相互联系的因素对分析对象影响程度的一种分析方法，是比较分析法的发展和深化。采用该方法可以取得各项因素变动对指标影响程度的数据，有利于了解成本变动原因和问题所在，有针对地评价分析医院成本状况。因素分析法主要包括连环替代法和差额分析法，使用过程中应注意影响因素的关联性、因素替代的顺序性和结果的假定性
	本量利分析法	在变动成本计算模式的基础上，揭示固定成本、变动成本、医疗服务数量、医疗服务收费、盈亏额等变量之间的内在规律性的联系，为医院成本预测、控制和决策等管理活动提供必要信息的一种定量分析方法。该方法可通过边际贡献法或等式法计算保本点，确定医疗服务正常开展所达到的保本点业务量（安全边际）及医疗服务项目盈亏情况，反映业务量与成本之间的变动关系

（二）不同成本核算对象的分析重点

医院应当按照成本核算对象的不同，确定成本分析的内容包括但不限于项目成本分析、科室成本分析、病种及 DRG 成本分析等，具体分析要求如表 8－13 所示。

表 8 – 13 成本核算对象分析重点

成本核算对象	成本分析重点
项目成本	根据项目成本核算数据进行医疗服务项目的成本及收益分析，采用比较分析法、趋势分析法对项目成本构成、成本性态等整体情况进行分析；采用本量利分析法对医院医疗服务项目的总体盈亏数额、分布、比例进行分析，并选择典型的盈亏项目进一步分析，挖掘影响项目成本的主要要素
科室成本	根据科室成本数据进行医疗收入、成本及收益分析，采用比较分析法、趋势分析法对各类成本的构成及趋势情况进行分析，反映医院及科室成本结构及变动趋势是否合理；采用本量利分析法对医院及科室的盈亏状况进行分析；采用因素分析法、比率分析法对人力、药品耗材等关键成本要素及指标进行分析
病种及 DRG 成本	根据病种及 DRG 成本核算数据结果开展病种成本及收益分析，采用比较分析法、趋势分析法对病例数量、病种分布、病种成本收益等情况进行整体分析；采用比率分析法，从 DRG 成本角度选择 CMI、费用消耗指数、时间消耗指数等一系列的医疗服务能力评价指标，比较指标间的比率，综合分析病种成本效益；采用因素分析法，因素的选择不局限于费用类别（如医疗服务项目成本、药品费、卫生材料费），还可引入影响病种成本的相关临床因素（如是否手术、住院天数、是否并发症及并发症）进行分析，为医院优化临床路径，降低病种成本提供数据支持

（三）出具成本分析报告

成本分析报告是指以各类基础成本数据、成本报表及相关核算资料为依据，采用一定的原则和科学的分析方法，通过对各种指标的变动情况及指标间的相互关系的分析，解释影响成本指标变动的因素及其原因，从而形成医院一定期间成本状况的书面分析报告。

按照不同的分类标准，成本分析报告可分为两种形式，按照成本分析对象范围的不同，成本分析报告可分为科室级成本分析报告、项目成本分析报告、病种成本分析报告、DRG 成本分析报告等；按照成本分析报告对象的不同，成本分析报告可分为战略层成本分析报告、业务层成本分析报告等。

医院应当在开展成本核算和成本分析的基础上，按照内外部管理需要，确定成本分析报告的编制周期。医院应当至少每年出具年度成本分析报告，并确保成本数据及结果的真实、准确。

五、考评成本绩效

成本绩效是运用定性与定量相结合的评价方法，定期审核各部门成本管理目标的实现情况和各类成本计划指标的完成结果，以全面评价成本管理工作成效的管理活动。

医院应当加强成本数据和分析结果的应用，促进业务管理与经济管理相融合，提升运营管理水平，推进医院高质量发展。具体可从制定绩效目标、编制考核指标、设计评价体系、完善监督控制四方面展开成本绩效工作。

（一）制定绩效目标

成本绩效目标制定分为成本绩效战略目标确定和成本绩效年度计划编制。成本绩效战略目标是以医院战略规划和运营目标为导向，运用目标管理法、关键绩效指标法等绩效管理工具来确定的中长期成本绩效目标。成本绩效年度计划是开展绩效评价工作的行动方案，包括构建指标体系、分配指标权重、确定绩效目标值等一系列管理活动。制定年度绩效计划通常从院级开始，层层分解到核算单元，最终落实到责任单元。前者是后者编制的指导依据，后者是前者的具体落实。

（二）编制考核指标

医院应结合成本要素特点，融入成本控制意识，采用定额或定率的方式编制绩效考核指标，其中定额指标根据上级主管部门制定的定额标准或行业对标编制各责任主体成本项目的管控指标，如年度各类能耗支出定额。定率指标根据有关成本项目的核算规则或既有比例目标结合年度医疗业务实际情况编制，如人员支出占业务支出比例、次均药费占比、百元医疗收入卫生材料支出占比等。

（三）设计评价体系

医院应当利用关键绩效指标法、平衡记分卡及 RBRVS 等方法，设计出合适的成本绩效指标体系，可选择主观赋权法和客观赋权法等方法确定主要要素指标权重。通过定期开展成本绩效考核评价工作，按照绩效计划收集相关信息，获取被评价对象的绩效指标实际值，对照目标值，应用选定的计分方法，计算评价分值，形成综合评价结果。

（四）完善监督控制

医院应当在成本绩效考评过程中，建立配套的监督控制机制，可以通过会议、培训、网络、公告栏等形式及时进行沟通与辅导，实时记录绩效执行情况，生成报表，做好报表分析工作，提醒成本绩效考评结果异常的部门，督促其及时调整改正。

第九章 内部控制管理

第一节 内部控制概述

一、内部控制相关概念

（一）内部控制定义

根据《行政事业单位内部控制规范（试行）》和《公立医院内部控制管理办法》，公立医院内部控制可以从静态和动态这两个角度分别定义。从静态上讲，公立医院内部控制是公立医院为了防范和管控经济活动风险而建立的内部管理系统，该系统由内部控制环境、风险评估、控制活动、信息与沟通和监督等内容组成，具体体现为各项内部管理制度以及落实制度所需的控制措施和程序。从动态上讲，公立医院内部控制是指为实现控制目标，通过制定制度、实施措施和执行程序，对公立医院经济活动的风险进行防范和管控。

（二）公立医院内部控制建设

公立医院内部控制建设具体可分为单位层面和业务流程层面。

单位层面具体包括内部控制组织建设、内部控制机制建设、内部控制制度建设、内部控制队伍建设、内部控制流程建设等；业务流程层面包括预算业务、收支业务、政府采购业务、资产管理、建设项目、合同管理、医疗业务管理、科研项目和临床试验项目管理、教学管理、互联网诊疗管理、医联体管理以及信息系统管理。前者是后者的基础，直接决定了后者是否能有效实施和运行。

公立医院内部控制要求全员控制，即实施主体包括院领导班子、行政科室人员以及临床医护人员等。客体应覆盖医院所有的活动，做到全方位控制。最后要做到全过程控制，即贯穿于医院经济活动和管理工作的决策、执行和监督的全过程。

二、公立医院内部控制建设原则

公立医院内部控制建设原则主要包括全面性原则、重要性原则、制衡性原则、适应性原则等。如表9-1所示。

表9-1　　　　　　　　　　　　　　内部控制建设原则

原则	具体要求
全面性原则	公立医院全面性原则是指内部控制应当贯穿公立医院经济活动的决策、执行和监督全过程，实现对经济活动的全面控制。内部控制建设在做到全面的基础上，还应注意体系内部的一致性和整体性，做到各要素之间应相互联系、相互对应
重要性原则	公立医院内部控制要在全面控制的基础上，重点关注医院重要的经济活动和经济活动的重大风险
制衡性原则	公立医院内部控制应在部门管理、职责分工、业务流程等方面形成相互制约、相互监督的制衡关系。可以应用不相容岗位相互分离、内部授权审批控制、会计控制等具体控制活动形成一定的监督机制
灵活性原则	公立医院内部控制作为公立医院风险防范手段，应该结合医院经济活动的调整和管理要求的变化，持续修订和完善

三、公立医院内部控制建设的目标

公立医院开展内部控制建设，必须明确设立控制目标，可分为以下总目标和具体目标，如表9-2所示。

表9-2　　　　　　　　　　　　　　内部控制建设目标

总目标	公立医院以公益性导向，为实现控制目标，通过制定制度、实施措施和执行程序，对经济活动的风险进行防范和管控，从而为人民群众提供高质量的医疗服务
具体目标	保证医院各项经济、管理等活动符合国家法律法规
	保证医院的财务信息真实完整
	保障医院的资产安全和被有效利用
	通过实行全面、有效的内部控制，防止医院内部出现腐败现象，提升医院内部的管理水平，推动医院实现可持续发展
	提高公共服务的效率和效果

第二节 公立医院内部控制建设指南

一、开展内部控制组织建设

（一）成立相关工作小组

根据《公立医院内部控制管理办法》第二章第八条规定："医院党委要发挥在医院内部控制建设中的领导作用；主要负责人是内部控制建设的首要责任人，对内部控制的建立健全和有效实施负责。"财政部印发的《行政事业单位内部控制规范（试行）》也明确规定单位负责人对本单位内部控制的建立健全和有效实施负责。此外，财政部印发的《关于开展行政事业单位内部控制基础性评价工作的通知》中也明确把单位主要负责人承担内部控制建立与实施责任列入单位层面的重要考核指标。因此，单位领导是内控组织的主要负责人。

此外，还可结合医院自身情况，召集相关人员成立项目领导小组和项目工作小组等，也可邀请行业内专家组成专家咨询团队，为公立医院内部控制建设贡献智慧和提供技术支持。

（二）建立全面的工作机制

开展内部控制工作，应建立全面的内部控制工作机制，包括协调联络机制、会议协调机制以及核实反馈机制，如表9-3所示。

表9-3 内部控制工作机制

协调联络机制	医院各部门负责人指定部门分管领导和部门联络员各一名，部门分管领导负责协调分管部门配合好内部控制建设工作；部门联络员根据内部控制建设需要，配合项目工作小组做好部门访谈，及时反馈本部门经济活动事项、核实确认等
会议协调机制	定期召开医院内部控制建设工作领导小组例会等，总结前期工作开展遇到的问题和安排下期工作内容、工作成效及发现的问题等
核实反馈机制	各部门积极配合内部控制建设工作，及时对项目工作小组梳理完成的标准化业务流程、识别的风险点、关键控制措施等提出反馈意见，并向项目工作小组提供部门经济活动事项的具体信息等

（三）落实各项准备工作

开展内部控制建设工作，首先应保证充足的经费，提前做好项目预算，做好执行内控的硬件配置，包括办公场所、办公设施等，做好项目人员配置，结合具体的需要，医院应指派合适的人员参与内部控制建设和维护，做好分工与协作，并加强对人员在工作过程中的培训和再教育，必要时可以向外部专家寻求帮助和指导。

二、了解医院内部控制现状

公立医院在开展内部控制建设之前，应先了解医院内部控制现状，具体可分为以下三个阶段开展工作。

（一）对医院内部控制现状进行调研

可结合医院的具体经济业务活动，使用检查、询问、调查问卷、分析等方法，对内部控制在业务活动中的应用情况进行了解分析，方法如表9-4所示。

表9-4　　　　　　　　　　医院内部控制现状调研方法

调研方法	要求
检查	对医院的组织结构图、部门职责、会议纪要、培训通知、培训材料、相关管理制度、业务流程图以及业务操作过程中的相关表单等文件进行初步了解
询问	对涉及医院经济活动的相关部门负责人及关键员工直接询问，了解诸如预算、采购、收支等业务过程及可能存在的问题。询问一般按准备问题、询问和记录回答结果等程序进行
调查问卷	公立医院可以根据本院经济活动设计调查问卷，邀请相关责任部门人员匿名进行打分填写，然后对问卷结果进行统计分析，以获得对医院经济业务活动的深入了解。调查问卷的设计应按照《公立医院内部控制管理办法》等的规定，分别从单位层面和业务流程层面设计具体的调查问题
数据分析	通过获取医院的财务报表、业务指标（计划指标和实际完成指标）、资产台账及各类收支报表等数据，对各项数据进行分析，包括对不同年份的数据、指标进行对比分析；对医院收支结构的分析；对医院资产流动情况的分析等
业务流程分析	通过梳理医院的业务流程，分析现有的业务流程图，对业务流程运行的过程、关键节点以及部门分工等进行分析，识别业务流程中存在的问题和控制薄弱环节

（二）对医院内部控制现状进行诊断

公立医院应在院领导班子的直接领导下，按照《行政事业单位内部控制基础性评价指标评分表》及其填表说明，组织开展内部控制基础性评价工作，诊断内部控制现状。根据《行政事业单位内部控制基础性评价指标评分表》，并结合公立医院内部控制的实际情况，公立医院内部控制评价可参照表9-5所示。

表9-5 公立医院内部控制基础性评价指标及材料

一级指标	二级指标	三级指标	四级指标	评价内容	评价支撑材料
单位层面	1.内部控制建设情况	①内部控制组织机构设置	内部控制机构设置	内部控制建设领导小组成立情况	内部控制建设领导小组、工作小组、评价与监督小组成立、组成情况及分工情况材料；内部控制建设领导小组及工作小组会议纪要
				主要负责人担任内部控制建设领导小组组长情况	
				主要业务部门负责人担任内部控制建设领导小组成员情况	
				内部控制建设工作小组成立情况	
				内部控制评价与监督小组成立情况	
		②内部控制工作机制建设	内部控制建设、评价与监督机制设置	内部控制建设工作职责是否明确	反映内部控制建设、评价、监督工作职责的材料
				内部控制评价与监督工作职责是否明确	
				是否制定了针对内部控制建设与实施的监督工作程序或工作方案	
				是否定期召开内部控制建设领导小组会议，每年至少召开一次	
		③业务流程建设	业务流程的制定及更新情况	业务流程梳理及流程图编制情况	内部控制设计方案；业务流程图；业务风险及防控措施分析、标注、应用等材料
				业务流程图更新情况	
			风险点的识别和应对情况	流程中对业务各环节的风险点识别情况	
				风险点识别是否合理，是否符合实际	
				对已识别的风险点制定风险防控措施或相关规定	
		④内部控制培训组织	内部控制专题培训组织情况	是否定期组织开展内部控制方面专题培训，每年至少组织一次	反映内部控制培训情况的材料，包括但不限于培训制度、培训方案等材料

续表

一级指标	二级指标	三级指标	四级指标	评价内容	评价支撑材料
单位层面	2.风险评估情况	①风险评估工作机制建设	风险评估工作机制建设情况	风险评估制度或相关规定建立情况	内部控制风险评估制度或实施方案；过程记录材料；风险评估报告
				风险评估工作归口管理情况	
				是否有明确的风险评估工作方案	
		②风险评估工作组织实施	风险评估工作组织实施情况	是否定期组织开展风险评估，定期出具风险评估报告，制定风险应对策略	
		③风险评估范围	风险评估覆盖范围	本年医院内部控制风险评估覆盖情况（单位层面），是否涵盖内部控制组织建设情况；内部控制机制建设情况；内部控制制度建设情况；内部控制流程建设情况	
				本年医院内部控制风险评估覆盖情况（业务层面）	
	3.对权力运行的制约情况	①对涉及内部权力集中的重点领域的制约情况	分事行权	对经济活动、业务活动和内部权力运行活动的决策、执行、监督，是否明确分工、相互分离	分事行权记录材料等
			分岗设权	对涉及经济活动、业务活动和内部权力运行活动的相关岗位，是否分岗定权、权责明确	岗位设置及岗位职责清单
			分级授权	对管理层级和相关岗位是否分别授权，明确授权范围、授权对象、授权期限等	授权审批制度、集体决策制度；相关工作会议纪要、决策记录等
			决策程序	对重大行政决策事项是否实施公众参与、专家论证、风险评估和集体讨论决定等法定程序	论证报告、评估报告、会议记录等
		②关键岗位控制情况	关键岗位制度建立情况	是否建立关键岗位制度，明确轮岗范围、轮岗条件、轮岗周期等要求	管理制度
			关键岗位制度落实情况	对重点领域的关键岗位是否执行干部交流和定期轮岗，对不具备轮岗条件的岗位或人员的业务活动是否进行专项审计	轮岗记录；证明专项审计情况的材料

续表

一级指标	二级指标	三级指标	四级指标	评价内容	评价支撑材料
单位层面	4. 评价与监督情况	①内部控制评价执行情况	内部控制评价工作负责部门情况	是否明确指定专门部门负责医院内部控制评价工作	内部控制评价方案或相关办法；内部控制评价报告；内部控制监督制度；内部控制监督过程及结果记录材料等
			内部控制评价工作方案明确情况	是否结合医院实际情况，围绕医院内部控制目标，制定内部控制评价方案	
			内部控制评价工作开展情况	是否定期开展内部控制评价工作，每年至少开展一次	
			内部控制评价报告情况	负责内部控制评价的部门或机构在完成评价工作后，是否出具内部控制评价报告	
			内部控制评价结果应用情况	是否将内部控制评价结果提交医院议事决策机构，并根据内部管理要求在一定范围公开	
				是否将内部控制建设、实施和评价情况纳入日常监管范围，纳入考核	
		②内部控制监督执行情况	内部控制监督工作落实情况	是否规范开展内部控制监督工作，是否主动接受外部监督，确保内部控制工作有效实施	
				是否在日常工作中对重点业务、重要经济事项的内部控制有效性进行监督	
				是否在特定时点对特定范围的内部控制建立和实施情况进行专项监督	
			内部控制监督工作结果应用情况	是否在内部控制监督中及时发现问题并提出改进建议，并关注整改情况	
		③内部控制评价与监督归档情况	内部控制评价与监督归档管理执行情况	内部控制评价与监督档案材料完整性、归档及时性	

续表

一级指标	二级指标	三级指标	四级指标	评价内容	评价支撑材料
单位层面	5.内部控制信息化与信息系统情况	①内部控制信息系统工作机制的建设	内部控制信息系统管理制度建立情况	是否建立内部控制信息系统管理制度	相关系统建设的需求说明书；已建信息系统功能说明书或系统操作手册；证明信息系统授权管理、开发、跟踪管理、数据共享和交互情况的材料
			内部控制信息系统的归口管理部门及职责明确情况	是否明确设置内部控制信息系统的归口管理部门，是否明确规定归口管理部门的内部控制信息系统整体建设、经济活动信息系统间的建设职责	
			经济活动涉及的主要业务管理部门在内部控制信息系统建设及控制中的职责明确情况	是否明确单位经济活动涉及的主要业务管理部门对本部门信息系统建设、实施和维护、与单位内部控制信息系统协调、对接职责	
		②内部控制信息系统覆盖情况	内部控制信息系统全覆盖程度	内部控制信息系统是否已覆盖内部控制建设全部业务环节	
			内部控制信息系统风险控制程度	各业务中风险控制要素是否嵌入到已建立的信息系统中	
			内部控制信息系统互联互通情况	各业务控制信息系统之间是否实现互联互通	
		③信息系统内部控制情况	信息系统建设规划确立及实施情况	是否根据医院事业发展规划制定信息系统建设规划并组织实施、协调、落实	
			信息系统建设方案的确定及实施情况	是否确定信息系统建设方案并合理组织实施	
			内部控制信息系统的授权管理	是否根据业务性质、重要性程度、涉密情况等确定信息系统的安全等级，建立不同等级信息的授权使用制度	
		④内部控制信息系统安全保障情况	网络安全机制建立情况	信息系统安全是否纳入医院整体安全稳定工作进行管理	
			系统的终端设备及相关设备定期维护情况	是否定期进行内部控制信息系统终端设备及相关设备维护、数据备份情况	

续表

一级指标	二级指标	三级指标	四级指标	评价内容	评价支撑材料
业务层面	1.预算业务控制管理情况	预算业务执行情况	制度制定及执行情况	管理制度的全面性、合理性	预算管理制度；该业务环节经济活动基本制度
				管理制度更新的及时性	
				各环节流程严格按已发布制度或规定执行的程度	各类预算管理材料
			相关部门责任履行情况	相关部门及岗位责任明确情况	相关制度文件、部门及人员岗位职责；决策机构的会议纪要；预算批复文件、预算业务相关材料
				不相容岗位分离执行或管理情况	
				相关部门及人员落实责任、执行规范情况	
			风险应对情况	对已发生的风险问题是否采取有效的整改措施	内部控制评价报告；内部控制风险评估报告；审计、纪检监察等发现的问题记录材料
				对评估、评价、审计、检查监督等指出的风险是否采取有效的应对措施	
			预算编制情况	预算编制和审批严格执行"三重一大"决策制度情况	收入及支出预算申报和审批材料；项目论证材料；决策机构的会议纪要等
				新增重大项目事前绩效评估执行情况	预算执行情况表；项目事前绩效评估执行材料等
				委托外包业务预算管理情况	会议纪要或记录材料；证明委托外包业务的材料
				项目支出绩效目标管理情况	预算执行情况表；证明项目支出绩效目标管理情况的材料等
			预算审批与下达	预算分配和细化管理情况	预算分配草案；预算管理委员会审议报告等
			预算执行与调整情况	预算执行情况	预算批复文件；预算执行材料；预算执行情况表等

续表

一级指标	二级指标	三级指标	四级指标	评价内容	评价支撑材料
业务层面	1. 预算业务控制管理情况	预算业务执行情况	预算执行与调整情况	预算执行管理情况	预算执行情况表；预算执行分析材料；项目结余资金统计、证明结余资金使用情况的相关材料
				预算绩效运行监控管理情况	预算执行情况表；证明项目预算绩效目标完成情况、项目绩效运行监控情况的材料等
				预算调整审批程序执行情况	预算追加、调整申请及上级部门批复的预算调整文件等
			决算与评价情况	决算编制、审核、审批制度及执行情况	决算报告及政府财务报告编制、审核的基础材料；审批记录、会议纪要等
				项目预算绩效评价执行情况	项目绩效管理材料；对项目经费和绩效目标完成情况及委托外包事项开展绩效评价的记录材料；绩效评价报告等
				绩效评价结果运用情况	证明绩效评价结果运用过程及成果的材料
			预算公开及监督情况	预、决算及绩效信息公开情况	证明预、决算及绩效信息公开情况的相关材料
				预算监督执行情况	证明医院预算业务监督体系、工作机制建立健全情况的材料；监督过程执行及结果形成的材料

续表

一级指标	二级指标	三级指标	四级指标	评价内容	评价支撑材料
业务层面	2.收支业务控制管理情况	收支业务执行情况	制度制定及执行情况	管理制度的全面性、合理性	收入、支出管理制度；该业务环节经济活动基本制度
				管理制度更新的及时性	
				各环节流程严格按已发布制度或规定执行的程度	各类收入、支出业务控制材料
			相关部门责任履行情况	相关部门及岗位责任明确情况	相关制度、部门及人员岗位职责；证明收支业务不相容岗位分离的材料
				不相容岗位分离执行或管理情况	
				相关部门及人员落实责任、执行规范情况	
			风险应对情况	对已发生的风险问题是否采取有效的整改措施	内部控制评价报告；内部控制风险评估报告；审计、巡视巡察、纪检监察发现的问题记录材料；采取的应对措施、整改措施相关记录材料
				对评估、评价、审计、检查监督等指出的风险是否采取有效的应对措施	
			收入的管理情况	收入及时全额进入医院规定银行账户的执行情况	涉及收入的银行回单等；涉及收入的合同协议、拨款文件或通知等
				收入执行管理情况	证明医院收入来源、依规管理及结算的材料；非税收入、往来款项等相关材料；收入业务会计核算相关材料
				收入退付管理制度执行情况	国家有关法律法规和政策规定；医院收入退付管理制度及执行情况材料，反映业务执行过程的记录材料等
			收入票据的管理情况	收入票据管理制度执行情况	收费标准、收费票据发放记录，证明票据管理情况的相关材料
				电子票据管理情况	票据开具、存储、传输和接收的过程及结果材料

223

续表

一级指标	二级指标	三级指标	四级指标	评价内容	评价支撑材料
业务层面	2.收支业务控制管理情况	收支业务执行情况	收费项目审批情况	收费项目及标准规范性	医院收费项目及标准备案（审批）表；医院收费项目、标准申请及审批记录材料；收费上缴情况记录材料；各类收费票据（包括财政票据及计税发票）管理材料；收费公示材料；接受收费监督检查相关材料
				医院内部审核批准情况	
				收费项目及标准备案审批及时性、规范性	
			收费公示及监督情况	医院收费公示及时、规范	
				定期开展收费检查、接受内部及社会监督	
			支出的管理情况	支出审批制度的执行情况	支出管理制度；支出业务相关实务材料等
				支出业务审核的执行情况	
				往来款项的支付、清理是否及时	与往来款项相关的会计材料等
				"三公"经费业务遵循上级相关政策文件的情况	本年度和上年度涉及"三公"经费的决算报表；相关凭证
			支付流程管理情况	付款流程的完善程度及执行情况	支出管理制度；支出业务相关凭证等
				公务卡结算制度执行情况	国家有关法律法规和政策规定；支出业务相关凭证等
				国库集中支付制度执行情况	国库集中支付相关预警信息及处理结果等
			收支监督情况	收支监督执行情况	证明医院收支业务监督体系、工作机制建立健全情况的材料；监督过程执行及结果形成的材料

续表

一级指标	二级指标	三级指标	四级指标	评价内容	评价支撑材料
业务层面	3.政府采购业务控制管理情况	政府采购业务执行情况	制度制定及执行情况	管理制度的全面性、合理性	采购管理制度；该业务环节经济活动基本制度
				管理制度更新的及时性	
				各环节流程严格按已发布制度或规定执行的程度	采购业务相关控制材料
			相关部门责任履行情况	相关部门及岗位责任明确情况	相关制度文件、部门及人员岗位职责；证明政府采购业务不相容岗位分离的材料
				不相容岗位分离执行或管理情况	
				相关部门及人员落实责任、执行规范情况	
			风险应对情况	对评估、评价、审计、检查监督等指出的风险是否采取有效的应对及整改措施	内部控制评价报告；内部控制风险评估报告；审计、巡视巡察、纪检监察发现的问题记录材料；医院采取的应对措施、整改措施
			采购预算管理情况	政府采购预算编制情况	采购预算管理、绩效评价和考核制度；预算申报、论证、审批材料
				预算控制计划，计划控制采购执行情况	
			采购实施情况	是否严格按集中采购目录执行	采购管理制度；采购业务相关实务材料等
				分散采购实施过程管理情况	国家政府采购相关法律法规和政策规定；采购管理制度；采购业务相关实务材料等
				公开招标采购执行情况	国家有关法律法规和政策规定；合同、采购管理制度；采购业务、公开招标相关实务材料等
				政府采购意向公开执行情况	证明政府采购意向公开情况的相关材料
				进口产品采购论证、审批及相关规定执行情况	进口产品采购过程相关材料

续表

一级指标	二级指标	三级指标	四级指标	评价内容	评价支撑材料
业务层面	3.政府采购业务控制管理情况	政府采购业务执行情况	采购实施情况	采购活动是否建立采购、资产、财务、内部审计等部门相互协调、相互制约的机制并执行	采购管理制度；采购业务相关实务材料等
				涉密采购项目执行情况	涉密采购项目执行过程相关材料
				采购合同订立、履约管理的合法性、规范性	与采购相关的法律法规政策等；采购业务合同管理制度；合同登记，证明合同订立、履行情况的记录材料
			履约验收情况	是否严格执行医院的验收管理制度	验收管理制度、采购业务相关实务材料等
			采购监督情况	采购监督执行情况	证明医院收支业务监督体系、工作机制建立健全情况的材料；监督过程执行及结果形成的材料
			归档情况	采购业务档案材料完整性、归档及时性	档案管理政策文件、相关管理制度；采购业务材料归档记录；采购业务档案材料
	4.资产业务控制管理情况	资产业务执行情况	制度制定及执行情况	管理制度的全面性、合理性	资产管理制度；该业务环节经济活动基本制度
				管理制度更新的及时性	
				严格按已发布制度或规定执行	各类资产业务相关控制材料
			相关部门责任履行情况	相关部门及岗位责任明确情况	相关制度文件、部门及人员岗位职责；证明资产业务不相容岗位分离的材料；证明职责履行情况的记录材料
				不相容岗位分离执行或管理情况	
				相关部门及人员落实责任、执行规范情况	
			业务风险应对情况	对已发生的风险问题是否采取有效的整改措施	内部控制评价报告；内部控制风险评估报告；审计、巡视巡察、纪检监察、审计发现的问题记录材料；采取的应对措施、整改措施相关记录材料
				对评估、评价、审计、检查监督等指出的风险是否采取有效的应对措施	

续表

一级指标	二级指标	三级指标	四级指标	评价内容	评价支撑材料
业务层面	4.资产业务控制管理情况	资产业务执行情况	流动资产管理情况	银行账户管理情况	银行账户、印鉴及电子支付工具管理记录材料；资金票据管理材料；银行对账单、余额调节表；货币资金定期盘点清查记录材料；原材料验收、出入库登记记录材料；危险化学品采购、存储、使用、处置材料；存货盘点、资产清查等管理记录材料
				印鉴及电子支付工具使用管理情况	
				货币资金盘点、银行对账管理情况	
				材料管理流程执行情况	
				危险化学品管理情况	
				存货管理情况	
			固定资产管理情况	固定资产配置管理情况	固定资产采购、验收记录材料；投资、捐赠、调拨等业务记录材料；特殊固定资产保管使用记录材料；计提折旧记录材料；定期清查盘点及清查结果处理记录材料
				固定资产日常使用、保管情况	
				固定资产折旧管理情况	
				固定资产清查情况	
			无形资产管理情况	无形资产权属管理情况	无形资产权属证明文件；取得、使用、摊销记录材料
				无形资产使用管理情况	
				无形资产摊销管理情况	
			房屋、土地出租（出借）管理情况	房屋、土地出租（出借）管理体制建立、健全及落实情况	房屋、土地出租（出借）记录材料
				房屋、土地出租（出借）决策、审批情况	
				房屋、土地出租（出借）执行情况	
				房屋、土地出租（出借）合同及收入管理情况	

续表

一级指标	二级指标	三级指标	四级指标	评价内容	评价支撑材料
业务层面	4.资产业务控制管理情况	资产业务执行情况	对外投资决策情况	对外投资立项的合理性、合规性	对外投资建议书；立项分析论证材料；项目可行性研究报告及相关材料
				对外投资审批的合规性、合理性	医院集体决策批准对外投资的会议纪要；对外投资方案；对外投资方案及变更方案审批过程记录材料
			对外投资执行情况	对外投资业务执行前审批规范性	对外投资业务执行、变更、中止、二期投资前报请审批相关材料
				对外投资合同的规范性	医院集体决策批准对外投资的会议纪要；对外投资方案；对外投资合同
				医院投资管理部门针对对外投资项目按照合同控制进行跟踪管理的情况	证明对外投资业务进行跟踪管理情况的记录材料
			对外投资回收、处置情况	对外投资回收、处置的合规性	医院集体决策批准处置对外投资的会议纪要；对外投资回收、处置、核销审核、评估、业务执行相关材料
			资产处置管理情况	资产处置管理情况	资产处置记录材料；待处置资产登记及保管材料
			资产监督情况	资产监督执行情况	证明医院资产业务监督体系、工作机制建立健全情况的材料；监督过程执行材料
			归档情况	资产业务档案材料完整性、归档及时性	档案管理政策文件、相关管理制度；资产业务归档记录；资产业务档案材料

续表

一级指标	二级指标	三级指标	四级指标	评价内容	评价支撑材料
业务层面	5.合同业务控制管理情况	合同业务执行情况	制度制定及执行情况	管理制度的全面性、合理性	合同管理制度；该业务环节经济活动基本制度
				管理制度更新的及时性	
				严格按已发布制度或规定执行	合同业务相关控制材料
			相关部门责任履行情况	相关部门及岗位责任明确情况	相关制度文件、部门及人员岗位职责；证明合同业务不相容岗位分离的材料；证明职责履行情况的记录材料
				不相容岗位分离执行或管理情况	
				相关部门及人员落实责任、执行规范情况	
			业务风险应对情况	对已发生的风险问题是否采取有效的整改措施	内部控制评价报告；内部控制风险评估报告；审计、巡视巡察、纪检监察、审计发现的问题记录材料；采取的应对措施、整改措施相关记录材料
				对评估、评价、审计、检查监督等指出的风险是否采取有效的应对措施	
			合同订立管理情况	合同签订过程管理情况	合同；合同台账；合同签署及审批授权过程文件材料
				合同授权及审批管理情况	
			合同执行管理情况	合同条款履行及完成情况	财务记账及原始凭证；合同标的完成情况实物及书面材料；合同成果形成的佐证材料及保管、使用、转移等相关材料
			合同履行管理情况	合同执行监督情况	合同台账，相关部门监督材料
				合同的洽商、变更管理情况	合同洽商、变更过程记录材料
				合同纠纷处理情况	合同纠纷处理记录材料
			印章管理情况	印章管理及使用是否规范	合同印章种类、使用权限及使用范围、保管规定等制度及规定

续表

一级指标	二级指标	三级指标	四级指标	评价内容	评价支撑材料
业务层面	5. 合同业务控制管理情况	合同业务执行情况	合同监督情况	合同监督执行情况	证明医院合同业务监督体系、工作机制建立健全情况的材料；监督过程执行及结果形成的材料
			归档情况	合同档案明确归口管理	档案管理政策文件、相关管理制度；合同归档目录、登记表及各类合同档案案卷材料
				合同业务档案材料完整性、归档及时性	
	6. 工程项目业务控制管理情况	工程项目业务执行情况	制度制定及执行情况	管理制度的全面性、合理性	工程项目管理制度；该业务环节经济活动基本制度
				管理制度更新的及时性	
				严格按已发布制度或规定执行	工程项目业务相关控制材料
			相关部门责任履行情况	相关部门及岗位责任明确情况	相关制度文件、部门及人员岗位职责；证明工程项目业务不相容岗位分离的材料
				不相容岗位分离执行或管理情况	
				相关部门及人员落实责任、执行规范情况	
			业务风险应对情况	对审计、检查监督等指出的风险是否采取有效的应对措施并进行整改	内部控制评价报告；内部控制风险评估报告；审计、巡视巡察、纪检监察、审计发现的问题记录材料；采取的应对措施、整改措施相关记录材料
			基本建设项目管理情况	项目建设决策管理情况	项目规划、设计论证、集体决策、审批、备案等记录材料；项目概预算编制、审核、批复记录材料；项目招标相关记录材料；项目合同材料；项目实施过程、洽商变更、资金支付过程记录材料；工程监理过程形成的文字材料；工程跟踪审计过程形成的文字材料；工程竣工验收、竣工审计、竣工决算、暂估入账材料
				概预算编制与审核管理情况	
				项目招标管理情况	
				项目合同签署及执行情况	
				项目实施及资金支付管理情况	
				项目工程跟踪审计等监督实施情况	
				项目竣工决算与审计管理情况	
				已投入使用项目暂估入账管理情况	

续表

一级指标	二级指标	三级指标	四级指标	评价内容	评价支撑材料
业务层面	6. 工程项目业务控制管理情况	工程项目业务执行情况	修缮项目管理情况	修缮项目决策管理情况	修缮项目决策、审批；项目招标相关记录材料；项目实施过程、洽商变更、资金支付过程记录材料；项目验收、竣工审计材料
				修缮项目招标管理情况	
				修缮项目实施及资金支付执行情况	
				修缮项目验收	
			工程项目监督情况	工程项目监督执行情况	证明医院工程项目业务监督、工作机制建立健全情况的材料；监督过程执行及结果形成的材料
			归档情况	工程项目业务档案材料完整性、归档及时性	档案管理政策文件、相关管理制度；工程项目全过程档案材料案卷
	7. 科研项目业务控制管理情况	科研项目业务执行情况	制度制定及执行情况	管理制度的全面性、合理性	科研项目管理制度；该业务环节经济活动基本制度
				管理制度更新的及时性	
				严格按已发布制度或规定执行	项目协议；执行过程记录材料；科研项目管理系统记录等业务执行文件记录
			相关部门、岗位职责分离及履行情况	相关部门及岗位责任明确情况	相关制度文件、部门及人员岗位职责；证明科研项目业务不相容岗位分离的材料；证明职责履行情况的记录材料
				不相容岗位分离执行或管理情况	
				相关部门及人员落实责任、执行规范情况	
			项目申报、立项管理情况	项目申报过程管理情况	科研项目申报、立项记录材料
				项目立项过程管理情况	
			项目执行过程管理情况	项目预算执行情况	项目执行过程会计凭证、项目明细账、项目结题审核报告、项目审计报告、项目绩效发放及管理等记录材料
				项目结题管理情况	
				项目绩效奖励管理情况	
				项目经费收支管理情况	经费到账单、项目预算、支出及结余资金明细账、财务凭证等记录材料；反映项目经费管理情况的其他材料
				项目结余资金管理情况	
			归档情况	科研项目业务档案材料完整性、归档及时性	档案管理政策文件、相关管理制度；科研项目业务归档记录

续表

一级指标	二级指标	三级指标	四级指标	评价内容	评价支撑材料
业务层面	8. 教学业务控制管理情况	教学业务执行情	制度制定及执行情况	管理制度的全面性、合理性	教学管理制度；该业务环节经济活动基本制度
				管理制度更新的及时性	
				严格按已发布制度或规定执行	执行过程记录材料
			相关部门、岗位职责分离及履行情况	相关部门及岗位责任明确情况	相关制度文件、部门及人员岗位职责
				不相容岗位分离执行或管理情况	
				相关部门及人员落实责任、执行规范情况	
			教学经费管理情况	经费到账管理情况	经费到账单，项目预算、支出及结余资金明细账；反映项目经费管理情况的其他材料
				经费支出管理情况	
				结余资金管理情况	
			归档情况	教学业务档案材料完整性、归档及时性	档案管理政策文件、相关管理制度；教学业务归档记录
	9. 医疗业务控制管理情况	医疗业务执行情况	制度制定及执行情况	管理制度的全面性、合理性	诊疗规范和诊疗活动管理制度；该业务环节经济活动基本制度
				严格按已发布制度或规定执行	执行过程记录材料
			相关部门、岗位职责分离及履行情况	相关部门及岗位责任明确情况	部门及人员岗位职责；证明职责履行情况的记录材料
				设置行风管理岗位	
				不相容岗位分离执行或管理情况	
				相关部门及人员落实责任、执行规范情况	
			监督检查情况	定期开展临床科室诊疗活动的检查	证明监督过程执行及结果形成的材料
				定期检查临床科室和医务人员在药品、医用耗材、医疗设备引进过程中的行为规范以及各临床科室是否严格执行本部门的申请机制	

续表

一级指标	二级指标	三级指标	四级指标	评价内容	评价支撑材料
业务层面	10. 互联网医疗业务控制管理情况	互联网医疗业务执行情况	制度制定及执行情况	管理制度的全面性、合理性	互联网诊疗服务与收费的相关管理制度；部门及人员岗位职责；工作流程
				严格按已发布制度或规定执行	
			相关部门、岗位职责分离及履行情况	相关部门及岗位责任明确情况	
			工作流程建立情况	工作流程、业务规范、沟通配合机制的建立情况	
			监督检查情况	结算管理情况、诊疗行为、履约情况跟踪管理	证明监督过程执行及结果形成的材料
	11. 医联体业务控制管理情况	医联体业务执行情况	制度制定及执行情况	相关制度建设情况	医联体业务监督体系、工作机制建立健全情况的材料
				医联体牵头医院建立医联体议事决策机制、工作机制、审核机制、监督机制	
				严格按已发布制度或规定执行	
			相关部门、岗位职责分离及履行情况	相关部门及岗位责任明确情况	部门及人员岗位职责
			监督检查情况	结算管理情况、诊疗行为、履约情况跟踪管理	证明监督过程执行及结果形成的材料

（三）对医院内部控制现状出具报告

根据以上对公立医院内部控制情况的调研和指标打分结果出具内部控制基础性评价报告，引起医院领导对内部控制建设工作的重视，并发挥基础性评价报告在揭示目前内控工作的缺点和不完善之处的作用，为医院开展内部控制建设提供方向和指引。

三、选取合适的内部控制方法

公立医院内部控制的方法是指医院为实现内部控制目标，针对内部控制的各个方面制定的控制措施和程序。公立医院内部控制的方法一般包括预算控制、归口管理、会计控制、不相容岗位相互分离、单据控制、内部授权审批控制等，如表9-6所示。

表 9 - 6   公立医院内部控制方法

方法	含义	要求
预算控制	根据预算规定的收入与支出标准检查和监督各个部门的生产经营活动	公立医院要强化对经济活动的预算约束，使预算贯穿于经济活动的全过程。预算控制应在公立医院的经济活动中发挥事前计划、事中控制、事后反馈的作用。所以对收支业务、采购业务、建设项目等各项经济活动，都需要强化预算约束
归口管理	按照一定的标准进行分工管理，防止重复管理、多头管理。根据自身权利和承担的责任，按特定的管理渠道实施管理	公立医院按照医院各项业务的属性与管理要求，结合不同事项的性质，在不相容岗位相互分离和内部授权审批控制的前提下，将同类业务或事项安排给一个部门机构或岗位进行管理
会计控制	利用记账、核对、岗位职责分离、档案管理等会计控制方法、确保单位会计信息真实、准确	建立健全本单位财会管理制度；加强会计机构建设，配备具有相应资格和能力的会计人员；合理设置会计岗位；着力提高医院会计人员职业道德、业务水平；加强会计档案的管理，明确会计凭证、会计账簿和财务报告处理程序等
不相容岗位相互分离	不相容岗位是指从相互牵制的角度出发，不能由一人兼任的岗位。一般包括提出事项申请与审批岗位相分离、业务审核审批岗位与业务执行岗位相分离、业务执行和审批岗位与内部监督岗位相分离等	公立医院要全面系统分析、梳理业务活动中所涉及的不相容职务，合理设置内部控制关键岗位，明确划分职责权限，从而形成相互监督、相互制衡的工作机制
单据控制	对公立医院经济活动中产生的外部来源的报销凭证和医院内部形成的表单予以控制	公立医院根据国家有关规定和单位的经济活动业务流程，在内部管理制度中明确界定各项经济活动所涉及的表单和票据，要求相关工作人员按照规定填制、审核、归档、保管单据
内部授权审批控制	公立医院根据常规授权和特别授权的规定，明确医院内部各部门、下属单位、各岗位日常管理和业务办理的权限	明确各岗位办理业务和事项的权限范围、审批程序和相关责任，建立重大事项集体决策和会签制度。相关工作人员应当在授权范围内行使职权、办理业务。对于"三重一大"业务：重大问题决策、重要干部任免、重要项目安排及大额资金使用，要通过集体决策和会签制度，合理保证决策科学性

续表

方法	含义	要求
财产保护控制	公立医院在资产购置、配置、使用和处置过程中对资产予以保护	公立医院应该根据相关法律法规和本单位实际情况，建立健全资产日常管理制度、定期清查机制、资产控制制度和岗位责任制，采取资产记录、实物保管、定期盘点、账实核对等措施，确保资产安全完整
信息内部公开	指对某些与经济活动相关的信息，在医院内部的一定范围内，按照既定的方法和程序进行公开	公立医院应当建立健全经济活动相关信息内部公开制度，明确信息内部公开的内容、范围、方式和程序，建立信息公开责任机制，规范和细化信息公开内容，同时以信息化为平台，及时收集各方的反馈意见，构筑公立医院与其工作人员的互动机制

根据以上对公立医院内部控制情况的调研和评价情况出具内部控制基础性评价报告。通过开展内部控制基础性评价工作，一是可以明确内部控制建设的重点和关键环节。通过量化打分，发现工作的不足，明确今后建设的重点，给未来医院内部控制建设指明方向。二是可以倒逼重视内部控制建设。评价结果会在年底作为决算报告的重要组成部分向财政部报告，这对于医院领导层来说会形成一种无形的压力，倒逼其对于内部控制建设工作的重视。

四、完善内部控制体系，形成内部控制手册

内部控制评价工作完成后，公立医院还需开展以下工作，建立健全医院内部控制体系：

一是开展风险评估。医院要开展单位层面和业务层面的风险评估，重点关注重要业务事项和高风险领域，特别是涉及内部权力集中的重点领域和关键岗位，从目标设定、风险识别、风险分析及风险应对等方面，明确风险评估的控制目标，设计关键控制措施，确保医院风险评估工作有效开展。

二是建立和健全内部控制体系。在风险评估工作完成后，即可进入实质性的内部控制体系建设阶段。公立医院内部控制体系建设具体可分为单位层面和具体业务流程层面。单位层面要关注建立分工制衡的组织机构、科学民主的工作机制、关键岗位设置合理、信息系统建设等。业务层面要关注对医院各项制度和业务流程进行全面的梳理和优化，以此来带动业务流程层面内部控制建设工作。

三是编制形成内部控制手册。《内部控制手册》是公立医院实施内部控制的指

导性文件，是实施内部控制建设的最终成果，其质量直接影响内部控制的落地，体现内部控制的实施效果。《内部控制手册》的实施对完善医院内部控制制度，进一步规范医院内部各个管理层次相关业务流程，分解和落实责任，控制医院风险，保证财务报告真实性，确保医院资产安全高效运行具有较强的现实意义。

医院可结合自身的业务情况及内部控制评价等情况，编制形成《内部控制手册》。《内部控制手册》至少要包括管理制度、岗位职责、业务流程图、风险、措施等具体内容。内部控制手册框架要符合《公立医院内部控制管理办法》的要求和公立医院的实际情况，并且在实施过程中不断持续完善和改进。

五、推动内部控制信息化建设

内部控制的落地离不开信息系统的支撑。内部控制信息化是指将控制理念、控制流程、控制方法等要素通过信息化的手段固化到信息系统中，实现内部控制体系的系统化与常态化。内部控制信息化有利于固化业务流程，减少人为因素的影响；提高经济活动信息的准确性、及时性和相关性；促进医院信息交互与共享。

1. 加强顶层设计，将内部控制建设与信息化充分结合。充分利用信息化技术手段，加强公立医院内部控制建设，落实管理制度化、制度流程化、流程表单化、表单信息化、信息智能化的建设要求。

2. 选择恰当的信息化建设路径，提升内部控制信息化水平。信息化建设路径包括信息系统的自建和外包两种建设方式。其中，自建指的是医院利用自身的人力、财力、物力，建设适合自身特点的信息系统。外包指的是在医院的内部信息资源（信息技术基础设施、信息技术人员等）有限的情况之下，以契约的方式将全部或者部分信息系统业务外包给信息技术供应商，从而完成信息化建设的一项措施。医院应根据自身技术实力情况，选择适合自身的信息化建设路径。

3. 固化岗位流程，将内部控制建设与业务流程充分结合。将岗位职责、业务标准、制度流程、控制措施以及数据需求嵌入医院信息系统，推进内部控制建设融入公立医院信息化建设，通过信息化的方式进行固化，确保各项业务活动可控制、可追溯，有效减少人为违规操纵。

4. 打通信息壁垒，实现各系统互联互通。加强公立医院信息平台化、集成化建设，积极探索打通各类信息系统之间的壁垒，保障公立医院信息系统互联互通、信息共享，实现各类经济活动及相关业务活动的资金流、实物流、信息流、数据流有效匹配和顺畅衔接。

5. 建立授权机制，实现数据分类分级保护。加强公立医院网络安全与数据安全建设，强化账户授权管控要求，建立数据分类分级保护制度，保障网络信息的存储安全，以及数据的产生、传输和使用过程中的安全，防止患者隐私和个人信息被泄露。

六、加强内部控制的评价与监督

公立医院应建立健全内部控制评价办法，定期对内部控制体系建立与实施情况进行自我评价，科学评价内部控制的有效性。有条件的公立医院可委托第三方机构对内部控制进行评价。

1. 医院内部审计部门和纪检监察部门应当制定内部控制监督制度，明确监督的职责、权限、程序和要求等，有序开展监督工作。

2. 持续开展内部控制设计有效性评价：

（1）内部控制设计有效性评价应当关注以下几方面：内部控制的设计是否符合《公立医院内部控制管理办法》等规定要求；是否覆盖本单位经济活动及相关业务活动、是否涵盖所有内部控制关键岗位、关键部门及相关工作人员和工作任务；是否对重要经济活动及其重大风险给予足够关注，并建立相应的控制措施；是否重点关注关键部门和岗位、重大政策落实、重点专项执行和高风险领域；是否根据国家相关政策、单位经济活动的调整和自身条件的变化，适时调整内部控制的关键控制点和控制措施。

（2）内部控制运行有效性评价应当关注以下几方面：各项经济活动及相关业务活动在评价期内是否按照规定得到持续、一致的执行；内部控制机制、内部管理制度、岗位责任制、内部控制措施是否得到有效执行；执行业务控制的相关人员是否具备必要的权限、资格和能力；相关内部控制是否有效防范了重大差错和重大风险的发生。

3. 关注内部控制评价和监督的结果，及时制定整改措施，完善内部控制制度，实现内部控制工作闭环管理。

4. 加强内部控制成果应用，可将内部控制评价结果作为绩效管理、监督问责等工作的重要依据，提高重视程度。

5. 完善内部控制监督的联动机制，将内部控制建立及实施情况与内部审计、纪检监察等其他内部监督机制有效联动，充分利用党和国家各项监督体系成果，形成监督合力。

第三节　具体内部控制活动

在本节中，以预算管理、医疗业务收入管理、资金支出、采购管理、资产管理具体业务活动为例，阐述具体业务内部控制的流程、风险点及内部控制措施、审批权限指引、不相容岗位清单等内容。

一、预算管理内控要点及控制措施

（一）流程说明（见表9－7）

表9－7　　　　　　　　　　　　　　预算管理流程说明

流程步骤	工作内容描述	相关部门
01. 拟定年度预算总体目标	全面预算管理委员会根据医院的发展战略和医院经济状况，拟定年度预算总体目标	全面预算管理委员会
02. 提出预算编制要求和控制额度	全面预算管理办公室根据财政部门和主管部门的预算编制政策、年度预算总体目标，提出预算编制要求和控制额度，下达至各预算归口管理部门和医院各科室	全面预算管理办公室
03. 编制相关预算	预算归口管理部门和各业务科室根据业务需要和以前年度预算完成情况、绩效评价结果、年度工作计划编制各项预算。【C01】新增项目、重大支出项目，需经过可行性分析和院内审核论证程序后方可申报	预算归口管理部门、各预算科室
04. 汇总审核	全面预算管理办公室对各预算归口管理部门上报预算进行汇总审核，编制年度预算草案上报全面预算管理委员会	全面预算管理办公室
05. 逐项审核	全面预算管理委员会对所申报预算逐项审核，审核不通过，重复03—04步骤	全面预算管理委员会
06. 预算审批	全面预算管理委员会将预算草案按"三重一大"要求报院长办公会和党委会审批	全面预算管理委员会、院长办公会、党委会
07. 批准上报	经全面预算管理委员会批准预算草案后，由全面预算管理办公室上报主管部门	全面预算管理办公室
08. 主管部门下达预算控制额度	全面预算管理办公室根据主管部门下达预算控制额度反馈至预算归口管理部门	全面预算管理办公室

续表

流程步骤	工作内容描述	相关部门
09. 修改并调整预算数据	预算归口管理部门和各业务科室根据预算控制额度修改并调整预算数据，重复03—07步骤，由全面预算管理办公室再次上报主管部门	全面预算管理办公室
10. 市财政正式批复医院年度预算	次年，主管部门正式批复医院年度预算	全面预算管理办公室
11. 预算方案分解细化	全面预算管理办公室向全面预算管理委员会报告，并草拟预算细化方案	全面预算管理办公室
12. 审批	预算分解细化方案经全面预算管理委员会及"三重一大"程序审批	全面预算管理委员会、院长办公会、党委会
13. 预算分解下达	全面预算管理办公室向预算归口管理部门批复下达	全面预算管理办公室
14. 执行预算收支	按照经费支出审批制度要求，以经批准的预算为依据，执行预算收入与支出。【C02】预算批复后，原则上不予调整，当出现对预算执行产生重大影响的情况时，可按照院内预算调整程序申请预算调整	预算归口管理部门、各预算科室
15. 定期进行监督分析汇报	【C03】全面预算管理办公室对预算执行情况定期进行监督分析，及时发现偏差、查找原因，采取必要措施，保证预算整体目标的顺利完成，并向预算管理委员会汇报	全面预算管理办公室
16. 听取汇报	听取预算执行进度和问题分析，协调解决预算执行过程中的重大问题	全面预算管理委员会
17. 开展预算绩效考核工作	【C04】医院定期组织开展预算绩效考核工作（可委托中介机构实施），包括事前绩效评估、事中绩效跟踪和事后绩效评价。考核结果与科室和个人的年度考核、奖金分配等挂钩	全面预算管理委员会
18. 财务报告及信息公开	年度终了，财务部门按照同级财政部门、主管部门决算编制要求，真实、完整、准确、及时完成年度决算工作，编制政府财务报告和部门决算报告，提交全面预算管理委员会审议并履行内部决策程序，同时经注册会计师审计后上报。财务部门根据主管部门要求，对预算、决算相关信息予以公开	全面预算管理办公室、全面预算管理委员会

（二）流程图（见图9-1）

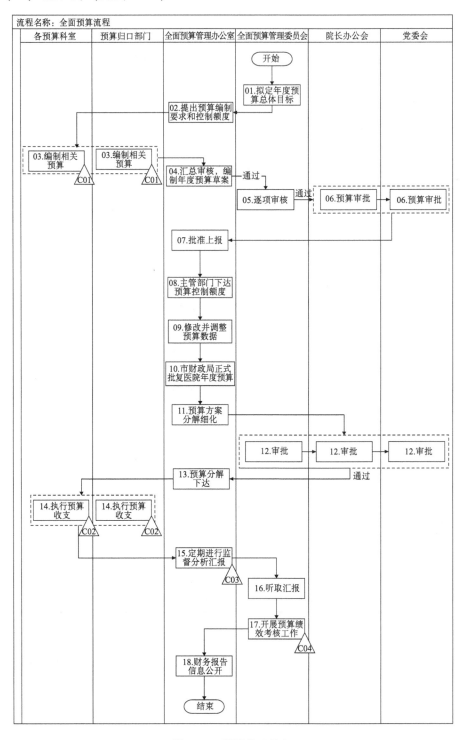

图9-1　预算管理流程

（三）风险点及内控措施（见表9-8）

表9-8   预算管理风险点及控制措施

风险描述	控制点	控制编号	控制措施
缺乏预算或预算编制不完整、不科学，目标不合理，项目不可行，编制程序不规范，可能导致医院经营缺乏约束，盲目经营，发展战略难以实现	确保预算编制完整、科学，目标合理，编制程序规范	C01	预算归口管理部门根据年度预算总体目标，结合各部门收支情况，详细编制各项收入与支出预算。全面预算管理办公室收集各归口部门预算条目，以年度预算总体目标为基准进行平衡，将平衡后的院内预算提交全面预算管理委员会、院长办公会、党委会审议，通过后进行院内预算批复。财务部门填报财政预算，次年，市财政部门正式批复医院年度预算后，全面预算管理办公室向全面预算管理委员会报告，并草拟预算细化方案，经全面预算管理委员会及"三重一大"程序审批后，向预算归口管理部门分解下达
预算执行不力，沟通监控不到位；预算调整依据不充分；预算调整方案审批流程不合规；未将医院预算纳入绩效考核中，可能造成医院预算管理体系缺乏科学性及准确性，无法实现生产经营目标	确保预算调整依据充分	C02	预算批复后，原则上不予调整，当出现下列情况时，可申请预算调整： （1）医院发展战略调整，重新制定运营计划； （2）客观环境发生重大变化，如国家政策等； （3）发生不可抗力而导致的事件，如重大自然灾害、重大突发公共卫生事件等； （4）其他对预算执行产生重大影响的事项
	确保预算调整方案合理、程序合规	C02	全面预算管理办公室提出预算调整方案后，全面预算管理委员会批准，属于"三重一大"范围的履行相应决策程序
	确保预算执行到位，沟通顺畅	C03	全面预算管理办公室对预算执行情况定期进行监督分析，及时发现偏差、查找原因，采取必要措施，保证预算整体目标的顺利完成，并向预算管理委员会汇报
	确保预算纳入绩效考核中	C04	财务部门会同审计部门、纪检办公室等定期组织开展预算绩效考核工作（可委托中介机构实施），考核结果与科室和个人的年度考核、绩效分配等挂钩

（四）审批权限指引（见表9-9）

表9-9　　　　　　　　　　　预算管理审批权限指引

业务事项	预算科室	预算归口管理部门	全面预算管理办公室	全面预算管理委员会	院长办公会	党委会	上级部门
预算总体目标确定			草拟	审议	审议	审议	
预算批复（正式）			提交	审批	审批	审批	
预算调整	申请	申请	审议	审批	审批	审批	审批（涉及财政补助经费调整）

（五）不相容岗位清单（见表9-10）

表9-10　　　　　　　　　　预算管理不相容岗位清单

流程	职能	申请	审议/审批
全面预算编制流程	申请	√	×
	审议/审批	×	√

二、医疗业务收入管理内控要点及控制措施

（一）流程说明（见表9-11）

表9-11　　　　　　　　　　医疗业务收入管理流程说明

流程步骤	工作内容描述	相关部门
01. 收取费用并开具收费票据	【C01】收费员负责准确收取费用，在收费过程中应严格履行岗位职责，收付现金唱收唱付，钱款当面点清，并出具收费票据	收费处
02. 结账	收费员按时结账，出具日结算报表，并按照收费系统内显示的金额，将现金及有关票据及时上缴银行	收费处
03. 审核	【C02】收费处审核人员依据收费管理系统内显示的金额，与银行对账单逐一核对，审核POS单、银行对账单、发票、日报表等资料，并及时上交财务部门	收费处
04. 复核并确认入账	财务部门收入核算岗每日核对稽核后的收入日报表等资料后，及时准确进行账务处理	财务部门
05. 财务稽核	财务部门稽核人员复核	财务部门

（二）流程图（见图9-2）

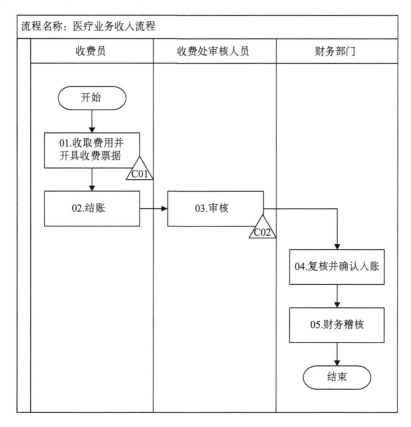

图9-2 医疗业务收入流程

（三）风险点及内控措施（见表9-12）

表9-12 医疗业务收入风险点及内控措施

风险描述	控制点	控制编号	控制措施
现金未及时上缴银行，可能出现坐支现金、挪用现金的情况，造成医院经济损失	确保现金及时送存银行	C01	收费员负责准确核算费用，按时结账，并出具日结算报表，按照收费系统内显示的金额，将现金及有关票据缴存银行，并将日报表及时上缴收费处审核人员审核
审核不严格，可能存在收费管理系统与实际收费金额不符的情况，影响收入的确认，影响财务记账	确保严格审核，保证收入的相关单据真实，金额相符，且在日报表登记	C02	收费处审核人员依据收费管理系统内显示的金额与银行对账单逐一核对，审核POS单、银行对账单、发票、日报表等资料，并及时上交财务部门

（四）审批权限指引（见表9-13）

表9-13   医疗业务收入审批权限指引

业务事项	收费员	收费处审核人员	财务部门
POS单、发票	开具或编制	审核	
银行进账单、日报表审核	填写或编制	审核	复核并记账

（五）不相容岗位清单（见表9-14）

表9-14   医疗业务收入不相容岗位清单

流程	职能	收取	审核	复核
医疗业务收入流程	收取	√	×	×
	审核	×	√	×
	复核	×	×	√

三、资金支出审批内控要点及控制措施

（一）流程说明（见表9-15）

表9-15   资金支出流程说明

流程步骤	工作内容描述	相关部门
01. 提起付款申请	相关部门进行支付时，提起付款申请	相关部门
02. 审核	【C01】部门负责人对资金支出事项进行审核	部门负责人
03. 审核	【C02】预算归口部门负责人对预算事项进行审核	预算归口部门负责人
04. 审核	【C03】财务部门相应岗位人员对资金支出进行事前审核	财务部门
05. 审核	【C04】财务部门人员事前审核后，财务部门负责人审核	财务部门负责人
06. 审批	【C05】按照医院授权审批权限进行审批	院领导

（二）流程图（见图9-3）

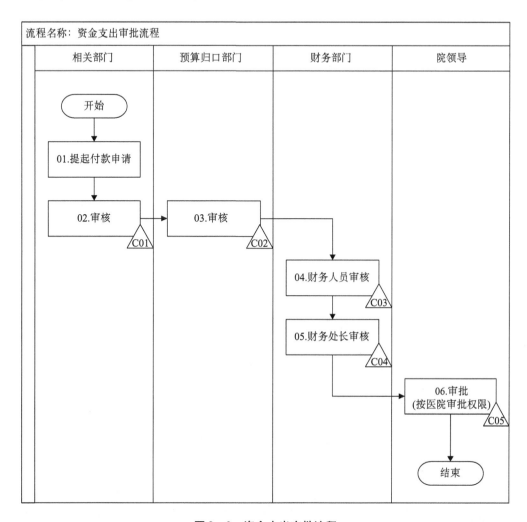

图9-3 资金支出审批流程

（三）风险点及内控措施（见表9-16）

表9-16 资金支出风险点及内控措施

风险描述	控制点	控制编号	控制措施
付款审批未按规定权限执行，付款方式不合理，支出范围和标准不符合规定或实际情况，可能影响医院资金使用效率，造成医院经济损失	确保资金使用合理有效，按权限进行审批	C01	部门负责人审核
		C02	预算归口部门负责人审核
		C03	财务部门相关岗位会计审核
		C04	财务部门负责人审核
		C05	院领导按照医院授权审批权限审批

（四）审批权限指引（见表9-17）

表9-17　　　　　　　　资金支出审批权限指引

业务事项	相关部门	预算归口部门	财务部门	财务部门负责人	院领导（按审批权限）
资金支出	申请	审核	审核	审核	审批

（五）不相容岗位清单（见表9-18）

表9-18　　　　　　　　资金支出不相容岗位清单

流程	职能	申请	审核	审批
资金支出审批流程	申请	√	×	×
	审核	×	√	×
	审批	×	×	√

四、采购管理内控要点及控制措施

（一）医用耗材新增准入内控要点及控制措施

1. 流程说明（见表9-19）

表9-19　　　　　　　　医用耗材新增准入流程说明

流程步骤	工作内容描述	相关部门
01. 新增或更新医用耗材申请	【C01】相关科室申请新增或更新医用耗材的，应经科室核心组集体讨论签字后提交，保留讨论及签字记录，并按照本科室耗材需求的紧迫程度进行排序，提交医院医用耗材相关管理部门	相关科室
02. 收集相关部门意见	医用耗材管理部门根据临床使用科室申请，收集医务、医保、财务等相关部门意见	医用耗材管理部门
03. 准入论证	医用耗材管理部门实施准入论证	医用耗材管理部门
04. 召开遴选会议	【C02】经医用耗材相关管理部门准入论证之后召开医用耗材管理委员会遴选会议。遴选会议上，医务、医保、财务等相关部门分别发表意见，必要时可由申请科室阐述申购理由	医用耗材管理委员会
05. 讨论并评分，得出遴选结果	医用耗材遴选专家进行讨论并评分，根据评分排名由高到低进行遴选	医用耗材管理委员会
06. 审议	按照"三重一大"范围履行相应决策程序，对遴选结果进行审议	党委会

续表

流程步骤	工作内容描述	相关部门
07. 院内公示	医用耗材管理委员会的会议决议及遴选结果（包括遴选未通过情况），遴选结果无异议的，经医院党委会通过后应在院内公示，遴选过程相关档案材料应及时归档留存	医用耗材管理委员会
08. 开展市场调研，组织议价，选择耗材供应商	公示结束后，转发采购部门执行采购议价流程。 【C03】医用耗材管理部门协同采购部门开展市场调研和询价，收集相关产品质量信息和价格信息。采购专业性较强的耗材时，市场调研和询价应邀请使用科室派代表参加	采购部门
09. 将新增准入的耗材录入耗材字典	采购完成后，由医用耗材管理部门将新增准入的耗材维护至耗材字典中	医用耗材管理部门

2. 流程图（见图 9 - 4）

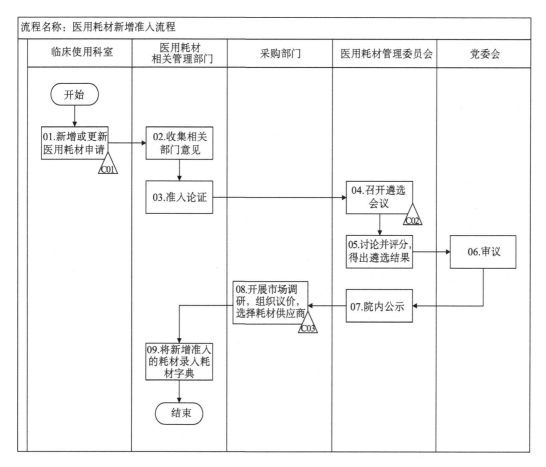

图 9 - 4　医用耗材新增准入流程

3. 风险点及内控措施（见表 9 - 20）

表 9 - 20　　　　　　　　　医用耗材新增准入风险点及内控措施

风险描述	控制点	控制编号	控制措施
未经过集体讨论，直接申请新增耗材，可能造成资源浪费或发生舞弊	确保新增准入的耗材具备必要性，且能满足科室需求	C01	临床使用科室申请新增或更新医用耗材的，应经科室核心组集体讨论签字后提交，保留讨论及签字记录，并按照本科室耗材需求的紧迫程度进行排序，提交医院医用耗材管理部门
遴选会上，相关科室未充分发表意见，可能存在无法进行医保报销、价格不公允、适用范围受限等问题	确保新增准入的耗材质量与价格相匹配，且尽量在医保报销范围内	C02	遴选会议上，医务、医保、财务等相关部门分别发表意见，必要时可由申请科室阐述申购理由
选择耗材供应商时，可能存在舞弊或供应商耗材价格偏高，造成医院经济损失	确保供应商的选择公平、公正	C03	医院医用耗材管理部门协同采购部门开展市场调研和询价，收集相关产品质量信息和价格信息。采购专业性较强的耗材时，市场调研和询价应邀请使用科室派代表参加

4. 审批权限指引（见表 9 - 21）

表 9 - 21　　　　　　　　医用耗材新增准入审批权限指引

业务事项	临床使用科室	医用耗材管理部门	医用耗材管理委员会	党委会
医用耗材遴选	申请	论证	遴选	审议

5. 不相容岗位清单（见表 9 - 22）

表 9 - 22　　　　　　　　医用耗材新增准入不相容岗位清单

流程	职能	申请	审核	审批
医用耗材管理流程	申请	√	×	×
	审核	×	√	×
	审批	×	×	√

（二）医用耗材常规采购内控要点及控制措施

1. 流程说明（见表 9 – 23）

表 9 – 23　　　　　　　　　　医用耗材常规采购流程说明

流程步骤	工作内容描述	相关部门
01. 提出采购申请	相关科室提出采购申请	相关科室
02. 审核	【C01】归口管理部门审核	归口管理部门
03. 采购	采购部门依法依规确定项目的采购方式，执行采购流程，签订合同	采购部门
04. 验收入库	采购部门确认订单，归口管理部门完成耗材入库验收。归口管理部门在系统上验收入库，相关科室实物验收并形成入库单。采购部门完成采购档案的归档工作	归口管理部门、相关科室
05. 申请结算	归口管理部门在耗材验收入库后，提交结算申请	归口管理部门
06. 资金支出审批流程	执行资金支出流程	归口管理部门
07. 付款	财务部门复核相关资料，确认无误后付款并进行账务处理	财务部门

2. 流程图（见图 9 – 5）

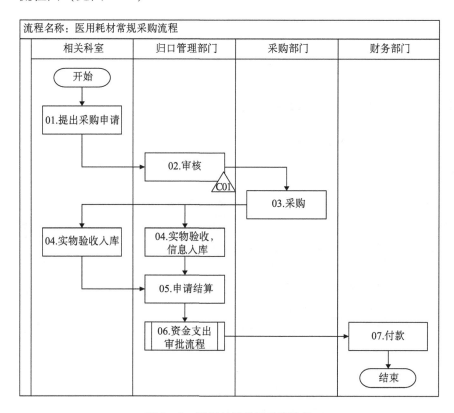

图 9 – 5　医用耗材常规采购流程

3. 风险点及内控措施（见表 9-24）

表 9-24 医用耗材常规采购风险点及内控措施

风险描述	控制点	控制编号	控制措施
审核不严格，未能发现使用科室申请的耗材数量和品规不符合科室实际的业务量，存在多报的情况，导致采购数量过多，后续耗材在库中冗余、积压，占用现金，造成医院经济损失	确保严格审核，避免相关科室申请数量与实际使用不相符	C01	归口管理部门审核时，应当参考科室的实际业务量、日常耗材使用情况以及当下的库存量，综合判断采购申请是否符合要求

4. 审批权限指引（见表 9-25）

表 9-25 医用耗材常规采购审批权限指引

业务事项	相关科室	归口管理部门	采购部门
医用耗材常规采购	申请	审核	审核

5. 不相容岗位清单（见表 9-26）

表 9-26 医用耗材常规采购不相容岗位清单

流程	职能	申请	审核
医用耗材常规采购流程	申请	√	×
	审核	×	√

五、资产管理内控要点及控制措施

（一）固定资产购置内控要点及控制措施

1. 流程说明（见表 9-27）

表 9-27 固定资产购置流程说明

流程步骤	工作内容描述	相关部门
01. 提出资产需求申请	【C01】使用部门依据科室发展规划及年度重点任务，按预算年度提出资产需求申请及性能参数要求	相关科室
02. 论证	归口管理部门依据资产存量、成新状况、使用情况，结合设备配置标准等，汇总资产需求申请，提交相关部门论证	归口管理部门
03. 提出采购申请	归口管理部门合理安排采购计划，向采购部门提出采购申请	归口管理部门
04. 资产采购	采购部门根据预算批复、归口管理部门采购申请要求，进行采购立项并实施采购	采购部门
05. 资产验收	【C02】资产到货后，采购部门依据合同和归口管理部门共同对产品资质、产品名称、规格、型号、外包装、产品质量、有效期等进行查验，确保产品符合购置合同要求。涉及维保的，提供维保协议	归口管理部门、采购部门、相关科室

续表

流程步骤	工作内容描述	相关部门
06. 资产入库	【C03】归口管理部门及时将验收合格的资产进行入库登记	归口管理部门
07. 资产出库	归口管理部门根据资产需求申请安排资产出库	归口管理部门
08. 申请结算	根据资产验收及完成状况，归口管理部门提交结算申请	归口管理部门
09. 资金支出审批流程	执行资金支出流程	归口管理部门
10. 付款	【C04】财务部门复核相关资料，确认无误后付款并进行账务处理	财务部门

2. 流程图（见图 9 - 6）

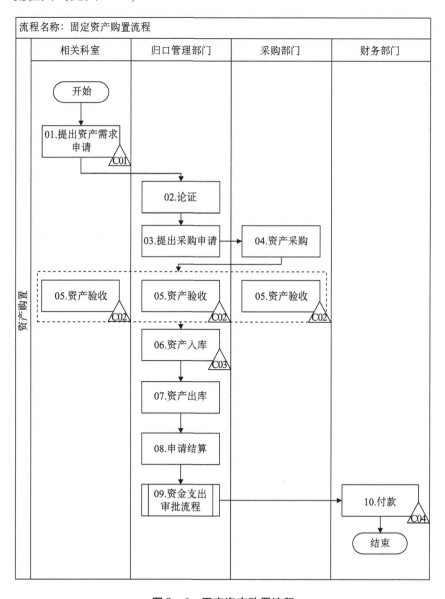

图 9 - 6　固定资产购置流程

3. 风险点及内控措施（见表9-28）

表9-28 固定资产购置风险点及内控措施

风险描述	控制编号	控制点	控制措施
相关科室提出资产需求申请不符合实际情况，可能会造成资产闲置，资源浪费	C01	确保科室提出的需求申请符合实际情况	使用部门依据科室发展规划及年度重点任务，按预算年度提出资产需求申请；归口管理部门依据资产存量、成新状况、使用情况，结合设备配置标准等，汇总资产需求申请，提交相关部门论证
验收程序不规范，验收资料不完整，可能导致接收资产质量不合格，影响产品使用效果	C02	确保验收审核按制度执行，保证验收的产品符合采购要求	资产到货后，采购部门依据合同和归口管理部门共同对产品资质、产品名称、规格、型号、外包装、产品质量、有效期等进行查验。涉及维保的，提供维保协议
资产入库不及时，导致账实不符	C03	确保已验收的资产及时入库	归口管理部门及时将验收合格的资产进行入库登记
未对付款手续等资料进行复核，直接支付，可能存在资金风险，造成医院经济损失	C04	确保付款手续履行完整，对相关单据进行复核后办理支付手续	财务部门负责人复核支付申请的批准范围、权限、程序是否正确，手续及相关单证是否齐备，金额计算是否准确，支付方式、支付单位是否妥当等。复核无误后，交由出纳人员办理支付手续

4. 审批权限指引（见表9-29）

表9-29 固定资产购置审批权限指引

业务事项	相关科室	归口管理部门
资产购置	申请	审核

5. 不相容岗位清单（见表9-30）

表9-30 固定资产购置不相容岗位清单

流程	职能	申请	审核	审批/审议
资产购置流程	申请	√	×	×
	审核	×	√	×
	审批/审议	×	×	√

（二）固定资产盘点内控要点及控制措施

1. 流程说明（见表9-31）

表9-31　　　　　　　　固定资产盘点流程说明

流程步骤	工作内容描述	相关部门
01. 制定盘点方案	【C01】资产管理部门制定资产盘点方案。包含：盘点时间、地点、参与人员	资产管理部门
02. 实物盘点	相关科室对所辖资产进行实物盘点，资产管理部门协同，财务部门监盘	相关科室、资产管理部门、财务部门
03. 完善或修正资产卡片信息，编制盘点汇总表，撰写盘点报告	资产管理部门根据盘点的实际情况，完善或修正资产卡片信息，编制盘点汇总表，撰写盘点报告	资产管理部门
04. 资产盈亏处理	【C02】涉及盘盈、盘亏的，应当查明原因，组织相应的技术鉴定，形成有关资料。资产盈亏处理按照"三重一大"范围履行相应决策程序审议	财务部门、院长办公会/党委会
05. 审议	院长办公会/党委会对医院资产盘点报告进行审议	院长办公会/党委会
06. 责任追究	【C03】涉及资产损失的，应积极查明原因，明确责任，按照资产相关管理办法进行责任追究	相关科室、资产管理部门、财务部门
07. 账务处理	按照相关规定及时履行报批程序，批准后进行账务处理	财务部门

2. 流程图（见图9-7）

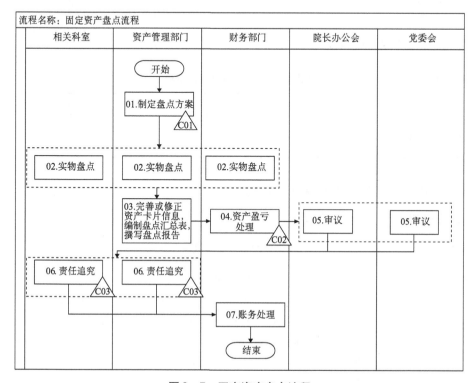

图9-7　固定资产盘点流程

3. 风险点及内控措施（见表9-32）

表9-32 固定资产盘点风险点及内控措施

风险描述	控制点	控制编号	控制措施
未按规定定期组织实物资产盘点，可能造成账实不符或资产配置与使用效率低下	确保资产盘点按计划进行，并定期形成盘点报告	C01	归口管理部门制定盘点计划并定期进行资产盘点
盘盈、盘亏问题未能及时处理、明确责任，造成责任不清，未能及时弥补管理漏洞	确保及时上报并处理盘点中出现的偏差	C02	涉及盘盈、盘亏的，应当查明原因，组织相应的技术鉴定，形成有关资料。按照"三重一大"范围履行相应决策程序审议
		C03	涉及资产损失的，应积极查明原因，明确责任，按照资产相关管理办法进行责任追究。按照相关规定及时履行报批程序，批准后进行账务处理

4. 审批权限指引（见表9-33）

表9-33 固定资产盘点审批权限指引

业务事项	资产管理部门	院长办公会/党委会
医院资产盘点报告	撰写	审议

5. 不相容岗位清单（见表9-34）

表9-34 固定资产盘点不相容岗位清单

流程	职能	申请	审批/审议
资产盘点流程	报告撰写	√	×
	审批/审议	×	√

（三）固定资产报废内控要点及控制措施

1. 流程说明（见表9-35）

表9-35 固定资产报废流程说明

流程步骤	工作内容描述	相关部门
01. 提出报废申请	对已超过使用年限且无法满足现有工作需要的资产，由使用科室提出报废申请，因技术原因确需淘汰或者无法维修、无维修价值的资产，涉及盘亏、坏账以及非正常损失的资产，因自然灾害等不可抗力造成毁损、灭失的资产，由资产管理部门提出报废申请	相关科室、资产管理部门

续表

流程步骤	工作内容描述	相关部门
02. 报废论证和现场核验，出具书面意见	【C01】由资产管理部门进行资产报废论证和现场核验，出具书面意见	资产管理部门
03. 提交资产报废申请资料	资产管理部门和财务部门提交资产报废申请资料： （1）资产管理部门提交固定资产报废书面申请和拟报废资产明细表；财务部门提供固定资产处置申请表和明细表，单价50万元（含）以上的资产，财务部门提交原始价值凭证。 （2）资产管理部门提交专业技术鉴定部门提供的资产报废、报损技术鉴定报告或内部技术部门提供的资产报废检验报告，单价50万元（含）以上的资产按每台（套）、件单独提供，其他资产汇总提供。内部技术部门的资产报废检验报告应明确出具无法维修或无维修价值的意见，并提供客观实际的数据和具体原因。 （3）涉及房屋的，资产管理部门提供土地来源证明、国有土地使用权证、房屋所有权证、建设用地批准书以及房屋的坐落、面积、规划用途等证明材料，财务部门提交原始价值凭证。 （4）涉及车辆的，资产管理部门提交车辆行驶证，财务部门提交原始价值凭证。 （5）涉及电梯、锅炉、高压氧舱等特种设备的，资产管理部门提供特种设备检测机构出具的登记注销凭证	资产管理部门、财务部门
04. 审核报废资料，汇总提交上会材料	审核报废资料，汇总提交上会材料	资产管理部门
05. 审议	【C02】院长办公会审议资产报废申请	院长办公会
06. 审议	【C03】党委会审议资产报废申请	党委会
07. 审批	【C04】经批准后行公文报上级主管部门审批	上级主管部门
08. 实物处理	在接到同意报废的批复文件后，资产管理部门及时进行待报废资产集中处理，并与当地产权交易所联系办理资产转送移交手续	资产管理部门、财务部门
09. 账务处理	资产转送移交后，由财务部门完成资产报废账务处理	财务部门
10. 在信息系统进行实物核销	财务部门通知资产管理部门在信息系统中进行实物核销	资产管理部门

2. 流程图（见图9-8）

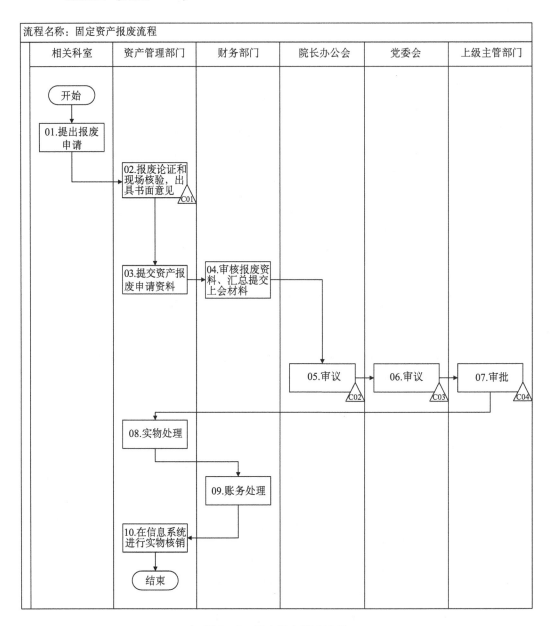

图9-8　固定资产报废流程

3. 风险点及内控措施（见表9-36）

表9-36　　　　　　　　固定资产报废风险点及内控措施

风险描述	控制点	控制编号	控制措施
资产报废处置不符合国家有关政策和医院规章制度的规定，报废申请未履行相应的归口审核、授权审批手续，可能导致资产处置行为不合法、不合规	确保资产报废流程正确，报废申请资料齐全，避免出现资产错误报废	C01	由资产管理部门进行资产报废论证和现场核验，出具书面意见
		C02	按照"三重一大"范围履行相应决策程序审议资产报废申请
		C03	
		C04	经批准后行公文报上级主管部门审批

4. 审批权限指引（见表9-37）

表9-37　　　　　　　　固定资产报废审批权限指引

业务事项	归口管理部门	院长办公会/党委会	上级主管部门
资产报废	申请	审议	审批

5. 不相容岗位清单（见表9-38）

表9-38　　　　　　　　固定资产报废不相容岗位清单

流程	职能	申请	审核	审批/审议
资产报废流程	申请	√	×	×
	审核	×	√	×
	审批/审议	×	×	√

第十章　财会监督

第一节　财会监督概述

一、财会监督相关概念

《国务院办公厅关于城市公立医院综合改革试点的指导意见》（国办发〔2015〕38 号）在第二部分改革公立医院管理体制中指出要完善多方监管机制，尤其指出要强化对医院经济运行和财务活动的会计监督，加强审计监督。

党的十九届中央纪委四次全会首次正式提出"财会监督"的概念，将财会监督上升到国家治理高度。党的二十大报告再次强调了财会监督在党和国家监督体系中的关键作用。以公益性为导向的公立医院作为国家治理体系的重要参与者，应强化财会监督，做好财会监督工作。

2023 年 2 月，中共中央办公厅、国务院办公厅印发《关于进一步加强财会监督工作的意见》（以下简称《意见》）指出，财会监督是依法依规对国家机关、企事业单位、其他组织和个人的财政、财务、会计活动实施的监督。近年来，财会监督作为党和国家监督体系的重要组成部分，在推进全面从严治党、维护中央政令畅通、规范财经秩序、促进经济社会健康发展等方面发挥了重要作用，同时也存在监督体系尚待完善、工作机制有待理顺、法治建设亟待健全、监督能力有待提升、一些领域财经纪律亟需整治等问题。

二、新时代财会监督要求及工作重点

新时代财会监督工作应满足以下四方面要求，一是要从全局出发，明确各类监

督主体的职责。财政部门是监督主体，有关部门依责进行监督，各单位做好内部监督。二是要把握财会监督原则，坚持守正创新，顺应实践发展，在财会监督全方面坚持党的领导，坚持依法监督，健全财会监督体系和工作机制，推动形成全方位、多层次、立体化的财会监督工作格局。三是要结合政治和职能两方面对财会监督进行定位。从政治层面来讲，财会监督首先是政治监督，是党和国家监督体系的重要组成部分，受到党和国家的高度重视。从职能层面来讲，财会监督在党和国家监督体系中发挥基础性、支撑性作用，为其他各类监督提供有力支持。四是要明确财会监督内涵，新时代财会监督是财政监督、财务监督和会计监督的有机融合，应实现对财政、财务、会计监督的全面覆盖。

新时代财会监督工作要重点围绕三方面展开，一是要强调突出对重大决策部署贯彻落实情况的监督，最大限度地发挥财会监督的作用。二是保证财经纪律得到严格执行，依照相关法律和制度，针对新情况新问题，要分类精准施策。三是要严厉打击会计评估违法违规行为。以提高中介机构执业质量为中心，针对突发问题和高频问题，依法依规惩处机构，持续提高会计行业信息质量。

三、加强财会监督工作的重大意义

财会监督是党和国家监督体系的重要组成部分，在党和国家监督体系中起着基础性、支撑性作用。加强财会监督有助于确保单位财务信息的有效性，可以很好地监督和治理单位违规使用财政资金、财务造假多发、会计信息失真等严重违反国家财经纪律，扰乱市场经济秩序的问题。具体意义如下：

（1）有利于贯彻落实习近平总书记关于财会监督重要论述精神、加强党对财会监督工作全面领导。近年来，习近平总书记在多次会议上强调财会监督的重要性，坚持党的领导，加强财会监督，严格财政管理和预算管理，规范财务管理和会计活动，是应对当前更加复杂的形势，确保党中央关于加强财会监督的决策部署贯彻落实到位，保障财政稳定运行的有力举措。

（2）有利于完善党和国家监督体系、推进国家治理体系和治理能力现代化。监督是治理的内在要素，在管党治党、治国理政中居于重要地位。进一步加强财会监督，加强信息共享、成果共用、协同监管，提升监督体系整体效能，能够更好推动各类监督贯通协调，推动健全党和国家监督体系。

（3）有利于深化全面从严治党、推进反腐制度建设。资金资源密集的经济活动往往易招致腐败现象。进一步加强财会监督，是在发挥其覆盖面广的特点和优势的基础上，配合党内监督开展反腐败工作。这不仅有助于及早发现问题苗头也有助于查处腐败案件，保障权力合法合规运行，一体推进反腐制度建设。

（4）有利于严肃财经纪律、发挥财政职能作用，维护市场经济秩序。面对部分地区仍然存在的财经纪律松弛、财经法规制度和政策执行不严等问题，进一步加强财会监督，严格执行各项财经法规和管理制度，有助于打击违反财经纪律的行为，维护和规范市场经济秩序，促进经济社会高质量发展。

四、财会监督与内部控制的联系和区别

《意见》要求进一步加强单位内部监督，结合自身实际建立权责清晰、约束有力的内部财会监督机制和内部控制体系。财会监督和单位内部控制体系的区别和联系如表10-1所示。

表10-1　　　　　　　　　　　财会监督和内部控制的联系和区别

项目	内容
财会监督和内部控制联系	1. 目标一致：内部控制和财会监督的目标都是以相关政策、制度、规范为手段，规范单位的业务处理、防范单位风险
	2. 相互依存：财会监督和内部控制在实施过程中相互依存，相互促进。有效的内部控制可以提供合理的保障，使财会监督更加有效；而财会监督又可以发现内部控制的缺陷，推动内部控制的改进
财会监督和内部控制区别	1. 范围不同：内部控制主要涉及预算、收支、采购、合同、资产等经济业务活动，目标是保障经济业务活动开展合规合法。财会监督更偏向财务，主要是监管单位的财务、会计活动，确保资金使用合规、制度运用正确、会计信息真实准确等
	2. 手段不同：财会监督主要通过审计、检查等手段进行，而内部控制则通过制定和执行一系列内部政策和程序来实现
	3. 监管主体不同：内部控制主要是财政部门、各主管部门、各单位分别制定制度要求，以规范医院业务环节和流程，防范医院运行风险。财会监督除了医院内部的防范外，更多地依赖于财政、主管部门、中介机构/行业协会的外部监管
	4. 关注点不同：财会监督更关注医院财务活动的合规性和风险控制，而内部控制更关注医院财务活动的效率和效果。在实际操作中，医院应将财会监督和内部控制有机结合，既要通过内部控制来规范财务活动，又要通过财会监督来确保内部控制的有效实施。同时，随着医院内外部环境的变化，应不断调整和完善财会监督和内部控制的策略和方法，以适应新的发展需求

第二节　财会监督体系

一、财会监督体系概述

财会监督体系包括党、财政部门、有关部门、各单位、中介机构、行业自律等。如图 10 – 1 所示。健全财会监督体系应坚持统筹协同、分级负责、上下联动的原则，形成全方位、多层次、立体化的财会监督工作格局。

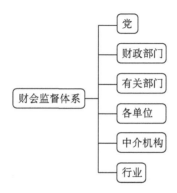

图 10 – 1　财会监督体系组成

二、财会监督体系要求

财会监督体系要求如表 10 – 2 所示。

表 10 – 2　　　　　　　　　　　　　　　　财会监督体系要求

要求	涉及主体	具体实施
加强党对财会监督工作的领导	各级党委、各级政府	各级党委担负好财会监督工作的领导职责，贯彻落实党中央决策部署，统筹开展各项工作；各级政府要建立财会监督协调工作机制，担负好对下级财会监督工作的督促和指导职责
依法履行财会监督主责	各级财政部门	各级财政部门是本级财会监督的主责部门，除了负责组织对财政、财务、会计管理法律法规及规章制度执行情况的监督外，要加强对预算管理、行政事业性国有资产管理、政府采购等相关执行情况的监督。督促指导相关单位规范财务管理，提升内部管理水平。也要加强对会计行为的监督，提高会计信息质量

续表

要求	涉及主体	具体实施
依照法定职责实施部门监督	有关部门	有关部门要依法依规强化对主管、监管行业系统和单位财会监督工作的督促指导。加强对所属单位预算执行的监督，强化预算约束。加强对归口财务活动的指导和监督，严格财务管理
加强单位内部监督	各单位	各单位要加强对本单位经济业务、财务管理、会计行为的日常监督。结合自身实际建立权责清晰、约束有力的内部财会监督机制和内部控制体系，明确内部监督的主体、范围、程序、权责等，落实单位内部财会监督主体责任
发挥中介机构执业监督作用	各中介机构	各中介机构要严格依法履行审计鉴证、资产评估、税收服务、会计服务等职责，确保独立、客观、公正、规范执业。切实加强对执业质量的把控，完善内部控制制度，建立内部风险防控机制，提升内部管理水平，规范承揽和开展业务，建立健全事前评估、事中跟踪、事后评价管理体系，强化质量管理责任
强化行业协会自律监督作用	各行业协会	各行业协会等要充分发挥督促引导作用，加强行业诚信建设，健全行业诚信档案，进一步加强行业自律监管，运用信用记录、警示告诫、公开曝光等措施加大惩戒力度，完善对投诉举报、媒体质疑等的处理机制，推动提升财会业务规范化水平

三、财会监督的重点领域

财务监督的重点领域如表 10－3 所示。

表 10－3　　　　　　　　　　　　财务监督的重点领域

财会监督的重点领域	要求
保障党中央、国务院重大决策部署贯彻落实	一是推动党中央、国务院重大决策部署贯彻落实作为财会监督工作的首要任务；聚焦深化供给侧结构性改革，做好稳增长、稳就业、稳物价工作，保障和改善民生，防止资本无序扩张，落实财政改革举措等重大部署。 二是综合运用检查核查、评估评价、监测监控、调查研究等方式开展财会监督； 三是严肃查处违纪违规行为，确保党中央政令畅通
强化财经纪律刚性约束	一是加强对财经领域公权力行使的制约和监督，严肃财经纪律； 二是聚焦贯彻落实减税降费、党政机关过紧日子、加强基层保基本民生保工资保运转工作； 三是规范国库管理、加强资产管理、防范债务风险等重点任务。严肃查处财政收入不真实不合规、违规兴建楼堂馆所、乱设财政专户、违规处置资产、违规新增地方政府隐性债务等突出问题，强化通报问责和处理处罚，使纪律真正成为带电的"高压线"

续表

财会监督的重点领域	要求
严厉打击财务会计违法违规行为	一是从严从重查处舞弊造假案件，强化追责问责；从严从重查处影响恶劣的财务舞弊、会计造假案件，强化对相关责任人的追责问责。加强对国有企业、上市公司、金融企业等的财务、会计行为的监督，严肃查处财务数据造假、出具"阴阳报告"、内部监督失效等突出问题。 二是加强会计信息质量监督，严厉打击违法违规行为，依法严厉打击伪造会计账簿、虚构经济业务、滥用会计准则等会计违法违规行为，持续提升会计信息质量。 三是加强执业质量监督。加强对会计师事务所、资产评估机构、代理记账机构等中介机构执业质量监督，聚焦行业突出问题，加大对无证经营、挂名执业、违规提供报告、超出胜任能力执业等违法违规行为的整治力度，强化行业日常监管和信用管理，坚决清除害群之马

四、推进财会监督体系建设

1. 加强组织领导，推进财会监督法治建设。各地区各有关部门要强化组织领导，加强协同配合。确保各项工作任务落地见效。将财会监督工作推进情况作为领导班子和有关领导干部考核的重要内容；对于贯彻落实财会监督决策部署不力、职责履行不到位的，要严肃追责问责。

2. 推进财会监督法治建设。及时推动修订预算法、会计法、财政违法行为处罚处分条例等法律法规。健全财政财务管理、资产管理等制度，完善内部控制制度体系。深化政府会计改革，完善企业会计准则体系和非营利组织会计制度，增强会计准则制度执行效果。

3. 加强财会监督队伍建设，提升财会监督工作成效。强化财会监督队伍和能力建设，各单位要加强财会监督人才培训教育，提升人才的专业能力和综合素质。要优化监督模式与方式方法，推动日常监督与专项监督、现场监督与非现场监督、线上监督与线下监督、事前事中事后监督相结合，实现监督和管理有机统一。

4. 加强宣传引导，统筹推进财会监督信息化建设。要加强财会监督法律法规政策宣传贯彻，强化财会从业人员执业操守教育。推进财会信息公开工作，提高财会信息透明度。要充分运用大数据和信息化手段，统筹整合各地区各部门各单位有关公共数据资源，分级分类完善财会监督数据库，切实提升监管效能。

第三节　公立医院财会监督的重点工作

加强财会监督，需要各医院加强对自身经济业务、财务管理、会计行为的监督，确保牢牢守住第一道防线。重点要围绕机制建设、制度建设、重点监督领域、人才队伍建设以及提升会计信息质量这四方面展开。

一、建立健全财会监督各项机制

各医院要建立组织领导机制，结合本单位实际制定具体方案并组织实施。落实单位内部财会监督主体责任，加强对医院经济活动、财务管理、会计行为的日常监督。医院主要负责人是本单位财会监督工作第一责任人，对医院财会工作和财会资料的真实性、完整性、准确性、合规性负责。医院内部应明确承担财会监督职责的机构或人员，负责医院的会计信息质量和日常监督检查，并做好相应不相容岗位的工作分离。

同时，全院要建立全员学习机制，及时跟踪财政部、省级、主管部门的相关政策规定，定期培训、组织全员学习，保证医院领导、员工充分了解制度，进而执行制度。

二、加强财会监督制度建设

各医院要结合预算法、会计法等法律法规修订进程，以及相关财会工作制度出台情况，及时修订相关制度规定。尤其对于内部控制评价及各类监督检查中发现的问题，重点进行岗位职责、业务流程等的梳理，实现决策、执行和监督相互分离、相互制约。尤其要对预算管理、收支管理、政府采购管理、固定资产管理、耗材管理、药品管理、合同管理、基建项目管理、项目资金管理等内容制定完善内部控制制度和财务管理制度，同时将制度中的关键环节和流程嵌入信息系统中，促进制度的有效落地。

要在以下三方面加强制度的执行：

1. 不相容岗位相互分离。完善财务管理制度和内控制度建设，切实做到分事行权、分岗设权、分级授权，实行定岗定责，明确工作职责权限，坚持不相容岗位相互分离，严禁一人多岗，形成相互牵制、相互监督、相互制约的制衡机制。

2. 强化流程管理。建立规范的业务流程控制制度和支出约束机制，严格经费支出报销、财务审批制度，对资产的保管处置要有专人负责，强化对相关人员遵守和执行各项业务处理流程的控制，保证财务处理的合理性和合规性，有效防范财政资金被贪污、侵占、挪用和国有资产流失等现象的发生。

3. 关键岗位定期轮岗。建立关键岗位定期轮岗制度，强化内部制衡，牢固树立风险防范意识和拒腐防变的思想道德底线，防止权力滥用和监督失灵。

三、加强重点领域业务的监督

各医院要在财政、省级、主管部门财会监督体系的基础上，建设单位的监督体系，关注医院财会监督的重点领域，医院各部门、各人员都能快速接受并理解监督体系。

1. 加强全面预算管理监督。各医院要统筹管理各类收入，科学合理提出支出需求，从"注重支出管理"向"收入支出管理并重"转变。关注预算编制与本单位战略目标、年度工作计划及医院公益性是否一致。强化项目预算管理，硬化预算约束，提高预算编制质量。加强预算执行监督，合理安排进度，提高预算执行效率。预算执行环节加强绩效监控，决算环节全面开展绩效评价，强化结果刚性约束。

2. 规范资产管理。各医院要完善单位资产管理规章制度，加强对国有资产配置、使用（出租出借）、处置等管理的监督；加强对国有资产过程性管理的监督，关注资产出租出借、定期清查盘点情况；加强对大型医用设备配置管理，优化资源结构，提高配置效率。严格控制对外投资，明确对外投资的可行性评估与投资效益分析等相关内容。

3. 规范政府采购活动。各医院要加强对政府采购制度实施情况的监督，按照制度规范政府采购行为，明确职责划分与归口管理，进一步规范和提高政府采购管理水平，加强采购过程中的关键管控环节和控制措施。

4. 规范使用医保基金，严格落实医保政策，加强医保管理促进临床合理诊疗，完善医保基金使用管理，定期检查本单位医保基金使用情况。

5. 加强基本建设项目管理，严禁公立医院举债建设和超标准装修，规范基本建设项目的全过程管理。加强多院区建设管理，严禁未批先办、未批先建，坚决杜绝无序扩张。

6. 加强医院财务管理监督。健全单位内部控制机制，规范主要经济活动和业务活动流程，明确资金流向和使用范围，确保不相容岗位职责分离与授权审批。将各项收入、支出纳入监督管理范围，推动医院进一步完善内部控制体系；严格落实过"紧日子"要求；严格控制"三公"经费，强化成本控制，降低运行成本。

7. 完善合同管理，明确合同管理归口部门、合同各相关部门职责权限，加强合同合法性审查、授权管理、合同签署和履行管理。

8. 严格执行教育项目经费的预算控制和闭环管理。优化完善科研项目管理制度，确保科研自主权接得住、管得好。完善互联网诊疗管理，明确归口管理部门、各部门权责界定，健全与第三方合作的评估、审批程序。优化医联体管理，明确医联体业务的审批程序，加强对医联体业务的监督。

9. 强化财经纪律刚性约束。对财政、审计、纪检、价格、医保等部门及巡视巡察、自查自纠查出问题，应加强整改整治，针对违法违规套取骗取财政性资金，以及违法违规采购、处置资产等突出问题，强化内部处理处罚和通报问责力度。严厉打击财务会计违法违规行为，从严从重查处影响恶劣的财务舞弊、会计造假案件，强化对责任人的追责问责。加强会计信息质量监督，依法严厉打击伪造会计账簿、虚构经济业务等会计违法违规行为，持续提升会计信息质量。

四、加强财会监督队伍建设

创新财会监督人员培养方式方法，建设数量充足、结构合理、素质优良的财会监督人才队伍。各医院应配备与财会监督职能任务相匹配的专业力量，确保监管工作有效到位。

在人员选用阶段，医院应结合各业务和各岗位工作特点，在对人才进行严格考核的基础上，选用符合条件的人员从事财会工作。此外，医院可通过建立信息档案的形式，综合统计人员基本信息及相关表现情况，为后期人员在单位的发展提供信息支撑。

在人员入职之后，医院建立合理的培训机制。不仅要提升关键人员的专业胜任能力，也要重视开展职业道德教育。除了组织人员继续学习相关法律法规等政策外，也可以通过交流、参观、帮扶等形式加强单位人员的沟通和交流，促进提升人员整体专业素质。要制定岗位的职业道德准则，并定期检查人员的遵循情况，对发现的违反职业道德的行为及时惩处，提高人员的职业道德水平。

此外，医院也应健全合理的奖惩机制，依照相关法律法规，合理设计执行奖惩机制。可综合运用职务晋升、物质奖励、精神奖励、带薪休假等方式，激励工作人员，提升其工作积极性，而针对对待工作敷衍搪塞、懒散怠慢的人员，要有相关的约束细则，对其进行警示和惩罚，同时要完善人员退出机制，加强医院对人员的管理和控制。

五、加强财会监督信息化建设

《会计改革与发展"十四五"规划纲要》明确了以"变革融合、提质增效"为中心，强调信息技术在会计管理工作中的运用。《意见》要求深化"互联网＋监督"，充分利用大数据和信息化手段切实提升监管效能。医院应结合自身的信息化建设规划，思考如何将现代信息技术，包括大数据、人工智能等手段运用到日常的财会监督中，整合相关数据资源，更好地推动财会监督数据及时、在线、动态呈现和使用。

信息化手段建设可从如下角度出发：（1）业财一体化：将医院的经济业务、财务活动、监督分析集成在一个平台中，推动财务信息化建设，使预算、核算、成本、决算等会计活动能自动化、一体化推进，节省财务工作时间、提高财务工作效率，从而进一步加强对财务、资产的管理，推动财会监督工作顺利展开。（2）建立制度库：在业务单据中直观体现相关制度文件，确保执行人可实时查看要求，在规定范围内开展业务。开展医院运营数据中心（Operational Data Repository，ODR）标准集成，将财政、主管部门、单位的相关政策规定、标准要求内置到系统中，做好业务处理的事前控制。

在业财一体的基础上，按照财会监督体系要求融合形成多维数据仓库，从多个维度、多个层面对财会监督对象的政策执行、财务管理、会计信息等方面进行分析。建立基于指标的风险监控功能，逐步形成重大风险识别预警机制，将以往的"人工监测发现的问题"固化为指标组合，通过信息化减少重复性工作，实时动态监测，发现问题自动预警并及时处理，提高监管效率和成效。

附录 I 《公立医院财务工作指南》 相关适用法规

1. 《中华人民共和国会计法》（中华人民共和国主席令〔2017〕第81号）

2. 《中华人民共和国预算法》（中华人民共和国主席令〔2018〕第22号）

3. 《中华人民共和国政府采购法》（中华人民共和国主席令〔2014〕第14号）

4. 《中华人民共和国预算法实施条例》（国务院令〔2020〕第729号）

5. 《行政事业性国有资产管理条例》（国务院令〔2021〕第738号）

6. 《会计基础工作规范》（财政部令〔2019〕第98号）

7. 《政府会计准则——基本准则》（财政部令〔2015〕第78号）

8. 《政府会计制度——行政事业单位会计科目和报表》（财会〔2017〕25号）

9. 《政府会计制度——行政事业单位会计科目和报表》的补充规定和衔接规定（财会〔2018〕24号）

10. 《政府会计准则第1号——存货》等4项具体准则（财会〔2016〕12号）

11. 《政府会计准则第3号——固定资产》应用指南（财会〔2017〕4号）

12. 《政府会计准则第8号——负债》（财会〔2018〕31号）

13. 《政府会计准则第9号——财务报表编制和列报》（财会〔2018〕37号）

14. 《医院财务制度》（财社〔2010〕306号）

15. 《党政机关厉行节约反对浪费条例》（中发〔2013〕13号）

16. 《中共中央国务院关于全面实施预算绩效管理的意见》（中发〔2018〕34号）

17. 《关于全面严肃财经纪律严格中央部门预算管理的通知》（财预〔2016〕126号）

18. 《部门决算管理办法》（财库〔2021〕36号）

19. 《公立医院全面预算管理制度实施办法》（国卫财务发〔2020〕30号）

20. 《公立医院成本核算规范》（国卫财务发〔2021〕4号）

21. 《公立医院内部控制管理办法》（国卫财务发〔2020〕31号）

22. 《行政事业单位内部控制规范（试行）》（财会〔2012〕21 号）

23. 《关于进一步加强公立医院内部控制建设的指导意见》（财会〔2023〕31 号）

24. 《中央预算单位公务卡管理暂行办法》（财库〔2007〕63 号）

25. 《政府采购需求管理办法》（财库〔2021〕22 号）

26. 《关于全面推行医疗收费电子票据管理改革的通知》（财综〔2019〕29 号）

27. 《因公临时出国经费管理办法》（财行〔2013〕516 号）

28. 《北京市党政机关国内公务接待管理办法》（京办发〔2014〕8 号）

29. 《北京市市级党政机关事业单位会议费管理办法》（京财预〔2017〕1 号）

30. 《北京市市级党政机关事业单位培训费管理办法》（京财预〔2017〕1389 号）

附录 Ⅱ 《公立医院财务工作指南》 高频适用法规

政府会计准则——基本准则

第一章 总 则

第一条 为了规范政府的会计核算，保证会计信息质量，根据《中华人民共和国会计法》、《中华人民共和国预算法》和其他有关法律、行政法规，制定本准则。

第二条 本准则适用于各级政府、各部门、各单位（以下统称政府会计主体）。

前款所称各部门、各单位是指与本级政府财政部门直接或者间接发生预算拨款关系的国家机关、军队、政党组织、社会团体、事业单位和其他单位。

军队、已纳入企业财务管理体系的单位和执行《民间非营利组织会计制度》的社会团体，不适用本准则。

第三条 政府会计由预算会计和财务会计构成。

预算会计实行收付实现制，国务院另有规定的，依照其规定。

财务会计实行权责发生制。

第四条 政府会计具体准则及其应用指南、政府会计制度等，应当由财政部遵循本准则制定。

第五条 政府会计主体应当编制决算报告和财务报告。

决算报告的目标是向决算报告使用者提供与政府预算执行情况有关的信息，综合反映政府会计主体预算收支的年度执行结果，有助于决算报告使用者进行监督和管理，并为编制后续年度预算提供参考和依据。政府决算报告使用者包括各级人民代表大会及其常务委员会、各级政府及其有关部门、政府会计主体自身、社会公众和其他利益相关者。

财务报告的目标是向财务报告使用者提供与政府的财务状况、运行情况（含运行成本，下同）和现金流量等有关信息，反映政府会计主体公共受托责任履行情况，有助于财务报告使用者作出决策或者进行监督和管理。政府财务报告使用者包括各级人民代表大会常务委员会、债权人、各级政府及其有关部门、政府会计主体自身和其他利益相关者。

第六条 政府会计主体应当对其自身发生的经济业务或者事项进行会计核算。

第七条 政府会计核算应当以政府会计主体持续运行为前提。

第八条 政府会计核算应当划分会计期间，分期结算账目，按规定编制决算报告和财务报告。

会计期间至少分为年度和月度。会计年度、月度等会计期间的起讫日期采用公历日期。

第九条 政府会计核算应当以人民币作为记账本位币。发生外币业务时，应当将有关外币金额折算为人民币金额计量，同时登记外币金额。

第十条 政府会计核算应当采用借贷记账法记账。

第二章 政府会计信息质量要求

第十一条 政府会计主体应当以实际发生的经济业务或者事项为依据进行会计核算，如实反映各项会计要素的情况和结果，保证会计信息真实可靠。

第十二条 政府会计主体应当将发生的各项经济业务或者事项统一纳入会计核算，确保会计信息能够全面反映政府会计主体预算执行情况和财务状况、运行情况、现金流量等。

第十三条 政府会计主体提供的会计信息，应当与反映政府会计主体公共受托责任履行情况以及报告使用者决策或者监督、管理的需要相关，有助于报告使用者对政府会计主体过去、现在或者未来的情况作出评价或者预测。

第十四条 政府会计主体对已经发生的经济业务或者事项，应当及时进行会计核算，不得提前或者延后。

第十五条 政府会计主体提供的会计信息应当具有可比性。

同一政府会计主体不同时期发生的相同或者相似的经济业务或者事项，应当采用一致的会计政策，不得随意变更。确需变更的，应当将变更的内容、理由及其影响在附注中予以说明。

不同政府会计主体发生的相同或者相似的经济业务或者事项，应当采用一致的会计政策，确保政府会计信息口径一致，相互可比。

第十六条 政府会计主体提供的会计信息应当清晰明了,便于报告使用者理解和使用。

第十七条 政府会计主体应当按照经济业务或者事项的经济实质进行会计核算,不限于以经济业务或者事项的法律形式为依据。

第三章 政府预算会计要素

第十八条 政府预算会计要素包括预算收入、预算支出与预算结余。

第十九条 预算收入是指政府会计主体在预算年度内依法取得的并纳入预算管理的现金流入。

第二十条 预算收入一般在实际收到时予以确认,以实际收到的金额计量。

第二十一条 预算支出是指政府会计主体在预算年度内依法发生并纳入预算管理的现金流出。

第二十二条 预算支出一般在实际支付时予以确认,以实际支付的金额计量。

第二十三条 预算结余是指政府会计主体预算年度内预算收入扣除预算支出后的资金余额,以及历年滚存的资金余额。

第二十四条 预算结余包括结余资金和结转资金。

结余资金是指年度预算执行终了,预算收入实际完成数扣除预算支出和结转资金后剩余的资金。

结转资金是指预算安排项目的支出年终尚未执行完毕或者因故未执行,且下年需要按原用途继续使用的资金。

第二十五条 符合预算收入、预算支出和预算结余定义及其确认条件的项目应当列入政府决算报表。

第四章 政府财务会计要素

第二十六条 政府财务会计要素包括资产、负债、净资产、收入和费用。

第一节 资 产

第二十七条 资产是指政府会计主体过去的经济业务或者事项形成的,由政府会计主体控制的,预期能够产生服务潜力或者带来经济利益流入的经济资源。

服务潜力是指政府会计主体利用资产提供公共产品和服务以履行政府职能的潜在能力。

经济利益流入表现为现金及现金等价物的流入,或者现金及现金等价物流出的减少。

第二十八条 政府会计主体的资产按照流动性，分为流动资产和非流动资产。

流动资产是指预计在 1 年内（含 1 年）耗用或者可以变现的资产，包括货币资金、短期投资、应收及预付款项、存货等。

非流动资产是指流动资产以外的资产，包括固定资产、在建工程、无形资产、长期投资、公共基础设施、政府储备资产、文物文化资产、保障性住房和自然资源资产等。

第二十九条 符合本准则第二十七条规定的资产定义的经济资源，在同时满足以下条件时，确认为资产：

（一）与该经济资源相关的服务潜力很可能实现或者经济利益很可能流入政府会计主体；

（二）该经济资源的成本或者价值能够可靠地计量。

第三十条 资产的计量属性主要包括历史成本、重置成本、现值、公允价值和名义金额。

在历史成本计量下，资产按照取得时支付的现金金额或者支付对价的公允价值计量。

在重置成本计量下，资产按照现在购买相同或者相似资产所需支付的现金金额计量。

在现值计量下，资产按照预计从其持续使用和最终处置中所产生的未来净现金流入量的折现金额计量。

在公允价值计量下，资产按照市场参与者在计量日发生的有序交易中，出售资产所能收到的价格计量。

无法采用上述计量属性的，采用名义金额（即人民币 1 元）计量。

第三十一条 政府会计主体在对资产进行计量时，一般应当采用历史成本。

采用重置成本、现值、公允价值计量的，应当保证所确定的资产金额能够持续、可靠计量。

第三十二条 符合资产定义和资产确认条件的项目，应当列入资产负债表。

第二节　负　债

第三十三条 负债是指政府会计主体过去的经济业务或者事项形成的，预期会导致经济资源流出政府会计主体的现时义务。

现时义务是指政府会计主体在现行条件下已承担的义务。未来发生的经济业务或者事项形成的义务不属于现时义务，不应当确认为负债。

第三十四条 政府会计主体的负债按照流动性，分为流动负债和非流动负债。

流动负债是指预计在1年内（含1年）偿还的负债，包括应付及预收款项、应付职工薪酬、应缴款项等。

非流动负债是指流动负债以外的负债，包括长期应付款、应付政府债券和政府依法担保形成的债务等。

第三十五条　符合本准则第三十三条规定的负债定义的义务，在同时满足以下条件时，确认为负债：

（一）履行该义务很可能导致含有服务潜力或者经济利益的经济资源流出政府会计主体；

（二）该义务的金额能够可靠地计量。

第三十六条　负债的计量属性主要包括历史成本、现值和公允价值。

在历史成本计量下，负债按照因承担现时义务而实际收到的款项或者资产的金额，或者承担现时义务的合同金额，或者按照为偿还负债预期需要支付的现金计量。

在现值计量下，负债按照预计期限内需要偿还的未来净现金流出量的折现金额计量。

在公允价值计量下，负债按照市场参与者在计量日发生的有序交易中，转移负债所需支付的价格计量。

第三十七条　政府会计主体在对负债进行计量时，一般应当采用历史成本。

采用现值、公允价值计量的，应当保证所确定的负债金额能够持续、可靠计量。

第三十八条　符合负债定义和负债确认条件的项目，应当列入资产负债表。

第三节　净资产

第三十九条　净资产是指政府会计主体资产扣除负债后的净额。

第四十条　净资产金额取决于资产和负债的计量。

第四十一条　净资产项目应当列入资产负债表。

第四节　收　入

第四十二条　收入是指报告期内导致政府会计主体净资产增加的、含有服务潜力或者经济利益的经济资源的流入。

第四十三条　收入的确认应当同时满足以下条件：

（一）与收入相关的含有服务潜力或者经济利益的经济资源很可能流入政府会计主体；

（二）含有服务潜力或者经济利益的经济资源流入会导致政府会计主体资产增

加或者负债减少；

（三）流入金额能够可靠地计量。

第四十四条 符合收入定义和收入确认条件的项目，应当列入收入费用表。

第五节 费 用

第四十五条 费用是指报告期内导致政府会计主体净资产减少的、含有服务潜力或者经济利益的经济资源的流出。

第四十六条 费用的确认应当同时满足以下条件：

（一）与费用相关的含有服务潜力或者经济利益的经济资源很可能流出政府会计主体；

（二）含有服务潜力或者经济利益的经济资源流出会导致政府会计主体资产减少或者负债增加；

（三）流出金额能够可靠地计量。

第四十七条 符合费用定义和费用确认条件的项目，应当列入收入费用表。

第五章 政府决算报告和财务报告

第四十八条 政府决算报告是综合反映政府会计主体年度预算收支执行结果的文件。

政府决算报告应当包括决算报表和其他应当在决算报告中反映的相关信息和资料。

政府决算报告的具体内容及编制要求等，由财政部另行规定。

第四十九条 政府财务报告是反映政府会计主体某一特定日期的财务状况和某一会计期间的运行情况和现金流量等信息的文件。

政府财务报告应当包括财务报表和其他应当在财务报告中披露的相关信息和资料。

第五十条 政府财务报告包括政府综合财务报告和政府部门财务报告。

政府综合财务报告是指由政府财政部门编制的，反映各级政府整体财务状况、运行情况和财政中长期可持续性的报告。

政府部门财务报告是指政府各部门、各单位按规定编制的财务报告。

第五十一条 财务报表是对政府会计主体财务状况、运行情况和现金流量等信息的结构性表述。

财务报表包括会计报表和附注。

会计报表至少应当包括资产负债表、收入费用表和现金流量表。

政府会计主体应当根据相关规定编制合并财务报表。

第五十二条 资产负债表是反映政府会计主体在某一特定日期的财务状况的报表。

第五十三条 收入费用表是反映政府会计主体在一定会计期间运行情况的报表。

第五十四条 现金流量表是反映政府会计主体在一定会计期间现金及现金等价物流入和流出情况的报表。

第五十五条 附注是对在资产负债表、收入费用表、现金流量表等报表中列示项目所作的进一步说明，以及对未能在这些报表中列示项目的说明。

第五十六条 政府决算报告的编制主要以收付实现制为基础，以预算会计核算生成的数据为准。

政府财务报告的编制主要以权责发生制为基础，以财务会计核算生成的数据为准。

第六章 附 则

第五十七条 本准则所称会计核算，包括会计确认、计量、记录和报告各个环节，涵盖填制会计凭证、登记会计账簿、编制报告全过程。

第五十八条 本准则所称预算会计，是指以收付实现制为基础对政府会计主体预算执行过程中发生的全部收入和全部支出进行会计核算，主要反映和监督预算收支执行情况的会计。

第五十九条 本准则所称财务会计，是指以权责发生制为基础对政府会计主体发生的各项经济业务或者事项进行会计核算，主要反映和监督政府会计主体财务状况、运行情况和现金流量等的会计。

第六十条 本准则所称收付实现制，是指以现金的实际收付为标志来确定本期收入和支出的会计核算基础。凡在当期实际收到的现金收入和支出，均应作为当期的收入和支出；凡是不属于当期的现金收入和支出，均不应当作为当期的收入和支出。

第六十一条 本准则所称权责发生制，是指以取得收取款项的权利或支付款项的义务为标志来确定本期收入和费用的会计核算基础。凡是当期已经实现的收入和已经发生的或应当负担的费用，不论款项是否收付，都应当作为当期的收入和费用；凡是不属于当期的收入和费用，即使款项已在当期收付，也不应当作为当期的收入和费用。

第六十二条 本准则自 2017 年 1 月 1 日起施行。

政府会计准则第1号——存货

第一章　总　　则

第一条　为了规范存货的确认、计量和相关信息的披露，根据《政府会计准则——基本准则》，制定本准则。

第二条　本准则所称存货，是指政府会计主体在开展业务活动及其他活动中为耗用或出售而储存的资产，如材料、产品、包装物和低值易耗品等，以及未达到固定资产标准的用具、装具、动植物等。

第三条　政府储备物资、收储土地等，适用其他相关政府会计准则。

第二章　存货的确认

第四条　存货同时满足下列条件的，应当予以确认：（一）与该存货相关的服务潜力很可能实现或者经济利益很可能流入政府会计主体；（二）该存货的成本或者价值能够可靠地计量。

第三章　存货的初始计量

第五条　存货在取得时应当按照成本进行初始计量。

第六条　政府会计主体购入的存货，其成本包括购买价款、相关税费、运输费、装卸费、保险费以及使得存货达到目前场所和状态所发生的归属于存货成本的其他支出。

第七条　政府会计主体自行加工的存货，其成本包括耗用的直接材料费用、发生的直接人工费用和按照一定方法分配的与存货加工有关的间接费用。

第八条　政府会计主体委托加工的存货，其成本包括委托加工前存货成本、委托加工的成本（如委托加工费以及按规定应计入委托加工存货成本的相关税费等）以及使存货达到目前场所和状态所发生的归属于存货成本的其他支出。

第九条　下列各项应当在发生时确认为当期费用，不计入存货成本：（一）非正常消耗的直接材料、直接人工和间接费用。（二）仓储费用（不包括在加工过程中为达到下一个加工阶段所必需的费用）。（三）不能归属于使存货达到目前场所和状态所发生的其他支出。

第十条 政府会计主体通过置换取得的存货，其成本按照换出资产的评估价值，加上支付的补价或减去收到的补价，加上为换入存货发生的其他相关支出确定。

第十一条 政府会计主体接受捐赠的存货，其成本按照有关凭据注明的金额加上相关税费、运输费等确定；没有相关凭据可供取得，但按规定经过资产评估的，其成本按照评估价值加上相关税费、运输费等确定；没有相关凭据可供取得、也未经资产评估的，其成本比照同类或类似资产的市场价格加上相关税费、运输费等确定；没有相关凭据且未经资产评估、同类或类似资产的市场价格也无法可靠取得的，按照名义金额入账，相关税费、运输费等计入当期费用。

第十二条 政府会计主体无偿调入的存货，其成本按照调出方账面价值加上相关税费、运输费等确定。

第十三条 政府会计主体盘盈的存货，按规定经过资产评估的，其成本按照评估价值确定；未经资产评估的，其成本按照重置成本确定。

第四章 存货的后续计量

第十四条 政府会计主体应当根据实际情况采用先进先出法、加权平均法或者个别计价法确定发出存货的实际成本。计价方法一经确定，不得随意变更。

对于性质和用途相似的存货，应当采用相同的成本计价方法确定发出存货的成本。

对于不能替代使用的存货、为特定项目专门购入或加工的存货，通常采用个别计价法确定发出存货的成本。

第十五条 对于已发出的存货，应当将其成本结转为当期费用或者计入相关资产成本。按规定报经批准对外捐赠、无偿调出的存货，应当将其账面余额予以转销，对外捐赠、无偿调出中发生的归属于捐出方、调出方的相关费用应当计入当期费用。

第十六条 政府会计主体应当采用一次转销法或者五五摊销法对低值易耗品、包装物进行摊销，将其成本计入当期费用或者相关资产成本。

第十七条 对于发生的存货毁损，应当将存货账面余额转销计入当期费用，并将毁损存货处置收入扣除相关处置税费后的差额按规定作应缴款项处理（差额为净收益时）或计入当期费用（差额为净损失时）。

第十八条 存货盘亏造成的损失，按规定报经批准后应当计入当期费用。

第五章　存货的披露

第十九条　政府会计主体应当在附注中披露与存货有关的下列信息：（一）各类存货的期初和期末账面余额。（二）确定发出存货成本所采用的方法。（三）以名义金额计量的存货名称、数量，以及以名义金额计量的理由。（四）其他有关存货变动的重要信息。

第六章　附　　则

第二十条　本准则自 2017 年 1 月 1 日起施行。

政府会计准则第 3 号——固定资产

第一章　总　　则

第一条　为了规范固定资产的确认、计量和相关信息的披露，根据《政府会计准则——基本准则》，制定本准则。

第二条　本准则所称固定资产，是指政府会计主体为满足自身开展业务活动或其他活动需要而控制的，使用年限超过 1 年（不含 1 年）、单位价值在规定标准以上，并在使用过程中基本保持原有物质形态的资产，一般包括房屋及构筑物、专用设备、通用设备等。

单位价值虽未达到规定标准，但是使用年限超过 1 年（不含 1 年）的大批同类物资，如图书、家具、用具、装具等，应当确认为固定资产。

第三条　公共基础设施、政府储备物资、保障性住房、自然资源资产等，适用其他相关政府会计准则。

第二章　固定资产的确认

第四条　固定资产同时满足下列条件的，应当予以确认：（一）与该固定资产相关的服务潜力很可能实现或者经济利益很可能流入政府会计主体；（二）该固定资产的成本或者价值能够可靠地计量。

第五条　通常情况下，购入、换入、接受捐赠、无偿调入不需安装的固定资产，在固定资产验收合格时确认；购入、换入、接受捐赠、无偿调入需要安装的固定资产，在固定资产安装完成交付使用时确认；自行建造、改建、扩建的固定资产，在建造完成交付使用时确认。

第六条　确认固定资产时，应当考虑以下情况：

（一）固定资产的各组成部分具有不同使用年限或者以不同方式为政府会计主体实现服务潜力或提供经济利益，适用不同折旧率或折旧方法且可以分别确定各自原价的，应当分别将各组成部分确认为单项固定资产。

（二）应用软件构成相关硬件不可缺少的组成部分的，应当将该软件的价值包括在所属的硬件价值中，一并确认为固定资产；不构成相关硬件不可缺少的组成部分的，应当将该软件确认为无形资产。

（三）购建房屋及构筑物时，不能分清购建成本中的房屋及构筑物部分与土地使用权部分的，应当全部确认为固定资产；能够分清购建成本中的房屋及构筑物部分与土地使用权部分的，应当将其中的房屋及构筑物部分确认为固定资产，将其中的土地使用权部分确认为无形资产。

第七条 固定资产在使用过程中发生的后续支出，符合本准则第四条规定的确认条件的，应当计入固定资产成本；不符合本准则第四条规定的确认条件的，应当在发生时计入当期费用或者相关资产成本。

将发生的固定资产后续支出计入固定资产成本的，应当同时从固定资产账面价值中扣除被替换部分的账面价值。

第三章 固定资产的初始计量

第八条 固定资产在取得时应当按照成本进行初始计量。

第九条 政府会计主体外购的固定资产，其成本包括购买价款、相关税费以及固定资产交付使用前所发生的可归属于该项资产的运输费、装卸费、安装费和专业人员服务费等。

以一笔款项购入多项没有单独标价的固定资产，应当按照各项固定资产同类或类似资产市场价格的比例对总成本进行分配，分别确定各项固定资产的成本。

第十条 政府会计主体自行建造的固定资产，其成本包括该项资产至交付使用前所发生的全部必要支出。

在原有固定资产基础上进行改建、扩建、修缮后的固定资产，其成本按照原固定资产账面价值加上改建、扩建、修缮发生的支出，再扣除固定资产被替换部分的账面价值后的金额确定。

为建造固定资产借入的专门借款的利息，属于建设期间发生的，计入在建工程成本；不属于建设期间发生的，计入当期费用。

已交付使用但尚未办理竣工决算手续的固定资产，应当按照估计价值入账，待办理竣工决算后再按实际成本调整原来的暂估价值。

第十一条 政府会计主体通过置换取得的固定资产，其成本按照换出资产的评估价值加上支付的补价或减去收到的补价，加上换入固定资产发生的其他相关支出确定。

第十二条 政府会计主体接受捐赠的固定资产，其成本按照有关凭证注明的金额加上相关税费、运输费等确定；没有相关凭证可供取得，但按规定经过资产评估的，其成本按照评估价值加上相关税费、运输费等确定；没有相关凭据可供取得、也未经资产评估的，其成本比照同类或类似资产的市场价格加上相关税费、运输费等确定；没有相关凭据且未经资产评估、同类或类似资产的市场价格也无法可靠取得的，按照名义金额入账，相关税费、运输费等计入当期费用。

如受赠的系旧的固定资产，在确定其初始入账成本时应当考虑该项资产的新旧程度。

第十三条 政府会计主体无偿调入的固定资产，其成本按照调出方账面价值加上相关税费、运输费等确定。

第十四条 政府会计主体盘盈的固定资产，按规定经过资产评估的，其成本按照评估价值确定；未经资产评估的，其成本按照重置成本确定。

第十五条 政府会计主体融资租赁取得的固定资产，其成本按照其他相关政府会计准则确定。

第四章　固定资产的后续计量

第一节　固定资产的折旧

第十六条 政府会计主体应当对固定资产计提折旧，但本准则第十七条规定的固定资产除外。

折旧，是指在固定资产的预计使用年限内，按照确定的方法对应计的折旧额进行系统分摊。

固定资产应计的折旧额为其成本，计提固定资产折旧时不考虑预计净残值。

政府会计主体应当对暂估入账的固定资产计提折旧，实际成本确定后不需调整原已计提的折旧额。

第十七条 下列各项固定资产不计提折旧：（一）文物和陈列品；（二）动植物；（三）图书、档案；（四）单独计价入账的土地；（五）以名义金额计量的固定资产。

第十八条 政府会计主体应当根据相关规定以及固定资产的性质和使用情况，合理确定固定资产的使用年限。

固定资产的使用年限一经确定，不得随意变更。

政府会计主体确定固定资产使用年限，应当考虑下列因素：（一）预计实现服务潜力或提供经济利益的期限；（二）预计有形损耗和无形损耗；（三）法律或者类似规定对资产使用的限制。

第十九条 政府会计主体一般应当采用年限平均法或者工作量法计提固定资产

折旧。

在确定固定资产的折旧方法时，应当考虑与固定资产相关的服务潜力或经济利益的预期实现方式。

固定资产折旧方法一经确定，不得随意变更。

第二十条 固定资产应当按月计提折旧，并根据用途计入当期费用或者相关资产成本。

第二十一条 固定资产提足折旧后，无论能否继续使用，均不再计提折旧；提前报废的固定资产，也不再补提折旧。已提足折旧的固定资产，可以继续使用的，应当继续使用，规范实物管理。

第二十二条 固定资产因改建、扩建或修缮等原因而延长其使用年限的，应当按照重新确定的固定资产的成本以及重新确定的折旧年限计算折旧额。

第二节 固定资产的处置

第二十三条 政府会计主体按规定报经批准出售、转让固定资产或固定资产报废、毁损的，应当将固定资产账面价值转销计入当期费用，并将处置收入扣除相关处置税费后的差额按规定作应缴款项处理（差额为净收益时）或计入当期费用（差额为净损失时）。

第二十四条 政府会计主体按规定报经批准对外捐赠、无偿调出固定资产的，应当将固定资产的账面价值予以转销，对外捐赠、无偿调出中发生的归属于捐出方、调出方的相关费用应当计入当期费用。

第二十五条 政府会计主体按规定报经批准以固定资产对外投资的，应当将该固定资产的账面价值予以转销，并将固定资产在对外投资时的评估价值与其账面价值的差额计入当期收入或费用。

第二十六条 固定资产盘亏造成的损失，按规定报经批准后应当计入当期费用。

第五章 固定资产的披露

第二十七条 政府会计主体应当在附注中披露与固定资产有关的下列信息：（一）固定资产的分类和折旧方法。（二）各类固定资产的使用年限、折旧率。（三）各类固定资产账面余额、累计折旧额、账面价值的期初、期末数及其本期变动情况。（四）以名义金额计量的固定资产名称、数量，以及以名义金额计量的理由。（五）已提足折旧的固定资产名称、数量等情况。（六）接受捐赠、无偿调入的固定资产名称、数量等情况。（七）出租、出借固定资产以及以固定资产投资的情况。（八）固定资产对外捐赠、无偿调出、毁损等重要资产处置的情况。（九）暂估入账的固定资产账面价值变动情况。

第六章　附　　则

第二十八条　本准则自 2017 年 1 月 1 日起施行。

公立医院内部控制管理办法

第一章 总 则

第一条 为全面推进公立医院内部控制建设，进一步规范公立医院经济活动及相关业务活动，有效防范和管控内部运营风险，建立健全科学有效的内部制约机制，促进公立医院服务效能和内部治理水平不断提高，根据《行政事业单位内部控制规范》《关于全面推进行政事业单位内部控制建设的指导意见》等要求，制定本办法。

第二条 本办法适用于全国各级卫生健康行政部门、中医药主管部门举办的各级各类公立医院（以下简称医院）。其他部门举办的公立医院参照执行。

第三条 本办法所称的内部控制，是指在坚持公益性原则的前提下，为了实现合法合规、风险可控、高质高效和可持续发展的运营目标，医院内部建立的一种相互制约、相互监督的业务组织形式和职责分工制度；是通过制定制度、实施措施和执行程序，对经济活动及相关业务活动的运营风险进行有效防范和管控的一系列方法和手段的总称。

第四条 医院内部控制的目标主要包括：保证医院经济活动合法合规、资产安全和使用有效、财务信息真实完整，有效防范舞弊和预防腐败、提高资源配置和使用效益。

第五条 医院内部控制主要包括：风险评估、内部控制建设、内部控制报告、内部控制评价。

第六条 医院内部控制应当以规范经济活动及相关业务活动有序开展为主线，以内部控制量化评价为导向，以信息化为支撑，突出规范重点领域、重要事项、关键岗位的流程管控和制约机制，建立与本行业和本单位治理体系和治理能力相适应的、权责一致、制衡有效、运行顺畅、执行有力的内部控制体系，规范内部权力运行、促进依法办事、推进廉政建设、保障事业发展。

第七条 医院内部控制应当覆盖医疗教学科研等业务活动和经济活动，要把内部控制要求融入单位制度体系和业务流程，贯穿内部权力运行的决策、执行和监督全过程，形成内部控制监管合力。

第二章　管理职责

第八条　医院党委要发挥在医院内部控制建设中的领导作用；主要负责人是内部控制建设的首要责任人，对内部控制的建立健全和有效实施负责；医院领导班子其他成员要抓好各自分管领域的内部控制建设工作。

第九条　医院应当设立内部控制领导小组，主要负责人任组长。领导小组主要职责包括：建立健全内部控制建设组织体系，审议内部控制组织机构设置及其职责；审议内部控制规章制度、建设方案、工作计划、工作报告等；组织内部控制文化培育，推动内部控制建设常态化。

第十条　医院应当明确本单位内部控制建设职能部门或确定牵头部门，组织落实本单位内部控制建设工作，包括研究建立内部控制制度体系，编订内部控制手册；组织编制年度内部控制工作计划并实施；推动内部控制信息化建设；组织编写内部控制报告等。

第十一条　医院由内部审计部门或确定其他部门牵头负责本单位风险评估和内部控制评价工作，制定相关制度；组织开展风险评估；制定内部控制评价方案并实施，编写评价报告等。

第十二条　医院内部纪检监察部门负责本单位廉政风险防控工作，建立廉政风险防控机制，开展内部权力运行监控；建立重点人员、重要岗位和关键环节廉政风险信息收集和评估等制度。

第十三条　医院医务管理部门负责本单位医疗业务相关的内部控制工作，加强临床科室在药品、医用耗材、医疗设备的引进和使用过程中的管理，规范医疗服务行为，防范相关内涵经济活动的医疗业务（即实施该医疗业务可以获取收入或消耗人财物等资源）风险，及时纠正存在的问题等。

第十四条　医院内部各部门（含科室）是本部门内部控制建设和实施的责任主体，部门负责人对本部门的内部控制建设和实施的有效性负责，应对相关业务和事项进行梳理，确定主要风险、关键环节和关键控制点，制定相应的控制措施，持续改进内部控制缺陷。

第三章　风险评估管理

第十五条　本办法所称风险评估，是指医院全面、系统和客观地识别、分析本单位经济活动及相关业务活动存在的风险，确定相应的风险承受度及风险应对策略的过程。

第十六条 风险评估至少每年进行一次；外部环境、业务活动、经济活动或管理要求等发生重大变化的，应当及时对经济活动及相关业务活动的风险进行重新评估。

第十七条 医院内部审计部门或确定的牵头部门应当自行或聘请具有相应资质的第三方机构开展风险评估工作，风险评估结果应当形成书面报告，作为完善内部控制的依据。

第十八条 医院应当根据本单位设定的内部控制目标和建设规划，有针对性地选择风险评估对象。风险评估对象可以是整个单位或某个部门（科室），也可以是某项业务、某个项目或具体事项。

第十九条 单位层面的风险评估应当重点关注以下方面：

（一）内部控制组织建设情况。包括是否建立领导小组，是否确定内部控制职能部门或牵头部门；是否建立部门间的内部控制沟通协调和联动机制等。

（二）内部控制机制建设情况。包括经济活动的决策、执行、监督是否实现有效分离；权责是否对等；是否建立健全议事决策机制、岗位责任制、内部监督等机制。

（三）内部控制制度建设情况。包括内部管理制度是否健全，内部管理制度是否体现内部控制要求，相关制度是否有效执行等。

（四）内部控制队伍建设情况。包括关键岗位人员是否具备相应的资格和能力；是否建立相关工作人员评价、轮岗等机制；是否组织内部控制相关培训等。

（五）内部控制流程建设情况。包括是否建立经济活动及相关业务活动的内部控制流程；是否将科学规范有效的内部控制流程嵌入相关信息化系统；内部控制方法的应用是否完整有效等。

（六）其他需要关注的内容。

第二十条 业务层面的风险评估应当重点关注以下方面：

（一）预算管理情况。包括在预算编制过程中医院内部各部门之间沟通协调是否充分；预算编制是否符合本单位战略目标和年度工作计划；预算编制与资产配置是否相结合、与具体工作是否相对应；是否按照批复的额度和开支范围执行预算，进度是否合理，是否存在无预算、超预算支出等问题；决算编报是否真实、完整、准确、及时等。

（二）收支管理情况。包括收入来源是否合法合规，是否符合价格和收费管理相关规定，是否实现归口管理，是否按照规定及时提供有关凭据，是否按照规定保管和使用印章和票据等；发生支出事项时是否按照规定程序审核审批，是否审核各类凭据的真实性、合法性，是否存在使用虚假票据套取资金的情形等。

（三）政府采购管理情况。包括是否实现政府采购业务归口管理；是否按照预算和计划组织政府采购业务；是否按照规定组织政府采购活动和执行验收程序；是否按照规定保管政府采购业务相关档案等。

（四）资产管理情况。包括是否实现资产归口管理并明确使用责任；是否定期对资产进行清查盘点，对账实不符的情况是否及时处理；是否按照规定处置资产等。

（五）建设项目管理情况。包括是否实行建设项目归口管理；是否按照概算投资实施基本建设项目；是否严格履行审核审批程序；是否建立有效的招投标控制机制；是否存在截留、挤占、挪用、套取建设项目资金的情形；是否按照规定保存建设项目相关档案并及时办理移交手续等。

（六）合同管理情况。包括是否实现合同归口管理；是否建立并执行合同签订的审核机制；是否明确应当签订合同的经济活动范围和条件；是否有效监控合同履行情况，是否建立合同纠纷协调机制等。

（七）医疗业务管理情况。包括医院是否执行临床诊疗规范；是否建立合理检查、合理用药管控机制；是否建立按规定引进和使用药品、耗材、医疗设备的规则；是否落实医疗服务项目规范；是否定期检查与强制性医疗安全卫生健康标准的相符性；是否对存在问题及时整改等。

（八）科研项目和临床试验项目管理情况。包括是否实现科研或临床试验项目归口管理；是否建立项目立项管理程序，项目立项论证是否充分；是否按照批复的预算和合同约定使用科研或临床试验资金；是否采取有效措施保护技术成果；是否建立科研档案管理规定等。

（九）教学管理情况。是否实现教学业务归口管理；是否制定教学相关管理制度；是否按批复预算使用教学资金，是否专款专用等。

（十）互联网诊疗管理情况。包括实现互联网诊疗业务归口管理；是否取得互联网诊疗业务准入资格；开展的互联网诊疗项目是否经有关部门核准；是否建立信息安全管理制度；电子病历及处方等是否符合相关规定等。

（十一）医联体管理情况。包括是否实现医联体业务归口管理；是否明确内部责任分工；是否建立内部协调协作机制等。

（十二）信息系统管理情况。包括是否实现信息化建设归口管理；是否制定信息系统建设总体规划；是否符合信息化建设相关标准规范；是否将内部控制流程和要求嵌入信息系统，是否实现各主要信息系统之间的互联互通、信息共享和业务协同；是否采取有效措施强化信息系统安全等。

第四章 单位层面的内部控制建设

第二十一条 单位层面内部控制建设主要包括：单位决策机制，内部管理机构设置及职责分工，决策和执行的制衡机制；内部管理制度的健全；关键岗位管理和信息化建设等。

第二十二条 医院内部控制领导小组每年至少召开一次会议，研究本单位内部控制管理工作。

内部控制职能部门或牵头部门应当围绕本单位事业发展规划、年度工作计划等制订内部控制工作计划。

充分发挥医务、教学、科研、预防、资产（药品、设备、耗材等）、医保、财务、人事、内部审计、纪检监察、采购、基建、后勤、信息等部门在内部控制中的作用。

第二十三条 医院应当按照分事行权、分岗设权、分级授权的原则，在职责分工、业务流程、关键岗位等方面规范授权和审批程序，确保不相容岗位相互分离、相互制约、相互监督，规范内部权力运行，建立责任追究制度。

第二十四条 医院应当建立健全内部管理制度，包括运营管理制度、组织决策制度、人事管理制度、财务资产管理制度、内部审计制度、安全管理制度等，并将权力制衡机制嵌入各项内部管理制度。

第二十五条 医院应当加强关键岗位人员的管理和业务培训，明确岗位职责和业务流程，关键岗位人员应当具备与其工作岗位相适应的资格和能力，建立定期轮岗机制。

医院内部控制关键岗位主要包括：运营管理、预算管理、收支管理、采购管理、医保结算管理、资产管理、基建项目管理、合同管理、绩效奖金核算管理、人力资源与薪酬管理、医教研防业务管理以及内部监督管理等。

第二十六条 医院应当根据《中华人民共和国会计法》等法律法规要求建立健全会计机构，明确会计机构的职责和权限，依法合理设置会计工作岗位，配备具备资格条件的会计工作人员，加强会计人员专业技能培训。

医院应当建立健全内部财务管理制度，严格执行国家统一的会计制度，对医院发生的各项经济业务事项进行确认、计量、记录和报告，确保财务会计信息真实完整，充分发挥会计系统的控制职能。

第二十七条 医院应当充分利用信息技术加强内部控制建设，将内部控制流程和关键点嵌入医院信息系统；加强信息平台化、集成化建设，实现主要信息系统互联互通、信息共享，包含但不限于预算、收支、库存、采购、资产、建设项目、合同、科研管理等模块；应当对内部控制信息化建设情况进行评价，推动信息化建设，减少或消除人为因素，增强经济业务事项处理过程与结果的公开和透明。

第五章 业务层面的内部控制建设

第二十八条 预算业务内部控制

（一）建立健全预算管理制度，涵盖预算编制、审批、执行、调整、决算和绩效评价等内容。

（二）明确预算管理委员会、预算牵头部门、预算归口管理部门和预算执行部门的职责，分级设立预算业务审批权限，履行审批程序，重大事项需要集体决策。

（三）合理设置预算业务关键岗位，配备关键岗位人员，明确岗位的职责权限，确保经济业务活动的预算编制与预算审批，预算审批与预算执行，预算执行与预算考核，决算编制与审核，决算审核与审批，财务报告的编制、审核与审批等不相容岗位相互分离。

（四）建立预算编制、审批、执行、调整、决算的分析考核工作流程及业务规范；加强预算论证、编制、审批、下达、执行等关键环节的管控。

（五）强化对医疗、教学、科研、预防、基本建设等活动的预算约束，使预算管理贯穿医院业务活动全过程。强化预算绩效管理，建立"预算编制有目标、预算执行有监控、预算完成有评价、评价结果有反馈、反馈结果有应用"的全过程预算绩效管理机制。

第二十九条 收支业务内部控制

（一）建立健全收入、支出业务管理制度。收入管理制度应当涵盖价格确定、价格执行、票据管理、款项收缴、收入核算等内容；支出管理制度应当涵盖预算与计划、支出范围与标准确定、审批权限与审批流程、支出核算等内容。

（二）医院收入、支出业务活动应当实行归口管理。明确各类收入的归口管理部门及职责，各项收入必须纳入医院统一核算，统一管理，严禁设立账外账；支出业务应当实行分类管理，明确各类业务事项的归口管理部门及职责；设立收入、支出业务的分类审批权限，履行审批程序，重大经济活动及大额资金支付须经集体决策。

（三）合理设置收入、支出业务关键岗位，配备关键岗位人员，明确其职责权限，确保医疗服务价格的确认和执行、收入款项的收取与会计核算、支出事项申请与审批、支出事项审批与付款、付款审批与付款执行、业务经办与会计核算等不相容岗位相互分离。

（四）规范收入管理、票据管理、支出管理、公务卡管理等业务工作流程，加强医疗服务价格管理、医疗收费、退费、结算、票据、支出业务审核、款项支付等重点环节的控制。

（五）医院应当依法组织各类收入。严格执行诊疗规范、价格政策和医保政策，定期核查医疗行为规范及物价收费的相符性；定期核查收入合同的履行情况；加强票据管理，建立票据台账，专人管理。

（六）医院应当严格支出管理。明确经济活动各项支出标准和范围，规范报销流程，加强支出审核和支付控制；实行国库集中支付的，应当按照财政管理制度有关规定执行。

（七）医院应当建立债务管理制度。实行事前论证和集体决策，定期与债权人核对债务余额；医院应当严格控制债务规模，防范风险。

（八）医院应当加强成本管理，推进成本核算，开展成本分析，真实反映医院成本状况；加强成本管控，优化资源配置，夯实绩效管理基础，提升单位内部管理水平。

第三十条　采购业务内部控制

（一）建立健全采购管理制度，坚持质量优先、价格合理、阳光操作、严格监管的原则，涵盖采购预算与计划、需求申请与审批、过程管理、验收入库等方面内容。

（二）采购业务活动应当实行归口管理，明确归口管理部门和职责，明确各类采购业务的审批权限，履行审批程序，建立采购、资产、医务、医保、财务、内部审计、纪检监察等部门的相互协调和监督制约机制。

（三）合理设置采购业务关键岗位，配备关键岗位人员，明确岗位职责权限，确保采购预算编制与审定、采购需求制定与内部审批、招标文件准备与复核、合同签订与验收、采购验收与保管、付款审批与付款执行、采购执行与监督检查等不相容岗位相互分离。

（四）医院应当优化采购业务申请、采购文件内部审核、采购组织形式确定、采购方式确定及变更、采购验收、采购资料记录管理、采购信息统计分析等业务工作流程及规范，并加强上述业务工作重点环节的控制。

（五）医院应当严格遵守政府采购及药品、耗材和医疗设备等集中采购规定。政府采购项目应当按照规定选择采购方式，执行政府集中采购目录及标准，加强政府采购项目验收管理。

第三十一条 资产业务内部控制

（一）建立健全资产管理制度，涵盖资产购置、保管、使用、核算和处置等内容。资产业务的种类包括货币资金、存货、固定资产、无形资产、对外投资、在建工程等。完善所属企业的监管制度。

（二）医院资产应当实行归口管理，明确归口管理部门和职责，明确资产配置、使用和处置国有资产的审批权限，履行审批程序。

（三）合理设置各类资产管理业务关键岗位，明确岗位职责及权限，确保增减资产执行与审批、资产保管与登记、资产实物管理与会计记录、资产保管与清查等不相容岗位相互分离。

（四）建立流动资产、非流动资产和对外投资等各类资产工作流程及业务规范，加强各类资产核查盘点、债权和对外投资项目跟踪管理等重点环节控制。

（五）医院应当加强流动资产管理。加强银行账户管理、货币资金核查；定期分析、及时清理应收及预付款项；合理确定存货的库存，加快资金周转，定期盘点。

（六）医院应当加强房屋、设备、无形资产等非流动资产管理。严禁举债建设；按规定配置大型医用设备并开展使用评价，推进资产共享共用，提高资产使用效率；依法依规出租出借处置资产；建立健全"三账一卡"制度，做到账账相符、账卡相符、账实相符，定期盘点清查。

（七）医院应当加强对外投资管理。对外投资应当进行可行性论证，按照规定报送相关主管及财政部门审核审批；加强项目和投资管理，开展投资效益分析并建立责任追究制度。

（八）医院所办企业应当根据《企业内部控制基本规范》《企业内部控制应用指引》《企业内部控制评价指引》等企业内部控制规范性文件的要求全面开展内部控制规范建设。

第三十二条 基本建设业务内部控制

（一）医院应当建立健全基本建设项目管理制度，建立项目议事决策机制、项目工作机制、项目审核机制和项目考核监督机制。

（二）明确建设项目决策机构、归口管理部门、财务部门、审计部门、资产部门等内部相关部门在建设项目管理中的职责权限。

（三）合理设置建设项目管理岗位，明确岗位职责权限，确保项目建议和可行性研究与项目决策、概预算编制与审核、项目实施与价款支付、竣工决算与竣工审计等不相容岗位相互分离。

（四）优化建设工程的立项、设计、概预算、招标、建设和竣工决算的工作流程、业务规范，建立沟通配合机制；强化建设工程全过程管理、资金支付控制、竣工决算办理。

第三十三条 合同业务内部控制

（一）医院应当建立健全合同管理制度，建立合同业务决策机制、工作机制、审核机制、监督机制、纠纷协调机制。

（二）明确合同归口管理部门及其职责权限，明确合同承办业务部门、财务部门、审计部门、法律部门、采购部门、院长办公室等内部相关部门在合同管理中的职责权限。

（三）合理设置合同管理岗位，明确岗位职责权限以及合同授权审批和签署权限，确保合同签订与合同审批、合同签订与付款审批、合同执行与付款审批、合同签订与合同用章保管等不相容岗位相互分离。

（四）优化合同前期准备、合同订立、合同执行、合同后续管理的工作流程、业务规范，建立沟通配合机制，实现合同管理与预算管理、收支管理、采购管理相结合。

第三十四条 医疗业务内部控制

（一）医院应当建立健全诊疗规范和诊疗活动管理制度，严格按照政府主管部门批准范围开展诊疗活动，诊疗项目的收费应当符合物价部门、医保部门政策；明确诊疗项目和收费的审查机制、审批机制、监督检查机制。

（二）医疗业务活动应当实行归口管理，明确内部医务管理部门、医保部门、物价部门在医疗活动和诊疗项目价格政策执行方面的职责。

（三）医院应当合理设置诊疗项目管理岗位，明确岗位职责权限；明确诊疗项目的内部申请、审核和审批权限，确保诊疗项目的申请与审核、审核与审批、审批与执行等不相容岗位相互分离。

（四）医院应当加强对临床科室诊疗活动的监督检查，严格控制不合理检查、不合理用药的行为；诊疗活动的收费应当与物价项目内涵和医保政策相符合；建立与医保部门、物价部门沟通协调机制，定期分析诊疗服务过程中存在的执行医保、物价政策风险，对存在的问题及时组织整改。

（五）医院应当设置行风管理岗位，定期检查临床科室和医务人员在药品、医用耗材、医疗设备引进过程中的行为规范以及各临床科室是否严格执行本部门的申请机制，建立与纪检监察部门的协调联动机制，严厉查处药品耗材设备购销领域的商业贿赂行为。

（六）医院应当建立与医疗业务相关的委员会制度，明确委员会的组织构成和运行机制，加强对药品、医用耗材、医疗设备引进的专业评估和审查，各临床科室应当建立本部门药品、医用耗材、医疗设备引进的内部申请和决策机制。

第三十五条　科研业务内部控制

（一）医院应当建立健全科研项目管理制度，建立项目决策机制、工作机制、审核机制和监督机制。

（二）明确科研项目归口管理部门及其职责权限，明确科研项目组织部门、财务部门、审计部门、采购部门、资产部门等内部相关部门在科研管理中的职责权限。

（三）合理设置科研项目管理岗位，明确岗位职责权限，确保项目预算编制与审核、项目审批与实施、项目资金使用与付款审核、项目验收与评价等不相容岗位相互分离。

（四）优化科研项目申请、立项、执行、结题验收、成果保护与转化的工作流程、业务规范，建立沟通配合机制，加强科研项目研究过程管理和资金支付、调整、结余管理，鼓励科研项目成果转化与应用；建立横向课题和临床试验项目立项审批和审查制度，加强经费使用管理。

第三十六条　教学业务内部控制

（一）医院应当建立健全教学业务管理制度，建立教学业务工作的决策机制、工作机制、审核机制和监督机制。

（二）明确教学业务归口管理部门及其职责权限，明确教学业务管理部门、财务部门、审计部门、采购部门、资产部门等内部相关部门在教学管理中的职责权限。

（三）合理设置教学业务管理岗位，明确岗位职责权限，确保教学业务预算编制与审核、教学资金使用与付款审批等不相容岗位相互分离。

（四）优化教学业务管理的工作流程、工作规范，建立部门间沟通配合机制；按批复预算使用教学资金，专款专用，加强教学经费使用管理。

第三十七条　互联网医疗业务内部控制

（一）开展互联网医疗业务的医院应当建立健全互联网诊疗服务与收费的相关管理制度，严格诊疗行为和费用监管。

（二）医院应当明确互联网医疗业务的归口管理部门及其职责权限。明确临床科室、医务部门、信息部门、医保部门、财务部门、审计部门等内部相关部门在互联网医疗业务管理工作中的职责权限。

（三）建立互联网医疗业务的工作流程、业务规范、沟通配合机制，对互联网医疗业务管理的关键环节实行重点管控。

第三十八条　医联体业务内部控制

（一）医联体牵头医院负责建立医联体议事决策机制、工作机制、审核机制、监督机制；建立健全医联体相关工作管理制度，涵盖医联体诊疗服务与收费，资源与信息共享，绩效与利益分配等内容。

（二）各成员单位要明确医联体相关业务的归口管理部门及其职责权限。建立风险评估机制，确保法律法规、规章制度及医联体经营管理政策的贯彻执行，促进医联体平稳运行和健康发展。

第三十九条　信息化建设业务内部控制

（一）医院应当建立健全信息化建设管理制度，涵盖信息化建设需求分析、系统开发、升级改造、运行维护、信息安全和数据管理等方面内容。

（二）信息化建设应当实行归口管理。明确归口管理部门和信息系统建设项目牵头部门，建立相互合作与制约的工作机制。

（三）合理设置信息系统建设管理岗位，明确其职责权限。信息系统建设管理不相容岗位包括但不限于：信息系统规划论证与审批、系统设计开发与系统验收、运行维护与系统监控等。

（四）医院应当根据事业发展战略和业务活动需要，编制中长期信息化建设规划以及年度工作计划，从全局角度对经济活动及相关业务活动的信息系统建设进行整体规划，提高资金使用效率，防范风险。

（五）医院应当建立信息数据质量管理制度。信息归口管理部门应当落实信息化建设相关标准规范，制定数据共享与交互的规则和标准；各信息系统应当按照统一标准建设，能够完整反映业务制度规定的活动控制流程。

（六）医院应当将内部控制关键管控点嵌入信息系统，设立不相容岗位账户并体现其职责权限，明确操作权限；相关部门及人员应当严格执行岗位操作规范，遵守相关业务流程及数据标准；应当建立药品、可收费医用耗材的信息流、物流、单据流对应关系；设计校对程序，定期或不定期进行校对。

（七）加强内部控制信息系统的安全管理，建立用户管理制度、系统数据定期备份制度、信息系统安全保密和泄密责任追究制度等措施，确保重要信息系统安全、可靠，增强信息安全保障能力。

第六章 内部控制报告

第四十条 本办法所称内部控制报告，是指医院结合本单位实际情况，按照相关部门规定编制的、能够综合反映本单位内部控制建立与实施情况的总结性文件。

第四十一条 医院是内部控制报告的责任主体。单位主要负责人对本单位内部控制报告的真实性和完整性负责。

第四十二条 医院内部控制报告编制应当遵循全面性原则、重要性原则、客观性原则和规范性原则。

第四十三条 医院向上级卫生健康行政部门或中医药主管部门报送内部控制报告，各级卫生健康行政部门或中医药主管部门汇总所属医疗机构报告后，形成部门内部控制报告向同级财政部门报送。

第四十四条 医院应当根据本单位年度内部控制工作的实际情况及取得的成效，以能够反映内部控制工作基本事实的相关材料为支撑，按照财政部门发布的统一报告格式编制内部控制报告。

反映内部控制工作基本事实的相关材料一般包括：会议纪要、内部控制制度、业务流程图、风险评估报告、内部控制培训材料等。

第四十五条 医院应当加强对本单位内部控制报告的使用，通过对内部控制报告反映的信息进行分析，及时发现内部控制建设工作中存在的问题，进一步健全制度，完善监督措施，确保内部控制有效实施。

第七章 内部控制评价与监督

第四十六条 本办法所称内部控制评价，是指医院内部审计部门或确定的牵头部门对本单位内部控制建立和实施的有效性进行评价，出具评价报告的过程。

本办法所称内部控制监督，是指内部审计部门、内部纪检监察等部门对医院内部控制建立和实施情况进行的监督。

第四十七条 医院内部控制评价工作可以自行组织或委托具备资质的第三方机构实施。已提供内部控制建设服务的第三方机构，不得同时提供内部控制评价服务。

第四十八条 医院内部审计部门和纪检监察部门应当制定内部控制监督制度，明确监督的职责、权限、程序和要求等，有序开展监督工作。

第四十九条 医院内部控制评价分为内部控制设计有效性评价和内部控制运行有效性评价。

（一）内部控制设计有效性评价应当关注以下几方面：内部控制的设计是否符合《行政事业单位内部控制规范（试行）》等规定要求；是否覆盖本单位经济活动及相关业务活动、是否涵盖所有内部控制关键岗位、关键部门及相关工作人员和工作任务；是否对重要经济活动及其重大风险给予足够关注，并建立相应的控制措施；是否重点关注关键部门和岗位、重大政策落实、重点专项执行和高风险领域；是否根据国家相关政策、单位经济活动的调整和自身条件的变化，适时调整内部控制的关键控制点和控制措施。

（二）内部控制运行有效性评价应当关注以下几方面：各项经济活动及相关业务活动在评价期内是否按照规定得到持续、一致的执行；内部控制机制、内部管理制度、岗位责任制、内部控制措施是否得到有效执行；执行业务控制的相关人员是否具备必要的权限、资格和能力；相关内部控制是否有效防范了重大差错和重大风险的发生。

第五十条　医院内部控制评价报告至少应当包括：真实性声明、评价工作总体情况、评价依据、评价范围、评价程序和方法、风险及其认定、风险整改及对重大风险拟采取的控制措施、评价结论等内容。

第五十一条　医院向上级卫生健康行政部门或中医药主管部门报送内部控制评价报告，各级主管部门汇总所属医疗机构报告后，形成部门内部控制评价报告向同级财政部门报送。

医院内部控制职能部门或牵头部门根据内部控制评价报告的审批结果组织整改，完善内部控制，落实相关责任。

第五十二条　医院依法依规接受财政、审计、纪检监察等外部门对本单位内部控制工作的监督检查，要及时整改落实，完善内部控制体系，确保内部控制制度有效实施。

第八章　附　　则

第五十三条　本办法由国家卫生健康委和国家中医药管理局负责解释。

第五十四条　本办法自 2021 年 1 月 1 日起施行，《卫生部关于印发〈医疗机构财务会计内部控制规定（试行）〉的通知》（卫规财发〔2006〕227 号）中相关规定与本办法不一致的，以本办法为准。

会计基础工作规范

第一章　总　　则

第一条　为了加强会计基础工作，建立规范的会计工作秩序，提高会计工作水平，根据《中华人民共和国会计法》的有关规定，制定本规范。

第二条　国家机关、社会团体、企业、事业单位、个体工商户和其他组织的会计基础工作，应当符合本规范的规定。

第三条　各单位应当依据有关法律法规和本规范的规定，加强会计基础工作，严格执行会计法规制度，保证会计工作依法有序地进行。

第四条　单位领导人对本单位的会计基础工作负有领导责任。

第五条　各省、自治区、直辖市财政厅（局）要加强对会计基础工作的管理和指导，通过政策引导、经验交流、监督检查等措施，促进基层单位加强会计基础工作，不断提高会计工作水平。

国务院各业务主管部门根据职责权限管理本部门的会计基础工作。

第二章　会计机构和会计人员

第一节　会计机构设置和会计人员配备

第六条　各单位应当根据会计业务的需要设置会计机构；不具备单独设置会计机构条件的，应当在有关机构中配备专职会计人员。

事业行政单位会计机构的设置和会计人员的配备，应当符合国家统一事业行政单位会计制度的规定。

设置会计机构，应当配备会计机构负责人；在有关机构中配备专职会计人员，应当在专职会计人员中指定会计主管人员。

会计机构负责人、会计主管人员的任免，应当符合《中华人民共和国会计法》和有关法律的规定。

第七条　会计机构负责人、会计主管人员应当具备下列基本条件：

（一）坚持原则，廉洁奉公；

（二）具备会计师以上专业技术职务资格或者从事会计工作不少于三年；

（三）熟悉国家财经法律法规、规章和方针、政策，掌握本行业业务管理的有关知识；

（四）有较强的组织能力；

（五）身体状况能够适应本职工作的要求。

第八条 没有设置会计机构或者配备会计人员的单位，应当根据《代理记账管理办法》的规定，委托会计师事务所或者持有代理记账许可证书的代理记账机构进行代理记账。

第九条 大、中型企业、事业单位、业务主管部门应当根据法律和国家有关规定设置总会计师。总会计师由具有会计师以上专业技术资格的人员担任。

总会计师行使《总会计师条例》规定的职责、权限。

总会计师的任命（聘任）、免职（解聘）依照《总会计师条例》和有关法律的规定办理。

第十条 各单位应当根据会计业务需要配备会计人员，督促其遵守职业道德和国家统一的会计制度。

第十一条 各单位应当根据会计业务需要设置会计工作岗位。

会计工作岗位一般可分为：会计机构负责人或者会计主管人员，出纳，财产物资核算，工资核算，成本费用核算，财务成果核算，资金核算，往来结算，总账报表，稽核，档案管理等。开展会计电算化和管理会计的单位，可以根据需要设置相应工作岗位，也可以与其他工作岗位相结合。

第十二条 会计工作岗位，可以一人一岗、一人多岗或者一岗多人。但出纳人员不得兼管稽核、会计档案保管和收入、费用、债权债务账目的登记工作。

第十三条 会计人员的工作岗位应当有计划地进行轮换。

第十四条 会计人员应当具备必要的专业知识和专业技能，熟悉国家有关法律法规、规章和国家统一会计制度，遵守职业道德。

会计人员应当按照国家有关规定参加会计业务的培训。各单位应当合理安排会计人员的培训，保证会计人员每年有一定时间用于学习和参加培训。

第十五条 各单位领导人应当支持会计机构、会计人员依法行使职权；对忠于职守，坚持原则，做出显著成绩的会计机构、会计人员，应当给予精神的和物质的奖励。

第十六条 国家机关、国有企业、事业单位任用会计人员应当实行回避制度。

单位领导人的直系亲属不得担任本单位的会计机构负责人、会计主管人员。会计机构负责人、会计主管人员的直系亲属不得在本单位会计机构中担任出纳工作。

需要回避的直系亲属为：夫妻关系、直系血亲关系、三代以内旁系血亲以及配偶亲关系。

第二节　会计人员职业道德

第十七条　会计人员在会计工作中应当遵守职业道德，树立良好的职业品质、严谨的工作作风，严守工作纪律，努力提高工作效率和工作质量。

第十八条　会计人员应当热爱本职工作，努力钻研业务，使自己的知识和技能适应所从事工作的要求。

第十九条　会计人员应当熟悉财经法律法规、规章和国家统一会计制度，并结合会计工作进行广泛宣传。

第二十条　会计人员应当按照会计法律法规和国家统一会计制度规定的程序和要求进行会计工作，保证所提供的会计信息合法、真实、准确、及时、完整。

第二十一条　会计人员办理会计事务应当实事求是、客观公正。

第二十二条　会计人员应当熟悉本单位的生产经营和业务管理情况，运用掌握的会计信息和会计方法，为改善单位内部管理、提高经济效益服务。

第二十三条　会计人员应当保守本单位的商业秘密。除法律规定和单位领导人同意外，不能私自向外界提供或者泄露单位的会计信息。

第二十四条　财政部门、业务主管部门和各单位应当定期检查会计人员遵守职业道德的情况，并作为会计人员晋升、晋级、聘任专业职务、表彰奖励的重要考核依据。

会计人员违反职业道德的，由所在单位进行处理。

第三节　会计工作交接

第二十五条　会计人员工作调动或者因故离职，必须将本人所经管的会计工作全部移交给接替人员。没有办清交接手续的，不得调动或者离职。

第二十六条　接替人员应当认真接管移交工作，并继续办理移交的未了事项。

第二十七条　会计人员办理移交手续前，必须及时做好以下工作：

（一）已经受理的经济业务尚未填制会计凭证的，应当填制完毕。

（二）尚未登记的账目，应当登记完毕，并在最后一笔余额后加盖经办人员印章。

（三）整理应该移交的各项资料，对未了事项写出书面材料。

（四）编制移交清册，列明应当移交的会计凭证、会计账簿、会计报表、印章、现金、有价证券、支票簿、发票、文件、其他会计资料和物品等内容；实行会计电算化的单位，从事该项工作的移交人员还应当在移交清册中列明会计软件及密码、会计软件数据磁盘（磁带等）及有关资料、实物等内容。

第二十八条　会计人员办理交接手续，必须有监交人负责监交。一般会计人员交接，由单位会计机构负责人、会计主管人员负责监交；会计机构负责人、会计主管人员交接，由单位领导人负责监交，必要时可由上级主管部门派人会同监交。

第二十九条　移交人员在办理移交时，要按移交清册逐项移交；接替人员要逐项核对点收。

（一）现金、有价证券要根据会计账簿有关记录进行点交。库存现金、有价证券必须与会计账簿记录保持一致。不一致时，移交人员必须限期查清。

（二）会计凭证、会计账簿、会计报表和其他会计资料必须完整无缺。如有短缺，必须查清原因，并在移交清册中注明，由移交人员负责。

（三）银行存款账户余额要与银行对账单核对，如不一致，应当编制银行存款余额调节表调节相符，各种财产物资和债权债务的明细账户余额要与总账有关账户余额核对相符；必要时，要抽查个别账户的余额，与实物核对相符，或者与往来单位、个人核对清楚。

（四）移交人员经管的票据、印章和其他实物等，必须交接清楚；移交人员从事会计电算化工作的，要对有关电子数据在实际操作状态下进行交接。

第三十条　会计机构负责人、会计主管人员移交时，还必须将全部财务会计工作、重大财务收支和会计人员的情况等，向接替人员详细介绍。对需要移交的遗留问题，应当写出书面材料。

第三十一条　交接完毕后，交接双方和监交人员要在移交清册上签名或者盖章。并应在移交清册上注明：单位名称，交接日期，交接双方和监交人员的职务、姓名，移交清册页数以及需要说明的问题和意见等。

移交清册一般应当填制一式三份，交接双方各执一份，存档一份。

第三十二条　接替人员应当继续使用移交的会计账簿，不得自行另立新账，以保持会计记录的连续性。

第三十三条　会计人员临时离职或者因病不能工作且需要接替或者代理的，会计机构负责人、会计主管人员或者单位领导人必须指定有关人员接替或者代理，并办理交接手续。

临时离职或者因病不能工作的会计人员恢复工作的，应当与接替或者代理人员办理交接手续。

移交人员因病或者其他特殊原因不能亲自办理移交的，经单位领导人批准，可由移交人员委托他人代办移交，但委托人应当承担本规范第三十五条规定的责任。

第三十四条 单位撤销时，必须留有必要的会计人员，会同有关人员办理清理工作，编制决算。未移交前，不得离职。接收单位和移交日期由主管部门确定。

单位合并、分立的，其会计工作交接手续比照上述有关规定办理。

第三十五条 移交人员对所移交的会计凭证、会计账簿、会计报表和其他有关资料的合法性、真实性承担法律责任。

第三章　会计核算

第一节　会计核算一般要求

第三十六条 各单位应当按照《中华人民共和国会计法》和国家统一会计制度的规定建立会计账册，进行会计核算，及时提供合法、真实、准确、完整的会计信息。

第三十七条 各单位发生的下列事项，应当及时办理会计手续、进行会计核算：

（一）款项和有价证券的收付；

（二）财物的收发、增减和使用；

（三）债权债务的发生和结算；

（四）资本、基金的增减；

（五）收入、支出、费用、成本的计算；

（六）财务成果的计算和处理；

（七）其他需要办理会计手续、进行会计核算的事项。

第三十八条 各单位的会计核算应当以实际发生的经济业务为依据，按照规定的会计处理方法进行，保证会计指标的口径一致、相互可比和会计处理方法的前后各期相一致。

第三十九条 会计年度自公历1月1日起至12月31日止。

第四十条 会计核算以人民币为记账本位币。

收支业务以外国货币为主的单位，也可以选定某种外国货币作为记账本位币，但是编制的会计报表应当折算为人民币反映。

境外单位向国内有关部门编报的会计报表，应当折算为人民币反映。

第四十一条 各单位根据国家统一会计制度的要求，在不影响会计核算要求、会计报表指标汇总和对外统一会计报表的前提下，可以根据实际情况自行设置和使用会计科目。

事业行政单位会计科目的设置和使用，应当符合国家统一事业行政单位会计制度的规定。

第四十二条 会计凭证、会计账簿、会计报表和其他会计资料的内容和要求必须符合国家统一会计制度的规定，不得伪造、变造会计凭证和会计账簿，不得设置账外账，不得报送虚假会计报表。

第四十三条 各单位对外报送的会计报表格式由财政部统一规定。

第四十四条 实行会计电算化的单位，对使用的会计软件及其生成的会计凭证、会计账簿、会计报表和其他会计资料的要求，应当符合财政部关于会计电算化的有关规定。

第四十五条 各单位的会计凭证、会计账簿、会计报表和其他会计资料，应当建立档案，妥善保管。会计档案建档要求、保管期限、销毁办法等依据《会计档案管理办法》的规定进行。

实行会计电算化的单位，有关电子数据、会计软件资料等应当作为会计档案进行管理。

第四十六条 会计记录的文字应当使用中文，少数民族自治地区可以同时使用少数民族文字。中国境内的外商投资企业、外国企业和其他外国经济组织也可以同时使用某种外国文字。

第二节 填制会计凭证

第四十七条 各单位办理本规范第三十七条规定的事项，必须取得或者填制原始凭证，并及时送交会计机构。

第四十八条 原始凭证的基本要求是：

（一）原始凭证的内容必须具备：凭证的名称；填制凭证的日期；填制凭证单位名称或者填制人姓名；经办人员的签名或者盖章；接收凭证单位名称；经济业务内容；数量、单价和金额。

（二）从外单位取得的原始凭证，必须盖有填制单位的公章；从个人取得的原始凭证，必须有填制人员的签名或者盖章。自制原始凭证必须有经办单位领导人或者其指定的人员签名或者盖章。对外开出的原始凭证，必须加盖本单位公章。

（三）凡填有大写和小写金额的原始凭证，大写与小写金额必须相符。购买实物的原始凭证，必须有验收证明。支付款项的原始凭证，必须有收款单位和收款人的收款证明。

（四）一式几联的原始凭证，应当注明各联的用途，只能以一联作为报销凭证。

一式几联的发票和收据，必须用双面复写纸（发票和收据本身具备复写纸功能的除外）套写，并连续编号。作废时应当加盖"作废"戳记，连同存根一起保存，不得撕毁。

（五）发生销货退回的，除填制退货发票外，还必须有退货验收证明；退款时，必须取得对方的收款收据或者汇款银行的凭证，不得以退货发票代替收据。

（六）职工公出借款凭据，必须附在记账凭证之后。收回借款时，应当另开收据或者退还借据副本，不得退还原借款收据。

（七）经上级有关部门批准的经济业务，应当将批准文件作为原始凭证附件。如果批准文件需要单独归档的，应当在凭证上注明批准机关名称、日期和文件字号。

第四十九条 原始凭证不得涂改、挖补。发现原始凭证有错误的，应当由开出单位重开或者更正，更正处应当加盖开出单位的公章。

第五十条 会计机构、会计人员要根据审核无误的原始凭证填制记账凭证。

记账凭证可以分为收款凭证、付款凭证和转账凭证，也可以使用通用记账凭证。

第五十一条 记账凭证的基本要求是：

（一）记账凭证的内容必须具备：填制凭证的日期；凭证编号；经济业务摘要；会计科目；金额；所附原始凭证张数；填制凭证人员、稽核人员、记账人员、会计机构负责人、会计主管人员签名或者盖章。收款和付款记账凭证还应当由出纳人员签名或者盖章。

以自制的原始凭证或者原始凭证汇总表代替记账凭证的，也必须具备记账凭证应有的项目。

（二）填制记账凭证时，应当对记账凭证进行连续编号。一笔经济业务需要填制两张以上记账凭证的，可以采用分数编号法编号。

（三）记账凭证可以根据每一张原始凭证填制，或者根据若干张同类原始凭证汇总填制，也可以根据原始凭证汇总表填制。但不得将不同内容和类别的原始凭证汇总填制在一张记账凭证上。

（四）除结账和更正错误的记账凭证可以不附原始凭证外，其他记账凭证必须附有原始凭证。如果一张原始凭证涉及几张记账凭证，可以把原始凭证附在一张主要的记账凭证后面，并在其他记账凭证上注明附有该原始凭证的记账凭证的编号或者附原始凭证复印件。

一张原始凭证所列支出需要几个单位共同负担的，应当将其他单位负担的部分，开给对方原始凭证分割单，进行结算。原始凭证分割单必须具备原始凭证的基本内容：凭证名称、填制凭证日期、填制凭证单位名称或者填制人姓名、经办人的签名或者盖章、接收凭证单位名称、经济业务内容、数量、单价、金额和费用分摊情况等。

（五）如果在填制记账凭证时发生错误，应当重新填制。

已经登记入账的记账凭证，在当年内发现填写错误时，可以用红字填写一张与原内容相同的记账凭证，在摘要栏注明"注销某月某日某号凭证"字样，同时再用蓝字重新填制一张正确的记账凭证，注明"订正某月某日某号凭证"字样。如果会计科目没有错误，只是金额错误，也可以将正确数字与错误数字之间的差额，另编一张调整的记账凭证，调增金额用蓝字，调减金额用红字。发现以前年度记账凭证有错误的，应当用蓝字填制一张更正的记账凭证。

（六）记账凭证填制完经济业务事项后，如有空行，应当自金额栏最后一笔金额数字下的空行处至合计数上的空行处划线注销。

第五十二条 填制会计凭证，字迹必须清晰、工整，并符合下列要求：

（一）阿拉伯数字应当一个一个地写，不得连笔写。阿拉伯金额数字前面应当书写货币币种符号或者货币名称简写和币种符号。币种符号与阿拉伯金额数字之间不得留有空白。凡阿拉伯数字前写有币种符号的，数字后面不再写货币单位。

（二）所有以元为单位（其他货币种类为货币基本单位，下同）的阿拉伯数字，除表示单价等情况外，一律填写到角分；无角分的，角位和分位可写"00"，或者符号"—"；有角无分的，分位应当写"0"，不得用符号"—"代替。

（三）汉字大写数字金额如零、壹、贰、叁、肆、伍、陆、柒、捌、玖、拾、佰、仟、万、亿等，一律用正楷或者行书体书写，不得用0、一、二、三、四、五、六、七、八、九、十等简化字代替，不得任意自造简化字。大写金额数字到元或者角为止的，在"元"或者"角"字之后应当写"整"字或者"正"字；大写金额数字有分的，分字后面不写"整"或者"正"字。

（四）大写金额数字前未印有货币名称的，应当加填货币名称，货币名称与金额数字之间不得留有空白。

（五）阿拉伯金额数字中间有"0"时，汉字大写金额要写"零"字；阿拉伯数字金额中间连续有几个"0"时，汉字大写金额中可以只写一个"零"字；阿拉伯金额数字元位是"0"，或者数字中间连续有几个"0"、元位也是"0"但角位不是"0"时，汉字大写金额可以只写一个"零"字，也可以不写"零"字。

第五十三条 实行会计电算化的单位，对于机制记账凭证，要认真审核，做到会计科目使用正确，数字准确无误。打印出的机制记账凭证要加盖制单人员、审核人员、记账人员及会计机构负责人、会计主管人员印章或者签字。

第五十四条 各单位会计凭证的传递程序应当科学、合理，具体办法由各单位根据会计业务需要自行规定。

第五十五条 会计机构、会计人员要妥善保管会计凭证。

（一）会计凭证应当及时传递，不得积压。

（二）会计凭证登记完毕后，应当按照分类和编号顺序保管，不得散乱丢失。

（三）记账凭证应当连同所附的原始凭证或者原始凭证汇总表，按照编号顺序，折叠整齐，按期装订成册，并加具封面，注明单位名称、年度、月份和起讫日期、凭证种类、起讫号码，由装订人在装订线封签外签名或者盖章。

对于数量过多的原始凭证，可以单独装订保管，在封面上注明记账凭证日期、编号、种类，同时在记账凭证上注明"附件另订"和原始凭证名称及编号。

各种经济合同、存出保证金收据以及涉外文件等重要原始凭证，应当另编目录，单独登记保管，并在有关的记账凭证和原始凭证上相互注明日期和编号。

（四）原始凭证不得外借，其他单位如因特殊原因需要使用原始凭证时，经本单位会计机构负责人、会计主管人员批准，可以复制。向外单位提供的原始凭证复制件，应当在专设的登记簿上登记，并由提供人员和收取人员共同签名或者盖章。

（五）从外单位取得的原始凭证如有遗失，应当取得原开出单位盖有公章的证明，并注明原来凭证的号码、金额和内容等，由经办单位会计机构负责人、会计主管人员和单位领导人批准后，才能代作原始凭证。如果确实无法取得证明的，如火车、轮船、飞机票等凭证，由当事人写出详细情况，由经办单位会计机构负责人、会计主管人员和单位领导人批准后，代作原始凭证。

第三节 登记会计账簿

第五十六条 各单位应当按照国家统一会计制度的规定和会计业务的需要设置会计账簿。会计账簿包括总账、明细账、日记账和其他辅助性账簿。

第五十七条 现金日记账和银行存款日记账必须采用订本式账簿。不得用银行对账单或者其他方法代替日记账。

第五十八条 实行会计电算化的单位，用计算机打印的会计账簿必须连续编号，经审核无误后装订成册，并由记账人员和会计机构负责人、会计主管人员签字或者盖章。

第五十九条 启用会计账簿时，应当在账簿封面上写明单位名称和账簿名称。在账簿扉页上应当附启用表，内容包括：启用日期、账簿页数、记账人员和会计机构负责人、会计主管人员姓名，并加盖名章和单位公章。记账人员或者会计机构负责人、会计主管人员调动工作时，应当注明交接日期、接办人员或者监交人员姓名，并由交接双方人员签名或者盖章。

启用订本式账簿，应当从第一页到最后一页顺序编定页数，不得跳页、缺号。使用活页式账页，应当按账户顺序编号，并须定期装订成册。装订后再按实际使用的账页顺序编定页码。另加目录，记明每个账户的名称和页次。

第六十条 会计人员应当根据审核无误的会计凭证登记会计账簿。登记账簿的基本要求是：

（一）登记会计账簿时，应当将会计凭证日期、编号、业务内容摘要、金额和其他有关资料逐项记入账内，做到数字准确、摘要清楚、登记及时、字迹工整。

（二）登记完毕后，要在记账凭证上签名或者盖章，并注明已经登账的符号，表示已经记账。

（三）账簿中书写的文字和数字上面要留有适当空格，不要写满格；一般应占格距的二分之一。

（四）登记账簿要用蓝黑墨水或者碳素墨水书写，不得使用圆珠笔（银行的复写账簿除外）或者铅笔书写。

（五）下列情况，可以用红色墨水记账：

1. 按照红字冲账的记账凭证，冲销错误记录；

2. 在不设借贷等栏的多栏式账页中，登记减少数；

3. 在三栏式账户的余额栏前，如未印明余额方向的，在余额栏内登记负数余额；

4. 根据国家统一会计制度的规定可以用红字登记的其他会计记录。

（六）各种账簿按页次顺序连续登记，不得跳行、隔页。如果发生跳行、隔页，应当将空行、空页划线注销，或者注明"此行空白""此页空白"字样，并由记账人员签名或者盖章。

（七）凡需要结出余额的账户，结出余额后，应当在"借或贷"等栏内写明"借"或者"贷"等字样。没有余额的账户，应当在"借或贷"等栏内写"平"字，并在余额栏内用"θ"表示。

现金日记账和银行存款日记账必须逐日结出余额。

（八）每一账页登记完毕结转下页时，应当结出本页合计数及余额，写在本页最后一行和下页第一行有关栏内，并在摘要栏内注明"过次页"和"承前页"字样；也可以将本页合计数及金额只写在下页第一行有关栏内，并在摘要栏内注明"承前页"字样。

对需要结计本月发生额的账户，结计"过次页"的本页合计数应当为自本月初起至本页末止的发生额合计数；对需要结计本年累计发生额的账户，结计"过次页"的本页合计数应当为自年初起至本页末止的累计数；对既不需要结计本月发生额也不需要结计本年累计发生额的账户，可以只将每页末的余额结转次页。

第六十一条 账簿记录发生错误，不准涂改、挖补、刮擦或者用药水消除字迹，不准重新抄写，必须按照下列方法进行更正：

（一）登记账簿时发生错误，应当将错误的文字或者数字划红线注销，但必须使原有字迹仍可辨认；然后在划线上方填写正确的文字或者数字，并由记账人员在更正处盖章。对于错误的数字，应当全部划红线更正，不得只更正其中的错误数字。对于文字错误，可只划去错误的部分。

（二）由于记账凭证错误而使账簿记录发生错误，应当按更正的记账凭证登记账簿。

第六十二条 各单位应当定期对会计账簿记录的有关数字与库存实物、货币资金、有价证券、往来单位或者个人等进行相互核对，保证账证相符、账账相符、账实相符。对账工作每年至少进行一次。

（一）账证核对。核对会计账簿记录与原始凭证、记账凭证的时间、凭证字号、内容、金额是否一致，记账方向是否相符。

（二）账账核对。核对不同会计账簿之间的账簿记录是否相符，包括：总账有关账户的余额核对，总账与明细账核对，总账与日记账核对，会计部门的财产物资明细账与财产物资保管和使用部门的有关明细账核对等。

（三）账实核对。核对会计账簿记录与财产等实有数额是否相符。包括：现金日记账账面余额与现金实际库存数相核对；银行存款日记账账面余额定期与银行对账单相核对；各种财物明细账账面余额与财物实存数额相核对；各种应收、应付款明细账账面余额与有关债务、债权单位或者个人核对等。

第六十三条 各单位应当按照规定定期结账。

（一）结账前，必须将本期内所发生的各项经济业务全部登记入账。

（二）结账时，应当结出每个账户的期末余额。需要结出当月发生额的，应当在摘要栏内注明"本月合计"字样，并在下面通栏划单红线。需要结出本年累计发生额的，应当在摘要栏内注明"本年累计"字样，并在下面通栏划单红线；12月末的"本年累计"就是全年累计发生额。全年累计发生额下面应当通栏划双红线。年度终了结账时，所有总账账户都应当结出全年发生额和年末余额。

（三）年度终了，要把各账户的余额结转到下一会计年度，并在摘要栏注明"结转下年"字样；在下一会计年度新建有关会计账簿的第一行余额栏内填写上年结转的余额，并在摘要栏注明"上年结转"字样。

第四节　编制财务报告

第六十四条　各单位必须按照国家统一会计制度的规定，定期编制财务报告。

财务报告包括会计报表及其说明。会计报表包括会计报表主表、会计报表附表、会计报表附注。

第六十五条　各单位对外报送的财务报告应当根据国家统一会计制度规定的格式和要求编制。

单位内部使用的财务报告，其格式和要求由各单位自行规定。

第六十六条　会计报表应当根据登记完整、核对无误的会计账簿记录和其他有关资料编制，做到数字真实、计算准确、内容完整、说明清楚。

任何人不得篡改或者授意、指使、强令他人篡改会计报表的有关数字。

第六十七条　会计报表之间、会计报表各项目之间，凡有对应关系的数字，应当相互一致。本期会计报表与上期会计报表之间有关的数字应当相互衔接。如果不同会计年度会计报表中各项目的内容和核算方法有变更的，应当在年度会计报表中加以说明。

第六十八条　各单位应当按照国家统一会计制度的规定认真编写会计报表附注及其说明，做到项目齐全，内容完整。

第六十九条　各单位应当按照国家规定的期限对外报送财务报告。

对外报送的财务报告，应当依次编写页码，加具封面，装订成册，加盖公章。封面上应当注明：单位名称，单位地址，财务报告所属年度、季度、月度，送出日期，并由单位领导人、总会计师、会计机构负责人、会计主管人员签名或者盖章。

单位领导人对财务报告的合法性、真实性负法律责任。

第七十条　根据法律和国家有关规定应当对财务报告进行审计的，财务报告编制单位应当先行委托注册会计师进行审计，并将注册会计师出具的审计报告随同财务报告按照规定的期限报送有关部门。

第七十一条　如果发现对外报送的财务报告有错误，应当及时办理更正手续。除更正本单位留存的财务报告外，并应同时通知接收财务报告的单位更正。错误较多的，应当重新编报。

第四章　会计监督

第七十二条　各单位的会计机构、会计人员对本单位的经济活动进行会计监督。

第七十三条 会计机构、会计人员进行会计监督的依据是：

（一）财经法律法规、规章；

（二）会计法律法规和国家统一会计制度；

（三）各省、自治区、直辖市财政厅（局）和国务院业务主管部门根据《中华人民共和国会计法》和国家统一会计制度制定的具体实施办法或者补充规定；

（四）各单位根据《中华人民共和国会计法》和国家统一会计制度制定的单位内部会计管理制度；

（五）各单位内部的预算、财务计划、经济计划、业务计划等。

第七十四条 会计机构、会计人员应当对原始凭证进行审核和监督。

对不真实、不合法的原始凭证，不予受理。对弄虚作假、严重违法的原始凭证，在不予受理的同时，应当予以扣留，并及时向单位领导人报告，请求查明原因，追究当事人的责任。

对记载不准确、不完整的原始凭证，予以退回，要求经办人员更正、补充。

第七十五条 会计机构、会计人员对伪造、变造、故意毁灭会计账簿或者账外设账行为，应当制止和纠正；制止和纠正无效的，应当向上级主管单位报告，请求作出处理。

第七十六条 会计机构、会计人员应当对实物、款项进行监督，督促建立并严格执行财产清查制度。发现账簿记录与实物、款项不符时，应当按照国家有关规定进行处理。超出会计机构、会计人员职权范围的，应当立即向本单位领导报告，请求查明原因，作出处理。

第七十七条 会计机构、会计人员对指使、强令编造、篡改财务报告行为，应当制止和纠正；制止和纠正无效的，应当向上级主管单位报告，请求处理。

第七十八条 会计机构、会计人员应当对财务收支进行监督。

（一）对审批手续不全的财务收支，应当退回，要求补充、更正。

（二）对违反规定不纳入单位统一会计核算的财务收支，应当制止和纠正。

（三）对违反国家统一的财政、财务、会计制度规定的财务收支，不予办理。

（四）对认为是违反国家统一的财政、财务、会计制度规定的财务收支，应当制止和纠正；制止和纠正无效的，应当向单位领导人提出书面意见请求处理。

单位领导人应当在接到书面意见起十日内作出书面决定，并对决定承担责任。

（五）对违反国家统一的财政、财务、会计制度规定的财务收支，不予制止和纠正，又不向单位领导人提出书面意见的，也应当承担责任。

（六）对严重违反国家利益和社会公众利益的财务收支，应当向主管单位或者财政、审计、税务机关报告。

第七十九条 会计机构、会计人员对违反单位内部会计管理制度的经济活动，应当制止和纠正；制止和纠正无效的，向单位领导人报告，请求处理。

第八十条 会计机构、会计人员应当对单位制定的预算、财务计划、经济计划、业务计划的执行情况进行监督。

第八十一条 各单位必须依照法律和国家有关规定接受财政、审计、税务等机关的监督，如实提供会计凭证、会计账簿、会计报表和其他会计资料以及有关情况、不得拒绝、隐匿、谎报。

第八十二条 按照法律规定应当委托注册会计师进行审计的单位，应当委托注册会计师进行审计，并配合注册会计师的工作，如实提供会计凭证、会计账簿、会计报表和其他会计资料以及有关情况，不得拒绝、隐匿、谎报，不得示意注册会计师出具不当的审计报告。

第五章 内部会计管理制度

第八十三条 各单位应当根据《中华人民共和国会计法》和国家统一会计制度的规定，结合单位类型和内容管理的需要，建立健全相应的内部会计管理制度。

第八十四条 各单位制定内部会计管理制度应当遵循下列原则：

（一）应当执行法律法规和国家统一的财务会计制度。

（二）应当体现本单位的生产经营、业务管理的特点和要求。

（三）应当全面规范本单位的各项会计工作，建立健全会计基础，保证会计工作的有序进行。

（四）应当科学、合理，便于操作和执行。

（五）应当定期检查执行情况。

（六）应当根据管理需要和执行中的问题不断完善。

第八十五条 各单位应当建立内部会计管理体系。主要内容包括：单位领导人、总会计师对会计工作的领导职责；会计部门及其会计机构负责人、会计主管人员的职责、权限；会计部门与其他职能部门的关系；会计核算的组织形式等。

第八十六条 各单位应当建立会计人员岗位责任制度。主要内容包括：会计人员的工作岗位设置；各会计工作岗位的职责和标准；各会计工作岗位的人员和具体分工；会计工作岗位轮换办法；对各会计工作岗位的考核办法。

第八十七条 各单位应当建立账务处理程序制度。主要内容包括：会计科目及其明细科目的设置和使用；会计凭证的格式、审核要求和传递程序；会计核算方法；会计账簿的设置；编制会计报表的种类和要求；单位会计指标体系。

第八十八条 各单位应当建立内部牵制制度。主要内容包括：内部牵制制度的原则；组织分工；出纳岗位的职责和限制条件；有关岗位的职责和权限。

第八十九条 各单位应当建立稽核制度。主要内容包括：稽核工作的组织形式和具体分工；稽核工作的职责、权限；审核会计凭证和复核会计账簿、会计报表的方法。

第九十条 各单位应当建立原始记录管理制度。主要内容包括：原始记录的内容和填制方法；原始记录的格式；原始记录的审核；原始记录填制人的责任；原始记录签署、传递、汇集要求。

第九十一条 各单位应当建立定额管理制度。主要内容包括：定额管理的范围；制定和修订定额的依据、程序和方法；定额的执行；定额考核和奖惩办法等。

第九十二条 各单位应当建立计量验收制度。主要内容包括：计量检测手段和方法；计量验收管理的要求；计量验收人员的责任和奖惩办法。

第九十三条 各单位应当建立财产清查制度。主要内容包括：财产清查的范围；财产清查的组织；财产清查的期限和方法；对财产清查中发现问题的处理办法；对财产管理人员的奖惩办法。

第九十四条 各单位应当建立财务收支审批制度。主要内容包括：财务收支审批人员和审批权限；财务收支审批程序；财务收支审批人员的责任。

第九十五条 实行成本核算的单位应当建立成本核算制度。主要内容包括：成本核算的对象；成本核算的方法和程序；成本分析等。

第九十六条 各单位应当建立财务会计分析制度。主要内容包括：财务会计分析的主要内容；财务会计分析的基本要求和组织程序；财务会计分析的具体方法；财务会计分析报告的编写要求等。

第六章 附 则

第九十七条 本规范所称国家统一会计制度，是指由财政部制定，或者财政部与国务院有关部门联合制定，或者经财政部审核批准的在全国范围内统一执行的会计规章、准则、办法等规范性文件。

本规范所称会计主管人员，是指不设置会计机构、只在其他机构中设置专职会计人员的单位行使会计机构负责人职权的人员。

本规范第三章第二节和第三节关于填制会计凭证、登记会计账簿的规定，除特别指出外，一般适用于手工记账。实行会计电算化的单位，填制会计凭证和登记会计账簿的有关要求，应当符合财政部关于会计电算化的有关规定。

第九十八条 各省、自治区、直辖市财政厅（局）、国务院各业务主管部门可以根据本规范的原则，结合本地区、本部门的具体情况，制定具体实施办法，报财政部备案。

第九十九条 本规范由财政部负责解释、修改。

第一百条 本规范自公布之日起实施。1984 年 4 月 24 日财政部发布的《会计人员工作规则》同时废止。

因公临时出国经费管理办法

第一章 总 则

第一条 为了进一步规范因公临时出国经费管理，加强预算监督，提高资金使用效益，保证外事工作的顺利开展，根据《中华人民共和国预算法》《党政机关厉行节约反对浪费条例》等法律法规，制定本办法。

第二条 本办法适用于各级党政军机关、人大、政协机关、审判机关、检察机关、民主党派、人民团体和事业单位因公组派临时代表团组的省部级以下（含省部级）出国人员（以下简称出国人员）。

第三条 各地区各部门各单位因公组派临时出国团组应当坚持强化预算约束、优化经费结构、厉行勤俭节约、讲求务实高效的原则，严格控制因公临时出国规模，规范因公临时出国经费管理。

第二章 预算管理和计划管理

第四条 因公临时出国经费应当全部纳入预算管理，并按照下列规定执行：

（一）各级财政部门应当加强因公临时出国经费的预算管理，严格控制因公临时出国经费总额，科学合理地安排因公临时出国经费预算。

（二）各地区各部门各单位应当加强预算硬约束，认真贯彻落实厉行节约的要求，在核定的年度因公临时出国经费预算内，务实高效、精简节约地安排因公临时出国活动，不得超预算或无预算安排出访团组。确有特殊需要的，按规定程序报批。

第五条 出访团组实行计划审批管理，并按照下列规定执行：

（一）各地区各部门各单位应当认真贯彻中央有关外事管理规定，科学制订年度因公临时出国计划，认真履行因公临时出国计划报批制度，严格控制因公临时出国团组人数、国家数和在外停留天数，正确执行质量管理规定。组团单位和派出单位要明确责任，谁派出、谁负责。

（二）因公临时出国应当坚持因事定人的原则，不得因人找事，不得安排照顾性和无实质内容的一般性出访，不得安排考察性出访。

314

（三）各级外事部门应当加强因公临时出国计划的审核审批管理，严格把关，对违反规定、不适合成行的团组予以调整或者取消。驻外使馆答复国内因公临时出国征求意见时，应当严格履行把关职责。

第六条 各地区各部门各单位出国经费的支付，应当严格按照国库集中支付制度和公务卡管理制度的有关规定执行。

各地区各部门各单位应当严格执行各项经费开支标准，不得擅自突破，严禁接受或变相接受企事业单位资助，严禁向同级机关、下级机关、下属单位、企业、驻外机构等摊派或转嫁出访费用。

第七条 各地区各部门各单位应当建立因公临时出国计划与财务管理的内部控制制度。出访团组应当事先填报《因公临时出国任务和预算审批意见表》，由单位外事和财务部门分别出具审签意见，明确审核责任。出国任务、出国经费预算未通过审核的，不得安排出访团组。

第三章 经费管理

第八条 因公临时出国经费包括：国际旅费、国外城市间交通费、住宿费、伙食费、公杂费和其他费用。

国际旅费，是指出境口岸至入境口岸旅费。

国外城市间交通费，是指为完成工作任务所必须发生的，在出访国家的城市与城市之间的交通费用。

住宿费是指出国人员在国外发生的住宿费用。

伙食费是指出国人员在国外期间的日常伙食费用。

公杂费是指出国人员在国外期间的市内交通、邮电、办公用品、必要的小费等费用。

其他费用主要是指出国签证费用、必需的保险费用、防疫费用、国际会议注册费用等。

第九条 国际旅费按照下列规定执行：

（一）选择经济合理的路线。出国人员应当优先选择由我国航空公司运营的国际航线，由于航班衔接等原因确需选择外国航空公司航线的，应当事先报经单位外事和财务部门审批同意。不得以任何理由绕道旅行，或以过境名义变相增加出访国家和时间。

（二）按照经济适用的原则，通过政府采购等方式，选择优惠票价，并尽可能购买往返机票。

（三）因公临时出国购买机票，须经本单位外事和财务部门审批同意。机票款由本单位通过公务卡、银行转账方式支付，不得以现金支付。单位财务部门应当根据《航空运输电子客票行程单》等有效票据注明的金额予以报销。

（四）出国人员应当严格按照规定安排交通工具，不得乘坐民航包机或私人、企业和外国航空公司包机。

（五）省部级人员可以乘坐飞机头等舱、轮船一等舱、火车高级软卧或全列软席列车的商务座；司局级人员可以乘坐飞机公务舱、轮船二等舱、火车软卧或全列软席列车的一等座；其他人员均乘坐飞机经济舱、轮船三等舱、火车硬卧或全列软席列车的二等座。所乘交通工具舱位等级划分与以上不一致的，可乘坐同等水平的舱位。所乘交通工具未设置上述规定中本级别人员可乘坐舱位等级的，应乘坐低一等级舱位。上述人员发生的国际旅费据实报销。

（六）出国人员乘坐国际列车，国内段按国内差旅费的有关规定执行；国外段超过6小时的按自然（日历）天数计算，每人每天补助12美元。

第十条 出国人员根据出访任务需要在一个国家城市间往来，应当事先在出国计划中列明，并报本单位外事和财务部门批准。未列入出国计划、未经本单位外事和财务部门批准的，不得在国外城市间往来。出国人员的旅程必须按照批准的计划执行，其城市间交通费凭有效原始票据据实报销。

第十一条 住宿费按照下列规定执行：

（一）出国人员应当严格按照规定安排住宿，省部级人员可安排普通套房，住宿费据实报销；厅局级及以下人员安排标准间，在规定的住宿费标准之内予以报销。

（二）参加国际会议等的出国人员，原则上应当按照住宿费标准执行。如对方组织单位指定或推荐酒店，应当严格把关，通过询价方式从紧安排，超出费用标准的，须事先报经本单位外事和财务部门批准。经批准，住宿费可据实报销。

第十二条 伙食费和公杂费按照下列规定执行：

（一）出国人员伙食费、公杂费可以按规定的标准发给个人包干使用。包干天数按离、抵我国国境之日计算。

（二）根据工作需要和特点，不宜个人包干的出访团组，其伙食费和公杂费由出访团组统一掌握，包干使用。

（三）外方以现金或实物形式提供伙食费和公杂费接待我代表团组的，出国人员不再领取伙食费和公杂费。

（四）出访用餐应当勤俭节约，不上高档菜肴和酒水，自助餐也要注意节俭。

第十三条　出访团组对外原则上不搞宴请，确需宴请的，应当连同出国计划一并报批，宴请标准按照所在国家一人一天的伙食费标准掌握。

出访团组与我国驻外使领馆等外交机构和其他中资机构、企业之间一律不得用公款相互宴请。

第十四条　出访团组在国外期间，收受礼品应当严格按有关规定执行。原则上不对外赠送礼品，确有必要赠送的，应当事先报经本单位外事和财务部门审批同意，按照厉行节俭的原则，选择具有民族特色的纪念品、传统手工艺品和实用物品，朴素大方，不求奢华。

出访团组与我国驻外使领馆等外交机构和其他中资机构、企业之间一律不得以任何名义、任何方式互赠礼品或纪念品。

第十五条　出国签证费用、防疫费用、国际会议注册费用等凭有效原始票据据实报销。根据到访国要求，出国人员必须购买保险的，应当事先报经本单位外事和财务部门批准后，按照到访国驻华使领馆要求购买，凭有效原始票据据实报销。

第十六条　出国人员回国报销费用时，须凭有效票据填报有团组负责人审核签字的国外费用报销单（具体表格由各单位制定）。各种报销凭证须用中文注明开支内容、日期、数量、金额等，并由经办人签字。

各单位财务部门应当根据本办法制定本单位财务报销审批的具体规定，加强对因公临时出国团组的经费核销管理。各单位财务部门应当对因公临时出国团组提交的出国任务批件、护照（包括签证和出入境记录）复印件及有效费用明细票据进行认真审核，严格按照批准的出国团组人员、天数、路线、经费预算及开支标准核销经费，不得核销与出访任务无关的开支。

第十七条　中央各部门根据出国经费预算，结合实际购汇需求，自主核定本部门及其所属单位购汇数额，通过财政部批准的人民币资金账户，向外汇指定银行购买外汇。

省级财政部门根据本级各部门和下级财政部门的申请，自主核定本地区购汇数额，并确定一家外汇指定银行具体办理购汇手续。

第四章　监督检查

第十八条　除涉密内容和事项外，因公临时出国经费的预决算应当按照预决算信息公开的有关规定，及时公开，主动接受社会监督。

第十九条　各级外事、财政、审计等部门对因公临时出国情况进行定期或不定期联合检查。各级财政部门应当定期或不定期对各部门各单位因公临时出国经费管理使用情况进行监督检查。审计部门应当对各部门各单位因公临时出国经费管理使用情况进行审计。

财务部门应当建立健全因公临时出国团组内部监督检查机制，每半年向同级外事、财政部门报送本部门本单位因公临时出国经费使用情况。严格按照预算绩效管理的有关规定，加强因公临时出国经费预算绩效评价，切实提高预算资金的使用效益。

第二十条 组团单位应当采取集中形式，对团组全体人员进行行前财经纪律教育。对出国人员违反本办法规定，有下列行为之一的，除相关开支一律不予报销外，按照《财政违法行为处罚处分条例》等有关规定严肃处理，并追究有关人员责任：

（一）违规扩大出国经费开支范围的；

（二）擅自提高经费开支标准的；

（三）虚报团组级别、人数、国家数、天数等，套取出国经费的；

（四）使用虚假发票报销出国费用的；

（五）其他违反本办法的行为。

第五章 附 则

第二十一条 各地区各部门各单位因公临时赴香港、澳门、台湾地区的，适用本办法。

第二十二条 各地区各部门各单位可以根据本办法，结合实际制定具体规定，报财政部备案。边境地区有频繁出国任务的，其因公临时出国经费开支标准和管理办法由所在省（自治区）财政厅根据实际情况制定，并报财政部备案。

第二十三条 对与我新建交或未建交国家，相关经费开支标准暂按照经济水平相近的邻国标准执行。

第二十四条 财政部、外交部根据出访国家或地区经济发展、物价等变动情况，对相关经费开支标准适时调整。

第二十五条 国有企业和其他因公临时出国人员参照本办法执行。

第二十六条 本办法由财政部、外交部负责解释。

第二十七条 本办法自发布之日起 30 日后施行。财政部、外交部《关于印发〈临时出国人员费用开支标准和管理办法〉的通知》（财行〔2001〕73 号）和财政部、原中国民用航空总局《关于加强因公出国机票管理的通知》（财外字〔1998〕283 号）同时废止。

北京市党政机关国内公务接待管理办法

第一章 总 则

第一条 为规范本市党政机关国内公务接待管理，厉行勤俭节约，反对铺张浪费，加强党风廉政建设，根据《党政机关厉行节约反对浪费条例》《党政机关国内公务接待管理规定》等规定，制定本办法。

第二条 本办法适用于本市各级党的机关、人大机关、行政机关、政协机关、审判机关、检察机关，以及工会、共青团、妇联等人民团体和参照公务员法管理事业单位的国内公务接待行为。

本办法所称国内公务，是指出席会议、考察调研、执行任务、学习交流、检查指导、请示汇报工作等公务活动。

第三条 国内公务接待应当坚持有利公务、务实节俭、严格标准、简化礼仪、高效透明、尊重少数民族风俗习惯的原则。

第二章 接待管理和接待范围

第四条 市委办公厅、市政府办公厅负责市级党政机关国内公务接待管理工作，指导下级党政机关国内公务接待工作。

各区县党政机关公务接待管理部门负责管理本级党政机关国内公务接待工作，指导下级党政机关国内公务接待工作。

各乡镇党委、政府要加强国内公务接待管理，严格执行有关管理规定和开支标准。

第五条 各级党政机关应当加强公务外出计划管理，科学安排和严格控制外出的时间、内容、路线、频率、人员数量，禁止异地部门间没有特别需要的一般性学习交流、考察调研，禁止重复性考察，禁止以各种名义和方式变相旅游，禁止违反规定到风景名胜区举办会议和活动。

公务外出确需接待的，派出单位应当向接待单位发出公函，告知时间、内容、行程和人员。

第六条 接待单位应当严格控制国内公务接待范围，不得用公款报销或者支付应由个人负担的费用。

国家工作人员不得要求将休假、探亲、旅游等活动纳入国内公务接待范围。

第七条 接待单位应当根据规定的接待范围，严格接待审批控制，由接待单位的主管领导在派出单位公函上批示同意后方可接待。对能够合并的公务接待统筹安排。无公函的公务活动和来访人员一律不予接待。

公务活动结束后，接待单位应当如实填写北京市党政机关国内公务接待清单，并由相关负责人审签。接待清单包括接待对象的单位、姓名、职务和公务活动项目、时间、接待场所、费用以及接待陪同人员情况等内容。

第八条 国内公务接待不得在机场、车站、高速路收费站和辖区边界组织迎送活动，不得跨地区迎送，不得张贴悬挂标语横幅，不得安排群众迎送，不得铺设迎宾地毯；主要领导同志不得参加迎送。严格控制陪同人数，不得层层多人陪同。

接待单位安排的活动场所、活动项目和活动方式，应当有利于公务活动开展。安排外出考察调研的，应当深入基层、深入群众，不得走过场、搞形式主义。

第三章 接待标准

第九条 接待住宿、用餐应当严格执行差旅、会议管理的有关规定。

住宿在定点单位或者机关内部接待场所安排，执行协议价格。出差人员住宿费应当回本单位凭据报销。使用本市财政性资金召开的会议，与会人员住宿费按本市会议费管理有关规定执行。

住宿用房以标准间为主，接待省部级干部可以安排普通套间，厅局级及以下干部安排单间或标准间。接待单位不得超标准安排接待住房，不得额外配发洗漱用品。

接待用餐原则上不安排陪餐人员。如因工作需要，陪餐人员不得超过规定人数。

第十条 各区县应当制定相应的国内公务接待标准，报市财政局备案。

第十一条 国内公务接待的出行活动应当安排集中乘车，合理使用车型，严格控制随行车辆。严格执行党政机关公务用车使用管理有关规定。

国内公务接待活动中，接待单位不得违反规定使用警车和实行交通管控，确因工作需要安排警卫的，应当按照规定的警卫界限、警卫规格执行，合理安排警力，尽可能缩小警戒范围，不得清场闭馆。

第十二条 接待单位不得超标准接待，不得组织旅游和与公务活动无关的参观，不得组织到营业性娱乐、健身场所活动，不得安排专场文艺演出，不得以任何名义赠送礼金、有价证券、纪念品和土特产品等。

第四章 接待场所

第十三条 机关内部接待场所应当建立健全服务经营机制，推行企业化管理，推进劳动、用工和分配制度与市场接轨，建立市场化的接待费结算机制，降低服务经营成本，提高资产使用效率，逐步实现自负盈亏、自我发展。

各级党政机关不得以任何名义新建、改建、扩建内部接待场所，不得对机关内部接待场所进行超标准装修或者装饰、超标准配置家具和电器。推进机关内部接待场所集中统一管理和利用，建立资源共享机制。

第十四条 积极推进国内公务接待服务社会化改革，有效利用社会资源为国内公务接待提供住宿、用餐、用车等服务。推行接待用车定点服务制度。

第五章 经费预算管理与结算

第十五条 各级党政机关应当加强对国内公务接待经费的预算管理，实行接待费总额控制制度。公务接待费用全部纳入部门预算管理，并单独列示。

禁止在公务接待费中列支应当由接待对象承担的差旅、会议、培训等费用，禁止以举办会议、培训为名列支、转移、隐匿接待费开支；禁止向下级单位及其他单位、企业、个人转嫁接待费用，禁止在非税收入中坐支公务接待费用；禁止借公务接待名义列支其他支出。

第十六条 国内公务接待费报销凭证应当包括派出单位公函、公务接待审批单、财务票据和公务接待清单。

国内公务接待费资金支付应当严格按照国库集中支付制度和公务卡管理的有关规定执行。应当采用公务卡或者银行转账方式结算，不得以现金方式支付。

第十七条 机关内部接待场所应单独核算公务接待活动的明细费用情况，以便接受党政机关公务接待管理部门和纪检监察、财政、审计等部门的监督。

第六章 监督检查和责任追究

第十八条 市、区（县）党政机关公务接待管理部门应当会同有关部门加强对本级党政机关各部门和下级党政机关国内公务接待工作的监督检查。监督检查的主要内容包括：

（一）国内公务接待规章制度制定情况；

（二）国内公务接待标准执行情况；

（三）国内公务接待经费管理使用情况；

（四）国内公务接待信息公开情况；

（五）机关内部接待场所管理使用情况。

市级各部门、各单位应定期汇总本部门、本单位国内公务接待情况，报市委办公厅、市政府办公厅和市纪委、市监察局、市财政局备案；各区县党政机关应定期汇总本部门国内公务接待情况，报本区县党政机关公务接待管理部门和纪检监察、财政部门备案。

第十九条 财政部门应当对党政机关国内公务接待经费开支和使用情况进行监督检查。审计部门应当对党政机关国内公务接待经费进行审计，并加强对机关内部接待场所的审计监督。

第二十条 市委办公厅、市政府办公厅负责会同市财政局按年度组织公开市级国内公务接待制度规定、标准、经费支出、接待场所、接待项目等有关情况，接受社会监督。

市委办公厅、市政府办公厅负责公开市级国内公务接待制度规定、标准；市财政局负责公开市级国内公务接待费预、决算汇总数；市级各部门、各单位负责按照要求公开本部门、本单位国内公务接待经费支出、接待场所、接待项目等信息。

各区县党政机关公务接待管理部门应当会同区县财政部门按年度组织公开本级国内公务接待制度规定、标准、经费支出、接待场所、接待项目等有关情况，接受社会监督。

第二十一条 各级党政机关应当将国内公务接待工作纳入问责范围。各级纪检监察机关应当加强对国内公务接待违规违纪行为的查处，涉及违规违纪的，严肃追究接待单位相关负责人、直接责任人的党纪、政纪责任，典型案件公开通报，涉嫌犯罪的移送司法机关依法追究刑事责任。

第七章 附 则

第二十二条 各级政府因招商引资等工作需要，接待除国家工作人员以外的其他因公来访人员，应当参照本办法实行单独管理，明确标准，控制经费总额，注重实际效益，加强审批管理，强化审计监督，杜绝奢侈浪费。严禁扩大接待范围、增加接待项目，严禁以招商引资为名变相安排公务接待。具体管理办法由市商务委、市贸促会等部门研究制定。

第二十三条 市属国有和国有控股企业以及不参照公务员法管理的事业单位参照本办法执行。

第二十四条 本办法由市委办公厅、市政府办公厅会同市有关部门负责解释。

第二十五条 本办法自发布之日起施行。本市国内公务接待的其他规定与本办法不一致的，按本办法执行。

北京市市级党政机关事业单位会议费管理办法

第一章 总 则

第一条 为进一步加强会议费管理，精简会议、改进会风，提高会议效率和质量，降低行政成本，依据《党政机关厉行节约反对浪费条例》，参照《中央和国家机关会议费管理办法》，制定本办法。

第二条 凡北京市市级党政机关和事业单位（以下简称"单位"）使用财政性资金召开的会议，均适用于本办法。其他性质资金参照本办法执行。

本办法所称北京市市级党政机关，是指北京市市级党的机关、人大常委会机关、行政机关、政协机关、审判机关、检察机关、民主党派机关，以及工会、共青团、妇联等人民团体。

第三条 各单位应当本着厉行节约、务实高效、规范管理、充分挖掘本单位资源的原则合理安排会议费，严格控制会议数量、规模，规范会议费管理，控制会议费规模。

第四条 各单位召开的会议实行分类管理、分级审批。会议费纳入部门预算，并单独列示，执行中不得突破。

第二章 会议分类和审批

第五条 会议的分类

一类会议：市党代会，市委全会，以市委、市政府名义召开的全市性会议。

二类会议：市委、市政府各部委办局召开的全市性会议，按照有关要求承办的全国性工作会议，以及面向全市公众或提供公共服务的其他专业性会议。各主管部门召开的系统工作会议也可按此类会议申报，但原则上每年不超过1次。

三类会议：单位内部会议以及为完成本单位工作任务召开的除上述一、二类会议外的各类小规模会议，包括小型研讨会、座谈会、评审会等。

第六条 各单位应当建立会议计划编报和审批制度。年度会议计划应包括会议名称、召开理由、主要内容、时间地点、代表人数、工作人员数、所需经费及列支渠道等。每年9月底前，各单位将下年度会议计划报有关部门审批后申报下年度预算执行。各类会议按以下程序和要求进行审批：

一类会议：将年度计划报市委、市政府批准。

二类会议：将年度计划报市委办公厅、市政府办公厅批准。

三类会议：将年度计划报单位领导办公会或党组（党委）会审批后执行。

第七条 一类会议会期按照批准文件，根据工作需要从严控制；二类、三类会议会期均不得超过 2 天；传达、布置类会议会期不得超过 1 天。会议报到和离开时间，一、二类会议合计不超过 2 天，三类会议合计不得超过 1 天。

第八条 市人大常委会办公厅、市政协办公厅、各民主党派、人民团体的会议分类、审批事项、会期及参会人员等，由上述部门依据法律法规、章程规定，参照第五条至七条做出规定，并报市财政局备案。

第九条 各单位应尽量采用电视电话、网络视频等现代技术手段，或使用本单位内部会议场所等内部资源召开会议，降低会议成本，提高会议效率。传达、布置类会议优先采取电视电话、网络视频会议方式召开，主会场和分会场应当控制规模，节约费用支出。

第十条 各单位应优先选择单位内部会议室、礼堂、招待所、培训中心等具备会议承接能力的会议场所召开会议。

不具备前款所述条件而确需召开的会议，须到政府采购会议定点场所召开。各单位可通过"北京市政府采购会议定点综合查询系统"，查询政府采购会议定点场所的名称、价格等明细信息，选定会议定点供应商。

参会人员在 50 人以内且无外单位代表的会议，原则上在单位内部会议场所召开，不安排住宿。

第十一条 严禁到北京以外地区召开会议，不得到中央及市委、市政府明令禁止的风景名胜区召开会议。

第三章 会议费预算管理与结算

第十二条 会议活动开支范围包括与会议相关的住宿费、伙食费、文件资料印刷费、会议场地租用费、专用设备租赁费、劳务费、交通费等。

前款所称交通费是指用于会议代表接送站，以及会议统一组织的代表考察、调研等发生的交通支出。

会议代表参加会议发生的城市间交通费，按照差旅费管理办法相关规定回单位报销。

第十三条 会议费支出标准包括住宿费、伙食费、其他费用。其中，其他费用包括文件资料印刷费、会议场地租用费和专用设备租赁费。会议费实行总额控制，各单位应在支出标准总额内据实报销。会议费支出标准如下：

会议类别	住宿费	伙食费	其他费用	合计
一类、二类会议	300	150	100	550
三类会议	240	130	80	450

各项明细费用之间可调剂使用，但伙食费不得超过上述明细标准。对于不发生的事项，报销额度上限应按明细标准进行相应扣减。特别是不安排住宿的会议不能列支住宿费，额度上也不能超过无住宿费的支出标准。

第十四条 一类、二类会议由单位按照《北京市市级项目支出预算管理办法》的有关规定和本办法规定的会议费开支标准编报项目预算。项目预算中可以包括与会议相关的其他经费，但要在申报理由中分别列明，作为审核依据。市财政局依据项目支出预算管理相关规定审核后，列入相关单位年度项目预算。

三类会议的会议费纳入公用经费实行定额管理，由各单位在公用经费内调剂使用，超支不补。

会议费由会议召开单位承担，不得向参会人员收取，不得以任何方式向下属机构、企事业单位、区县转嫁或者摊派。

第十五条 会议结束后，及时办理会议费结算手续。由会议定点场所在"北京市政府采购会议定点综合查询系统"填报会议服务明细信息，并通过该系统打印"北京市政府采购会议费结算明细单"。"北京市政府采购会议费结算明细单"须由会议定点场所盖章和会议主办人签字确认。

会议费报销时应提供会议审批文件、会议通知及实际参会人员签到表、正式发票、定点饭店等会议服务单位提供的费用原始明细单据、北京市政府采购会议费结算明细单等凭证作为报销依据。无上述凭证财务部门原则上不予报销。

各单位在内部会议场所召开会议，报销会议费时参照会议定点场所报销要求。

各单位财务部门要严格按规定审核报销会议费开支，完善会议费报销制度，对未列入年度会议计划，以及超范围、超标准开支的经费不予报销，切实控制和降低会议费开支。

第十六条 会议费纳入国库集中支付范围，采取财政授权支付方式。各单位要严格按照国库集中支付制度和公务卡管理制度的有关规定执行，以银行转账或公务卡方式结算，禁止以现金方式结算。

第十七条 会议费结余资金按照《北京市市级行政事业单位财政性结余资金管理办法》执行。

第四章 公示和年度报告制度

第十八条 各单位应当将非涉密会议的名称、主要内容、参会人数、经费开支等情况在单位内部公示，具备条件的应向社会公开。

第十九条 一级预算单位应当于每年2月底前，将本级和下属预算单位上年度会议计划和执行情况（包括会议名称、主要内容、时间地点、代表人数、工作人员数、经费开支及列支渠道等）汇总后报市财政局。市委各部门同时抄送市委办公厅，市政府各部门同时抄送市政府办公厅。

第二十条 市财政局对各单位报送的会议年度报告进行汇总分析，针对执行中存在的问题，及时完善相关制度。

第五章 管理职责

第二十一条 市委、市政府的主要职责：负责一类会议计划审核批准。

第二十二条 市委办公厅、市政府办公厅的主要职责：

（一）牵头拟定会议分类、审批、管理流程；

（二）按规定对相关各单位报送的二类会议计划进行审核批准；

（三）配合市财政局对市委、市政府各部门会议费执行情况进行监督检查。

第二十三条 市财政局的主要职责：

（一）会同市委办公厅、市政府办公厅等部门制定或修订市级会议费管理办法；

（二）对会议费执行情况实施动态监控；

（三）会同市委办公厅、市政府办公厅，以及审计、监察等部门对会议费预算编制、执行和决算进行监督检查；

（四）对各单位报送的年度会议报告进行汇总分析。

第二十四条 北京市政府采购中心的主要职责：负责对会议定点场所的服务质量和价格进行监督管理。对会议定点场所存在的无正当理由拒绝接待会议或不按政府采购承诺提供服务、结算会议费，以及提供虚假发票等违反政府采购协议情况的，北京市政府采购中心应进行严肃处理。

第二十五条 各单位是预算支出的责任主体，要切实担负起控制和管理会议费的责任。各预算单位的主要职责是：

（一）建立健全内部会议审批和会议费管理程序，制定本单位会议费管理的实施细则；

（二）负责年度会议计划编制和三类会议审批管理；

（三）负责安排会议预算并按规定管理、使用会议费，做好相应的财务管理和会计核算工作，对内部会议费报销进行审核把关，确保票据来源合法，内容真实、完整、合规；

（四）按规定报送会议年度报告，加强对本单位会议费使用的内控管理，严格控制会议费支出。

第六章 监督检查和责任追究

第二十六条 市委办公厅、市政府办公厅、市财政局、市审计局会同有关部门对各单位会议费管理和使用情况进行监督检查。主要内容包括：

（一）会议计划的编报、审批是否符合规定；

（二）会议费开支范围和开支标准是否符合规定；

（三）会议费报销和支付是否符合规定；

（四）会议会期、规模是否符合规定、按照批准的计划执行，会议是否在规定的地点和场所召开；

（五）是否向下属机构、企事业单位或区县转嫁、摊派会议费；

（六）会议费管理和使用的其他情况。

第二十七条 严禁各单位借会议名义组织会餐或安排宴请；严禁以"预存"等方式套取会议费设立"小金库"；严禁超范围超标准开支会议费，严禁在会议费中列支公务接待费等与会议无关的任何费用。

各单位应严格执行会议用房标准，不得安排高档套房；会议用餐严格控制菜品种类、数量和分量，安排自助餐，严禁提供高档菜肴，不安排宴请，不上烟酒；会议会场一律不摆花草，不制作背景板，不提供水果。

不得使用会议费购置电脑、复印机、打印机、传真机等固定资产以及开支与本次会议无关的其他费用；不得组织会议代表旅游和与会议无关的参观；严禁组织高消费娱乐、健身活动；严禁以任何名义发放纪念品；不得额外配发洗漱用品。

第二十八条 违反本办法规定，有下列行为之一的，依法依规追究会议举办单位和相关人员的责任：

（一）计划外召开会议的；

（二）以虚报、冒领手段骗取会议费的；

（三）虚报会议人数、天数等进行报销的；

（四）违规扩大会议费开支范围，擅自提高会议费开支标准的；

（五）违规报销与会议无关费用的；

（六）其他违反本办法行为的。

有前款所列行为之一的，由市财政局会同有关部门责令改正，追回资金，并经报批后予以通报。对直接负责的主管人员和相关负责人，报请其所在单位按规定给予行政处分。如行为涉嫌违法的，移交司法机关处理。

会议定点场所或单位内部宾馆、招待所、培训中心及相关人员违反规定的，按照政府采购会议定点场所管理的有关规定处理。

第七章　附　则

第二十九条　各单位应当按照本办法规定，结合本单位业务特点和工作需要，制定会议费管理具体规定。

第三十条　本办法由市财政局负责解释，自发布之日起施行。《北京市财政局关于印发〈北京市市级行政事业单位会议费管理办法〉的通知》（京财预〔2009〕2181号）、《北京市财政局关于调整北京市市级行政事业单位会议费开支标准的通知》（京财预〔2013〕2023号）同时废止。

北京市市级党政机关事业单位培训费管理办法

第一章 总 则

第一条 为进一步规范市级党政机关和事业单位培训工作，保证培训工作需要，加强培训费管理，依据《党政机关厉行节约反对浪费条例》及《干部教育培训工作条例》，参照《中央和国家机关培训费管理办法》（财行〔2016〕540号），结合我市实际，制定本办法。

第二条 凡北京市市级党政机关和事业单位（以下简称"单位"）使用财政资金在境内举办的三个月以内的各类培训，均适用于本办法。

本办法所称北京市市级党政机关，是指北京市市级党的机关、人大机关、行政机关、政协机关、审判机关、检察机关、民主党派机关，以及工会、共青团、妇联等人民团体。

第三条 各单位举办培训应当坚持厉行节约、反对浪费的原则，实行单位内部统一管理，增强培训计划的科学性和严肃性，增强培训项目的针对性和实效性，保证培训质量，节约培训资源，提高培训经费使用效益。

第二章 计划和备案管理

第四条 建立培训计划编报和审批制度。各单位培训主管部门制订的本单位年度培训计划（包括培训名称、目的、对象、内容、时间、地点、参训人数、所需经费及列支渠道等），经单位财务部门审核后，报单位领导办公会议或党组（党委）会议批准后施行。科研项目涉及培训计划的经费编报、审批，可参照科研项目经费管理方式执行。

第五条 年度培训计划一经批准，原则上不得调整。因工作需要确需临时增加培训及调整预算的，报单位主要负责同志审批。

第六条 各单位年度培训计划于每年3月31日前同时报北京市委组织部、市财政局、市人力社保局备案。

第三章　开支范围和标准

第七条　本办法所称培训费是指各单位开展培训直接发生的各项费用支出，包括师资费、住宿费、伙食费、培训场地费、培训资料费、交通费、其他费用。

（一）师资费是指聘请师资授课发生的费用，包括授课老师讲课费、住宿费、伙食费、城市间交通费等。

（二）住宿费是指参训人员及工作人员培训期间发生的租住房间的费用。

（三）伙食费是指参训人员及工作人员培训期间发生的用餐费用。

（四）培训场地费是指用于培训的会议室或教室租金。

（五）培训资料费是指培训期间必要的资料及办公用品费。

（六）交通费是指用于培训所需的人员接送以及统一组织的与培训有关的考察、调研等发生的交通支出。

（七）其他费用是指现场教学费、设备租赁费、文体活动费、医药费等与培训有关的其他支出。

参训人员及工作人员参加培训往返及异地教学发生的城市间交通费，按照北京市党政机关差旅费有关规定回单位报销。

第八条　除师资费外，培训费实行分类综合定额标准，分项核定、总额控制，各项费用之间可以调剂使用。综合定额标准如下：

培训类别	住宿费	伙食费	场地、资料、交通	其他费用	合计
一类培训	400	150	70	30	650
二类培训	340	130	50	30	550

一类培训是指参训人员主要为厅局级人员的培训项目。

二类培训是指参训人员主要为处级及以下人员的培训项目。以其他人员为主的培训项目参照上述标准分类执行。

综合定额标准是相关费用开支的上限。各单位应在综合定额标准以内结算报销。对于不发生的事项，报销额度上限应按明细标准进行相应扣减。特别是，不安排住宿的培训不能列支住宿费，额度上也不能超过无住宿费的支出标准。

第九条　30天以内的培训按照综合定额标准控制；超过30天的培训，超过天数按照综合定额标准的70%控制。上述天数含报到和撤离时间，报到和撤离时间分别不得超过1天。

第十条 师资费在综合定额标准外单独核算。

（一）讲课费（税后）执行以下标准：副高级技术职称专业人员每学时最高不超过 500 元；正高级技术职称专业人员每学时最高不超过 1000 元；院士、全国知名专家每学时一般不超过 1500 元。

讲课费按实际发生的学时计算，每半天最多按 4 学时计算。

其他人员讲课，经单位主要负责同志书面批准后，参照上述标准执行。会议等其他活动中聘请专业人员或专家学者讲课可参照该标准。同时为多班次一并授课的，不重复计算讲课费。

（二）授课老师的城市间交通费按照北京市党政机关差旅费有关规定和标准执行，住宿费、伙食费按照本办法标准执行，原则上由培训举办单位承担。

（三）培训工作确有需要从异地（含境外）邀请授课老师，路途时间较长的，经单位主要负责同志书面批准，讲课费可以适当增加。

第四章 培训组织

第十一条 各单位开展培训，应当在开支范围和标准内优先选择党校、行政学院、干部学院，也可就近选择在我市的高等学校、中等职业学校等组织人事部门认可的培训机构承办。承接单位或合作培训学校取得的培训收入，应根据承接单位适用的财政财务管理制度进行核算，并纳入预算规范管理。属于政府购买服务的，在按本办法执行的基础上，还需按照政府购买服务的有关规定执行。

第十二条 各单位应优先在本单位的会议室、礼堂等具备举办培训条件的单位内部场所组织培训；需到政府采购会议定点场所举办的培训，应执行政府采购会议定点的采购程序。

第十三条 各单位举办培训，应控制异地教学，能在本市举办的不得在外地举办。确因工作需要，在异地举办培训的，须经单位主要负责同志书面批准，培训地点应选择当地政府采购会议定点场所，同时应依托具有培训能力的培训机构组织实施，务求培训实效。

第十四条 组织培训的工作人员控制在参训人员数量的 10% 以内，最多不超过 10 人。

第十五条 严禁借培训名义安排公款旅游；严禁借培训名义组织会餐或安排宴请；严禁组织高消费娱乐、健身活动；严禁使用培训费购置电脑、复印机、打印机、传真机等固定资产以及开支与培训无关的其他费用；严禁在培训费中列支公务接待费、会议费；严禁套取培训费设立"小金库"。

培训住宿不得安排高档套房，不得额外配发洗漱用品；培训用餐不得上高档菜肴，不得提供烟酒；除必要的现场教学外，7日以内的培训不得组织调研、考察、参观。

第十六条 邀请境外师资讲课，须严格按照有关外事管理规定，履行审批手续。境内师资能够满足培训需要的，不得邀请境外师资。

第十七条 培训举办单位应当注重教学设计和质量评估，通过需求调研、课程设计和开发、专家论证、评估反馈等环节，推进培训工作科学化、精准化；注重运用大数据"互联网＋"等现代信息技术手段开展培训和管理。所需费用纳入部门预算予以保障。

第五章 报销结算

第十八条 培训结束后，各单位应及时办理培训费结算手续。报销培训费，综合定额范围内的，应当提供培训计划审批文件、培训通知、实际参训人员签到表以及培训机构出具的收款票据、费用明细等凭证；师资费范围内的，应当提供讲课费签收单或合同，异地授课的城市间交通费、住宿费、伙食费按照差旅费报销办法提供相关凭据；执行中经单位主要负责同志批准临时增加的培训项目，还应提供单位主要负责同志审批材料。

在政府采购会议定点场所举办培训的，还需提供经会议定点场所盖章和会议主办人签字确认的"北京市政府采购会议费结算明细单"。

各单位财务部门要严格按规定审核报销培训费开支，对未列入年度培训计划，以及超范围、超标准开支的经费不予报销，切实控制和降低培训费开支。

第十九条 培训费的资金支付应当执行国库集中支付、公务卡管理有关制度规定。

第二十条 培训费由培训举办单位承担，纳入部门预算管理，在各单位公用经费或项目经费中列支，不得向参训人员收取任何费用。培训费结余资金按照市级结余资金相关规定执行。

第六章 监督检查

第二十一条 各单位应当将非涉密培训的项目、内容、人数、经费等情况，以适当方式进行公开。

第二十二条 各单位应当于每年3月31日前将上年度培训计划执行情况（包括培训名称、对象、内容、时间、地点、参加人数、工作人员数、经费开支及列支渠道、培训成效、问题建议等）报送市委组织部、市财政局、市人力社保局。

第二十三条 市委组织部、市财政局、市人力社保局等有关部门对各单位培训活动和培训费管理使用情况进行监督检查。主要内容包括：

（一）培训计划的编报是否符合规定；

（二）临时增加培训计划是否报单位主要负责同志审批；

（三）培训费开支范围和开支标准是否符合规定；

（四）培训费报销和支付是否符合规定；

（五）是否存在虚报培训费用的行为；

（六）是否存在转嫁、摊派培训费用的行为；

（七）是否存在向参训人员乱收费的行为；

（八）是否存在奢侈浪费现象；

（九）是否存在其他违反本办法的行为。

第二十四条 对于检查中发现的违反本办法的行为，由市委组织部、市财政局、市人力社保局等有关部门责令改正，追回资金，并予以通报；相关责任人员，所在单位按规定予以党纪政纪处分；涉嫌犯罪的，移送司法机关处理。

第七章 附 则

第二十五条 各单位可以按照本办法规定，结合本单位业务特点和工作实际，制定培训费管理具体规定。

第二十六条 市委组织部、市人力社保局组织的调训和统一培训，有关部门组织的出国（境）培训不适用本办法。

第二十七条 本办法由市财政局会同市委组织部、市人力社保局负责解释。

第二十八条 本办法自发布之日起施行。《北京市市级党政机关事业单位培训费管理办法》（京财预〔2014〕148 号）同时废止。

行政事业性国有资产管理条例

第一章 总 则

第一条 为了加强行政事业性国有资产管理与监督，健全国有资产管理体制，推进国家治理体系和治理能力现代化，根据全国人民代表大会常务委员会关于加强国有资产管理情况监督的决定，制定本条例。

第二条 行政事业性国有资产，是指行政单位、事业单位通过以下方式取得或者形成的资产：

（一）使用财政资金形成的资产；

（二）接受调拨或者划转、置换形成的资产；

（三）接受捐赠并确认为国有的资产；

（四）其他国有资产。

第三条 行政事业性国有资产属于国家所有，实行政府分级监管、各部门及其所属单位直接支配的管理体制。

第四条 各级人民政府应当建立健全行政事业性国有资产管理机制，加强对本级行政事业性国有资产的管理，审查、批准重大行政事业性国有资产管理事项。

第五条 国务院财政部门负责制定行政事业单位国有资产管理规章制度并负责组织实施和监督检查，牵头编制行政事业性国有资产管理情况报告。

国务院机关事务管理部门和有关机关事务管理部门会同有关部门依法依规履行相关中央行政事业单位国有资产管理职责，制定中央行政事业单位国有资产管理具体制度和办法并组织实施，接受国务院财政部门的指导和监督检查。

相关部门根据职责规定，按照集中统一、分类分级原则，加强中央行政事业单位国有资产管理，优化管理手段，提高管理效率。

第六条 各部门根据职责负责本部门及其所属单位国有资产管理工作，应当明确管理责任，指导、监督所属单位国有资产管理工作。

各部门所属单位负责本单位行政事业性国有资产的具体管理，应当建立和完善内部控制管理制度。

第七条 各部门及其所属单位管理行政事业性国有资产应当遵循安全规范、节约高效、公开透明、权责一致的原则，实现实物管理与价值管理相统一，资产管理与预算管理、财务管理相结合。

第二章 资产配置、使用和处置

第八条 各部门及其所属单位应当根据依法履行职能和事业发展的需要，结合资产存量、资产配置标准、绩效目标和财政承受能力配置资产。

第九条 各部门及其所属单位应当合理选择资产配置方式，资产配置重大事项应当经可行性研究和集体决策，资产价值较高的按照国家有关规定进行资产评估，并履行审批程序。

资产配置包括调剂、购置、建设、租用、接受捐赠等方式。

第十条 县级以上人民政府应当组织建立、完善资产配置标准体系，明确配置的数量、价值、等级、最低使用年限等标准。

资产配置标准应当按照勤俭节约、讲求绩效和绿色环保的要求，根据国家有关政策、经济社会发展水平、市场价格变化、科学技术进步等因素适时调整。

第十一条 各部门及其所属单位应当优先通过调剂方式配置资产。不能调剂的，可以采用购置、建设、租用等方式。

第十二条 行政单位国有资产应当用于本单位履行职能的需要。

除法律另有规定外，行政单位不得以任何形式将国有资产用于对外投资或者设立营利性组织。

第十三条 事业单位国有资产应当用于保障事业发展、提供公共服务。

第十四条 各部门及其所属单位应当加强对本单位固定资产、在建工程、流动资产、无形资产等各类国有资产的管理，明确管理责任，规范使用流程，加强产权保护，推进相关资产安全有效使用。

第十五条 各部门及其所属单位应当明确资产使用人和管理人的岗位责任。

资产使用人、管理人应当履行岗位责任，按照规程合理使用、管理资产，充分发挥资产效能。资产需要维修、保养、调剂、更新、报废的，资产使用人、管理人应当及时提出。

资产使用人、管理人发生变化的，应当及时办理资产交接手续。

第十六条 各部门及其所属单位接受捐赠的资产，应当按照捐赠约定的用途使用。捐赠人意愿不明确或者没有约定用途的，应当统筹安排使用。

第十七条 事业单位利用国有资产对外投资应当有利于事业发展和实现国有资产保值增值，符合国家有关规定，经可行性研究和集体决策，按照规定权限和程序进行。

事业单位应当明确对外投资形成的股权及其相关权益管理责任，按照规定将对外投资形成的股权纳入经营性国有资产集中统一监管体系。

第十八条 县级以上人民政府及其有关部门应当建立健全国有资产共享共用机制，采取措施引导和鼓励国有资产共享共用，统筹规划有效推进国有资产共享共用工作。

各部门及其所属单位应当在确保安全使用的前提下，推进本单位大型设备等国有资产共享共用工作，可以对提供方给予合理补偿。

第十九条 各部门及其所属单位应当根据履行职能、事业发展需要和资产使用状况，经集体决策和履行审批程序，依据处置事项批复等相关文件及时处置行政事业性国有资产。

第二十条 各部门及其所属单位应当将依法罚没的资产按照国家规定公开拍卖或者按照国家有关规定处理，所得款项全部上缴国库。

第二十一条 各部门及其所属单位应当对下列资产及时予以报废、报损：

（一）因技术原因确需淘汰或者无法维修、无维修价值的资产；

（二）涉及盘亏、坏账以及非正常损失的资产；

（三）已超过使用年限且无法满足现有工作需要的资产；

（四）因自然灾害等不可抗力造成毁损、灭失的资产。

第二十二条 各部门及其所属单位发生分立、合并、改制、撤销、隶属关系改变或者部分职能、业务调整等情形，应当根据国家有关规定办理相关国有资产划转、交接手续。

第二十三条 国家设立的研究开发机构、高等院校对其持有的科技成果的使用和处置，依照《中华人民共和国促进科技成果转化法》《中华人民共和国专利法》和国家有关规定执行。

第三章 预算管理

第二十四条 各部门及其所属单位购置、建设、租用资产应当提出资产配置需求，编制资产配置相关支出预算，并严格按照预算管理规定和财政部门批复的预算配置资产。

第二十五条 行政单位国有资产出租和处置等收入，应当按照政府非税收入和国库集中收缴制度的有关规定管理。

除国家另有规定外，事业单位国有资产的处置收入应当按照政府非税收入和国库集中收缴制度的有关规定管理。

事业单位国有资产使用形成的收入，由本级人民政府财政部门规定具体管理办法。

第二十六条 各部门及其所属单位应当及时收取各类资产收入，不得违反国家规定，多收、少收、不收、侵占、私分、截留、占用、挪用、隐匿、坐支。

第二十七条 各部门及其所属单位应当在决算中全面、真实、准确反映其国有资产收入、支出以及国有资产存量情况。

第二十八条 各部门及其所属单位应当按照国家规定建立国有资产绩效管理制度，建立健全绩效指标和标准，有序开展国有资产绩效管理工作。

第二十九条 县级以上人民政府投资建设公共基础设施，应当依法落实资金来源，加强预算约束，防范政府债务风险，并明确公共基础设施的管理维护责任单位。

第四章 基础管理

第三十条 各部门及其所属单位应当按照国家规定设置行政事业性国有资产台账，依照国家统一的会计制度进行会计核算，不得形成账外资产。

第三十一条 各部门及其所属单位采用建设方式配置资产的，应当在建设项目竣工验收合格后及时办理资产交付手续，并在规定期限内办理竣工财务决算，期限最长不得超过 1 年。

各部门及其所属单位对已交付但未办理竣工财务决算的建设项目，应当按照国家统一的会计制度确认资产价值。

第三十二条 各部门及其所属单位对无法进行会计确认入账的资产，可以根据需要组织专家参照资产评估方法进行估价，并作为反映资产状况的依据。

第三十三条 各部门及其所属单位应当明确资产的维护、保养、维修的岗位责任。因使用不当或者维护、保养、维修不及时造成资产损失的，应当依法承担责任。

第三十四条 各部门及其所属单位应当定期或者不定期对资产进行盘点、对账。出现资产盘盈盘亏的，应当按照财务、会计和资产管理制度有关规定处理，做到账实相符和账账相符。

第三十五条 各部门及其所属单位处置资产应当及时核销相关资产台账信息，同时进行会计处理。

第三十六条 除国家另有规定外，各部门及其所属单位将行政事业性国有资产进行转让、拍卖、置换、对外投资等，应当按照国家有关规定进行资产评估。

行政事业性国有资产以市场化方式出售、出租的，依照有关规定可以通过相应公共资源交易平台进行。

第三十七条 有下列情形之一的，各部门及其所属单位应当对行政事业性国有资产进行清查：

（一）根据本级政府部署要求；

（二）发生重大资产调拨、划转以及单位分立、合并、改制、撤销、隶属关系改变等情形；

（三）因自然灾害等不可抗力造成资产毁损、灭失；

（四）会计信息严重失真；

（五）国家统一的会计制度发生重大变更，涉及资产核算方法发生重要变化；

（六）其他应当进行资产清查的情形。

第三十八条 各部门及其所属单位资产清查结果和涉及资产核实的事项，应当按照国务院财政部门的规定履行审批程序。

第三十九条 各部门及其所属单位在资产清查中发现账实不符、账账不符的，应当查明原因予以说明，并随同清查结果一并履行审批程序。各部门及其所属单位应当根据审批结果及时调整资产台账信息，同时进行会计处理。

由于资产使用人、管理人的原因造成资产毁损、灭失的，应当依法追究相关责任。

第四十条 各部门及其所属单位对需要办理权属登记的资产应当依法及时办理。对有账簿记录但权证手续不全的行政事业性国有资产，可以向本级政府有关主管部门提出确认资产权属申请，及时办理权属登记。

第四十一条 各部门及其所属单位之间，各部门及其所属单位与其他单位和个人之间发生资产纠纷的，应当依照有关法律法规规定采取协商等方式处理。

第四十二条 国务院财政部门应当建立全国行政事业性国有资产管理信息系统，推行资产管理网上办理，实现信息共享。

第五章　资产报告

第四十三条 国家建立行政事业性国有资产管理情况报告制度。

国务院向全国人民代表大会常务委员会报告全国行政事业性国有资产管理情况。

县级以上地方人民政府按照规定向本级人民代表大会常务委员会报告行政事业

性国有资产管理情况。

第四十四条 行政事业性国有资产管理情况报告，主要包括资产负债总量，相关管理制度建立和实施，资产配置、使用、处置和效益，推进管理体制机制改革等情况。

行政事业性国有资产管理情况按照国家有关规定向社会公开。

第四十五条 各部门所属单位应当每年编制本单位行政事业性国有资产管理情况报告，逐级报送相关部门。

各部门应当汇总编制本部门行政事业性国有资产管理情况报告，报送本级政府财政部门。

第四十六条 县级以上地方人民政府财政部门应当每年汇总本级和下级行政事业性国有资产管理情况，报送本级政府和上一级政府财政部门。

<h2 style="text-align:center">第六章 监 督</h2>

第四十七条 县级以上人民政府应当接受本级人民代表大会及其常务委员会对行政事业性国有资产管理情况的监督，组织落实本级人民代表大会及其常务委员会审议提出的整改要求，并向本级人民代表大会及其常务委员会报告整改情况。

乡、民族乡、镇人民政府应当接受本级人民代表大会对行政事业性国有资产管理情况的监督。

第四十八条 县级以上人民政府对下级政府的行政事业性国有资产管理情况进行监督。下级政府应当组织落实上一级政府提出的监管要求，并向上一级政府报告落实情况。

第四十九条 县级以上人民政府财政部门应当对本级各部门及其所属单位行政事业性国有资产管理情况进行监督检查，依法向社会公开检查结果。

第五十条 县级以上人民政府审计部门依法对行政事业性国有资产管理情况进行审计监督。

第五十一条 各部门应当建立健全行政事业性国有资产监督管理制度，根据职责对本行业行政事业性国有资产管理依法进行监督。

各部门所属单位应当制定行政事业性国有资产内部控制制度，防控行政事业性国有资产管理风险。

第五十二条 公民、法人或者其他组织发现违反本条例的行为，有权向有关部门进行检举、控告。接受检举、控告的有关部门应当依法进行处理，并为检举人、控告人保密。

任何单位或者个人不得压制和打击报复检举人、控告人。

第七章　法律责任

第五十三条　各部门及其所属单位有下列行为之一的，责令改正，情节较重的，对负有直接责任的主管人员和其他直接责任人员依法给予处分：

（一）配置、使用、处置国有资产未按照规定经集体决策或者履行审批程序；

（二）超标准配置国有资产；

（三）未按照规定办理国有资产调剂、调拨、划转、交接等手续；

（四）未按照规定履行国有资产拍卖、报告、披露等程序；

（五）未按照规定期限办理建设项目竣工财务决算；

（六）未按照规定进行国有资产清查；

（七）未按照规定设置国有资产台账；

（八）未按照规定编制、报送国有资产管理情况报告。

第五十四条　各部门及其所属单位有下列行为之一的，责令改正，有违法所得的没收违法所得，情节较重的，对负有直接责任的主管人员和其他直接责任人员依法给予处分；构成犯罪的，依法追究刑事责任：

（一）非法占有、使用国有资产或者采用弄虚作假等方式低价处置国有资产；

（二）违反规定将国有资产用于对外投资或者设立营利性组织；

（三）未按照规定评估国有资产导致国家利益损失；

（四）其他违反本条例规定造成国有资产损失的行为。

第五十五条　各部门及其所属单位在国有资产管理工作中有违反预算管理规定行为的，依照《中华人民共和国预算法》及其实施条例、《财政违法行为处罚处分条例》等法律、行政法规追究责任。

第五十六条　各部门及其所属单位的工作人员在国有资产管理工作中滥用职权、玩忽职守、徇私舞弊或者有浪费国有资产等违法违规行为的，由有关部门依法给予处分；构成犯罪的，依法追究刑事责任。

第八章　附　　则

第五十七条　除国家另有规定外，社会组织直接支配的行政事业性国有资产管理，依照本条例执行。

第五十八条　货币形式的行政事业性国有资产管理，按照预算管理有关规定执行。

执行企业财务、会计制度的事业单位以及事业单位对外投资的全资企业或者控股企业的资产管理，不适用本条例。

第五十九条 公共基础设施、政府储备物资、国有文物文化等行政事业性国有资产管理的具体办法，由国务院财政部门会同有关部门制定。

第六十条 中国人民解放军、中国人民武装警察部队直接支配的行政事业性国有资产管理，依照中央军事委员会有关规定执行。

第六十一条 本条例自 2021 年 4 月 1 日起施行。

主要参考文献

1. 财政部. 政府会计准则——基本准则［Z］. 2015.

2. 财政部. 政府会计准则第1号——存货［Z］. 2016.

3. 财政部. 政府会计准则第2号——投资［Z］. 2016.

4. 财政部. 政府会计准则第3号——固定资产［Z］. 2016.

5. 财政部.《政府会计准则第3号——固定资产》应用指南［Z］. 2017.

6. 财政部. 政府会计准则第4号——无形资产［Z］. 2016.

7. 财政部. 政府会计准则第8号——负债［Z］. 2018.

8. 财政部. 关于印发《政府会计准则制度解释第1号》的通知. 财会〔2019〕13号. 2019.

9. 国家卫生健康委财务司，2019. 医院执行政府会计制度操作指南［M］. 北京：中国财政经济出版社.

10. 财政部. 关于印发《政府会计准则制度解释第2号》的通知. 财会〔2019〕24号. 2019.

11. 财政部. 关于印发《政府会计准则制度解释第3号》的通知. 财会〔2020〕15号. 2020.

12. 财政部. 关于印发《政府会计准则制度解释第6号》的通知. 财会〔2023〕18号. 2023.

13. 政府会计制度编审委员会，2019. 政府会计制度详解与实务. 医院会计实务与衔接［M］. 北京：人民邮电出版社.

14. 中华人民共和国财政部，2019. 政府会计制度：合订本［M］. 北京：中国财政经济出版社.

15. 中共北京市委办公厅，北京市人民政府办公厅. 关于印发北京市党政机关国内公务接待管理办法的通知：京办发〔2014〕8号［EB/OL］.（2014-3-14）. https：//www. gov. cn/xinwen/2014-03/18/content_2640412. htm.

16. 北京市财政局，北京市人民政府外事办公室. 转发财政部外交部关于印发〈因公临时出国经费管理办法〉的通知：京财党政群〔2014〕127 号［EB/OL］.（2014－1－20）. https：//czj. beijing. gov. cn/zwxx/tztg/201912/t20191206_890030. html.

17. 北京市财政局. 关于印发北京市党政机关外宾接待经费管理办法的通知：京财党政群〔2014〕175 号［EB/OL］.（2014－1－26）. https：//czj. beijing. gov. cn/zwxx/tztg/201912/t20191206_890036. html.

18. 北京市财政局. 关于印发北京市党政机关差旅费管理办法的通知：京财党政群〔2014〕176 号［EB/OL］.（2014－1－26）. https：//czj. beijing. gov. cn/zwxx/tztg/201912/t20191206_890033. html.

19. 北京市财政局，北京市外国专家局. 转发财政部国家外国专家局关于印发〈因公短期出国培训费用管理办法〉的通知：京财社〔2014〕991 号［EB/OL］.（2014－5－30）. https：//czj. beijing. gov. cn/zwxx/tztg/201912/t20191206_890297. html.

20. 北京市财政局. 关于印发北京市党政机关差旅费管理办法有关问题的解答的通知：京财党政群〔2014〕2630 号［EB/OL］.（2014－12－12）. https：//czj. beijing. gov. cn/zwxx/tztg/201912/t20191206_890461. html.

21. 北京市财政局. 关于调整北京市党政机关差旅住宿费标准等有关问题的通知：京财党政群〔2015〕2317 号［EB/OL］.（2015－11－30）. https：//czj. beijing. gov. cn/zwxx/tztg/201912/t20191206_890883. html.

22. 北京市财政局. 关于印发北京市市级党政机关事业单位会议费管理办法的通知：京财预〔2017〕1 号［EB/OL］.（2017－1－3）. https：//czj. beijing. gov. cn/zwxx/tztg/201912/t20191206_891551. html.

23. 北京市财政局，中共北京市委组织部，北京市人力资源和社会保障局. 关于印发北京市市级党政机关事业单位培训费管理办法的通知：京财预〔2017〕1389 号［EB/OL］.（2017－7－14）. https：//czj. beijing. gov. cn/zwxx/zcfg/xzgf/202209/t20220928_2825333. html.

24. 中华人民共和国财政部. 关于印发〈政府会计制度——行政事业单位会计科目和报表〉与〈行政单位会计制度〉〈事业单位会计制度〉有关衔接问题处理规定的通知：财会〔2018〕3 号［EB/OL］.（2018－2－1）. http：//kjs. mof. gov. cn/zhengcefabu/201802/t20180208_2810424. htm.

25. 中华人民共和国财政部. 关于印发医院执行〈政府会计制度——行政事业单位会计科目和报表〉的补充规定和衔接规定的通知：财会〔2018〕24 号［EB/OL］.

（2018 – 8 – 27）．http：//kjs. mof. gov. cn/zhengcefabu/201808/t20180831_3003935. htm.

26. 中华人民共和国财政部．关于进一步做好政府会计准则制度新旧衔接和加强行政事业单位资产核算的通知：财会〔2018〕34 号〔EB/OL〕．（2018 – 12 – 6）．http：//kjs. mof. gov. cn/zhengcefabu/201812/t20181213_3091998. htm.

27. 国家卫生健康委，国家中医药管理局．关于印发公立医院全面预算管理制度实施办法的通知：国卫财务发〔2020〕30 号〔EB/OL〕．（2020 – 12 – 31）．http：//www. nhc. gov. cn/caiwusi/s7785t/202101/28b018f8fc2749d3aa050822c72ab709. shtml.

28. 中共中央办公厅，国务院办公厅印发《关于进一步加强财会监督工作的意见》．http：//www. mof. gov. cn/zhengwuxinxi/caizhengxinwen/202302/t20230215_3866832. htm.

29. 财政部．关于印发《部门决算管理办法》的通知：财库〔2021〕36 号〔EB/OL〕．（2021 – 10 – 13）．http：//jx. mof. gov. cn/xxgk/zhengcefagui/202110/t20211028_3761762. htm.

30. 国家卫生健康委，国家中医药管理局．关于印发公立医院成本核算规范的通知：国卫财务发〔2021〕4 号〔EB/OL〕．（2021 – 01 – 26）．http：//www. nhc. gov. cn/caiwusi/s7785t/202102/e3fa2383ac944459b304c497359b07b1. shtml.

31. 国家卫生健康委，国家中医药管理局．关于印发公立医院内部控制管理办法的通知：国卫财务发〔2020〕31 号〔EB/OL〕．（2020 – 12 – 31）．http：//www. nhc. gov. cn/caiwusi/s7785t/202101/1b6d1b06b398486082263107bb074801. shtml.

32. 财政部，国家卫生健康委，国家医保局，国家中医药局．关于印发《关于进一步加强公立医院内部控制建设的指导意见》的通知：财会〔2023〕31 号〔EB/OL〕．（2023 – 12 – 18）．http：//kjs. mof. gov. cn/zhengcefabu/202312/t20231225_3923748. htm.